# 新编五官科诊疗技术

主编　孔凡刚　李延奎　杨亚培

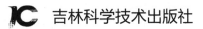

吉林科学技术出版社

**图书在版编目（ＣＩＰ）数据**

新编五官科诊疗技术 / 孔凡刚，李延奎，杨亚培主编． -- 长春 : 吉林科学技术出版社，2021.7
ISBN 978-7-5578-8352-2

Ⅰ．①新… Ⅱ．①孔… ②李… ③杨… Ⅲ．①五官科学－疾病－诊疗 Ⅳ．①R76

中国版本图书馆 CIP 数据核字(2021)第 127999 号

## 新编五官科诊疗技术

主　　编　孔凡刚　李延奎　杨亚培
出 版 人　宛　霞
责任编辑　刘健民
封面设计　长春美印图文设计有限公司
制　　版　长春美印图文设计有限公司
幅面尺寸　185mm×260mm
字　　数　305 千字
印　　张　13.25
印　　数　1—1500 册
版　　次　2021 年 7 月第 1 版
印　　次　2022 年 5 月第 2 次印刷

出　　版　吉林科学技术出版社
发　　行　吉林科学技术出版社
地　　址　长春市净月区福祉大路 5788 号
邮　　编　130118
发行部电话/传真　0431-81629529　81629530　81629531
　　　　　　　　　　81629532　81629533　81629534
储运部电话　0431-86059116
编辑部电话　0431-81629518
印　　刷　保定市铭泰达印刷有限公司

书　　号　ISBN 978-7-5578-8352-2
定　　价　60.00 元

# 编 委 会

主　编　孔凡刚　（肥城市中医医院）

　　　　　李延奎　（青岛市即墨区第三人民医院）

　　　　　杨亚培　（昌乐县人民医院）

# 前　言

　　近年来，随着科学技术的发展，五官科疾病的基础理论研究、临床诊断和治疗均取得了巨大进展。为便于五官科临床医师尤其是基层医疗单位的临床医师能够在短时间内，系统全面地了解疾病的基础理论，提高诊疗水平，故编写《新编五官科诊疗技术》一书。

　　本书着重对常见五官科疾病的病因、临床表现、诊断、治疗等内容作了系统阐述，具体包括眼科疾病、耳鼻咽喉科疾病以及口腔疾病等。本书内容实用、可读性强，不仅适用于社区医务人员，也同时能够满足广大人民群众对常见五官科疾病防治知识的需求。

　　在本书编写过程中，作者虽然对稿件进行了多次审阅修改，但由于编写时间仓促，加之水平有限，书中难免存在不足之处，望读者予以批评指正，以期再版时完善。

# 目　　录

# 第一章　眼睑疾病

## 第一节　眼睑水肿

### 一、概述

眼睑水肿又称眼睑肿胀，为局部或全身疾病所致的眼睑皮下组织内液体的积聚。可分为炎症和非炎症性水肿两类。前者由眼睑本身或邻近组织炎症所致，常见于眼睑部疖肿、睑腺炎、丹毒、皮下蜂窝织炎、皮炎、湿疹、急性泪囊炎、泪腺炎、眼眶或眼内炎症、外伤等。后者由眼部或全身静脉和淋巴循环障碍、血液状态异常所致，常见于心脏病、肾病、贫血、营养不良、血管神经功能失调等疾病。

### 二、临床表现

(1)眼睑皮肤紧张、光滑、界限不清、睁眼困难等。

(2)炎症性水肿时局部皮肤充血、肿胀、皮温升高，有时有硬结和压痛，甚至剧烈疼痛、体温升高。

(3)非炎症性水肿时眼睑皮肤苍白、发凉、光滑肿胀，无疼痛感。有时出现局部皮肤干燥、发痒或伴有全身其他部位水肿。

### 三、诊断

(1)根据眼睑改变可以诊断。

(2)判断性质，寻找原因。

### 四、鉴别诊断

眼睑肿瘤：眼睑局部或弥漫隆起，一般界限清楚。如无继发感染，则没有炎症的表现。

### 五、治疗

(1)炎症性水肿积极进行抗炎治疗。早期足量使用敏感的抗生素，加以热敷、理疗等辅助治疗。

(2)非炎症性水肿针对原发病治疗。

# 第二节 眼睑肿瘤

## 一、良性肿瘤

### (一)眼睑血管瘤

眼睑血管瘤是血管组织先天性发育异常,因此属于错构瘤,分为以下类型:

**1.毛细血管瘤**

最为常见的类型,约占 2/3,组织病理学表现为增生的毛细血管和内皮细胞。

出生时或生后发生,可自行消退。表浅者皮肤呈鲜红色,深在者则呈紫蓝色。表面平坦者,称为"火焰痣",表面呈乳头状隆起者,称为"草莓痣"。瘤体较深者可能累及眼眶,导致眼眶扩大,眼球受压产生散光,导致屈光参差、斜视、弱视、上睑下垂、眼球突出等。

对于已进入消退期的、处于增殖期但生长缓慢的或对视功能无明显影响的血管瘤可观察随访。出现上睑下垂、视轴遮挡,球后占位可能压迫视神经,肿块生长迅速,散光、屈光参差、斜视,眼睑闭合不全,暴露性角膜炎,影响外观等均需药物(皮质类固醇激素、Beta-受体阻滞剂口服或激素瘤体内注射)或手术(激光配合手术切除)治疗。

**2.海绵状血管瘤**

次常见的眼睑血管瘤,是成人眼眶最常见的良性肿瘤,组织病理学表现由大小不等,不规则极度扩张的血窦构成,内皮细胞衬里、管壁有平滑肌的大血管腔组成。

这种血管瘤为发育性,常在 10 岁前发生,不会自行消退,而会逐渐长大。病变位置较深,呈淡紫色软性结节状肿块,富有弹性和压缩性,可深入眶内导致眼眶扩大。亦手术治疗。

### (二)眼睑色素痣

眼睑色素痣是眼睑先天性扁平或隆起的病变,境界清楚,由痣细胞构成。根据痣细胞所在的位置分为皮内痣、交界痣、复合痣、蓝痣、太田痣等。

**1.皮内痣**

最常见,起源于真皮,很少恶变。呈乳头状或息肉状,少有色素,有色素者多呈棕色或黑色,表面可有毛发。

**2.交界痣**

起源于表皮深层和真皮的交界处,一般扁平、边界清楚、呈均匀的棕色,生长缓慢,有恶变趋势。

**3.复合痣**

具有交界痣和皮内痣的特点,略隆起,呈棕色色素性肿瘤。若累及上、下睑缘相同部分称为 Kissing 痣。有低度恶性趋势。

**4.蓝痣**

起源于真皮细胞层,表现为扁平状,呈蓝色或灰色。一般无恶变趋势。

**5.太田痣**

又称先天性眼皮肤黑色素细胞增多症,常为单侧,偶见双侧者,出生后即有或于出生后一年内出现。表现为围绕眼睑、眼眶和眉部皮肤的一种蓝痣。如发生于白种人,则有恶变趋势。

色素痣如无迅速增大变黑或破溃出血等恶变迹象时,可不必治疗,因美容需求时,必须完整而彻底地切除,以免因手术刺激而恶变。

### (三)眼睑黄色瘤和黄色瘤病

眼睑黄色瘤及黄色瘤病并非为眼睑肿瘤,而应为眼睑的代谢性疾病,因其外观似肿瘤样,故于本节中讲述。

**1.眼睑黄色瘤**

常见于老年人,为类脂样物质在皮肤中的沉积。通常此类患者血清胆固醇水平正常,部分患者合并有糖尿病或其他的高脂血症等。如为美容,可行激光、冷冻或手术切除。术后可复发。

**2.眼睑黄色瘤病**

比黄色瘤的病损范围广,多数患者合并高脂血症。组织学表现病变位于真皮深部,除见泡沫样细胞外,可见多核巨细胞、炎性细胞及纤维化。治疗以手术切除为主,但术后可能复发。

### (四)鳞状细胞乳头状瘤

鳞状细胞乳头状瘤是眼睑最常见的良性肿瘤,也称为皮肤乳头状瘤或纤维上皮息肉。

**1.临床表现**

多发,好累及睑缘,表面常有角化蛋白痂,无蒂或有蒂,呈乳头状,病变颜色和邻近眼睑皮肤相同。

**2.治疗**

手术切除。

### (五)皮角

皮角为皮肤上皮形成的动物角状增生物。

**1.临床表现**

可见于眼睑皮肤和前额等处。呈浅黄色或浅棕色,从皮肤面呈疣状突起,基底较大,呈圆锥状或圆柱状。多见于老年人。属于皮肤过度角化,一般较为稳定,可脱落,偶有发生恶变者。

**2.治疗**

如有需要,手术切除。

### (六)钙化上皮瘤

钙化上皮瘤又称毛母质瘤。组织学表现由两种细胞组成,一种为嗜碱细胞,另一种为影细胞。

**1.临床表现**

多发于儿童及青少年,病变位于眉弓或上睑近眉弓深部。表现为单个实性或囊性可活动的皮下结节,表面皮肤正常,与皮脂腺囊肿外观上不易区别,病理检查可确诊。

**2.治疗**

手术切除。

## 二、恶性肿瘤

### (一)基底细胞癌

眼睑基底细胞癌(BCC)是眼睑最常见的恶性肿瘤,由皮肤及其附属组织基底细胞发生癌变而形成,占眼睑所有恶性肿瘤的 85%～95%,好发于下睑缘处的内眦部。本病来源于表皮或毛囊的基底部,呈低度恶性,很少发生远端转移。多见于 50～70 岁老年人,男性稍多于女性。

1.病史

(1)发病年龄:好发于 50～70 岁的老年人,男性多于女性。

(2)发病过程:询问肿瘤初发部位、颜色、形状、硬度、生长速度、大小及治疗史、有无肿瘤的扩散与转移。

(3)发病诱因:有无长期日晒、紫外线和放射线接触、局部应用腐蚀剂史,有无皮肤长期破溃、炎症、结痂、出血史,有无手术外伤史。

(4)伴随症状:有无眼睑局部皮肤的破溃、出血、感染,有无视力下降,有无肿瘤的邻近组织扩散及全身转移。

2.体格检查

(1)视力:首先检查有无视力变化,早期基底细胞癌对视力多无影响。

(2)眼睑肿物检查:注意眼睑肿物的部位、大小、质地及有无出血、溃疡、感染等。

(3)眼部检查:仔细检查眼球、眼眶有无异常改变,注意肿瘤有无累及鼻窦及邻近组织。

(4)全身检查:注意有无肿瘤的远处转移,如肝、肺及颅内转移。

3.继续检查项目

(1)X 线检查:检查肿瘤有无向周围邻近组织扩散,特别注意有无向鼻窦及颅内转移。

(2)超声检查:于病变表面直接探查,可见形状不规则的占位病变,边界不清,内回声中等分布不均,CDI 可见肿瘤内部血流丰富。

(3)病理检查:肿瘤由基底样细胞组成,癌细胞起自表皮基底细胞层内的多能性原始上皮性胚细胞,大小一致,呈卵圆形,胞质少,核大深染。

4.诊断

(1)老年人,男性多见,好发于下睑、内眦部。

(2)早期多无自觉症状。损伤或感染时,可引起剧烈疼痛或反复出血。

(3)病变呈珍珠样色泽的结节或珍珠色隆起,溃疡的边缘内卷,有隆起硬化,形似火山口,基底不平,表面覆盖痂皮和色素沉着。肿瘤发展缓慢,逐渐扩大直至渐破坏眼睑、眼眶及颜面组织,但不累及淋巴结,也无远处转移。

(4)活组织病理检查可明确诊断。

5.临床类型

(1)结节型:皮肤可见隆起、坚硬的珠状小结,表皮毛细血管扩张。

(2)溃疡型:结节中央有一溃疡凹陷,伴有珍珠状上皮缘。

（3）色素型：结节反复出血，致使含铁血黄素沉着或其他原因的继发性黑色素沉着，结节色深。

（4）硬化型：大量纤维结缔组织增生，肿块苍白坚硬。

（5）多中心型：在上皮基底或真皮表面有多数肿瘤小叶，病变边缘常超过临床怀疑区。

6.鉴别诊断

（1）眼睑鳞状细胞癌：基底细胞癌处理不当或外伤时，癌组织扩大成菜花状，需与鳞状细胞癌鉴别。主要依赖病理检查：显微镜下鳞状细胞癌分化好，呈多角形，胞质丰富，嗜酸性，有特征性的角化珠。基底细胞癌为基底样细胞，胞质很少，嗜碱性，核明显，染色深。

（2）黑色素瘤：色素型基底细胞癌因病变区含有较多色素需与黑色素瘤鉴别。临床中，黑色素瘤很少有基底细胞癌的典型所见，即隆起、坚韧的珍珠色泽结节，中心溃烂，边缘高起内卷。此外，活组织病理检查有助于鉴别诊断。

7.治疗原则

（1）早期诊断，根据肿瘤大小、位置及病理类型选择手术切除、冷冻、放射及激光治疗。

（2）手术切除是最常用、最有效方法。手术时应考虑：完全切除肿瘤、保护眼睑的正常功能、尽可能少地影响外观。

8.治疗方案

（1）放射治疗：适用于不能耐受手术的有全身疾病的老年患者或不可能完全切除的肿块或怀疑未完全切除肿瘤的患者。目前多采用中等电压的光子和电子治疗。总剂量为40～50Gy，每日剂量为3Gy。大多数类型的基底细胞癌放射治疗有效，但对硬化型肿瘤效果较差。此外，由于放射治疗可引起放射性皮炎、角膜炎、白内障等并发症。现多主张手术治疗。

（2）冷冻治疗：适用于较小、局限于眼睑中央并累及深层组织者或手术禁忌证者，以及拒绝手术的基底细胞痣综合征和内眦部肿瘤。冷冻治疗以液氮为制冷剂，冷冻1～2分钟，冻融2次。冷冻的优点是：治疗后病变区皮肤颜色浅淡，一般不留有瘢痕。下列情况不宜冷冻治疗：①肿瘤境界不清；②肿瘤直径＞10mm；③结膜囊已受累；④肤色深者；⑤肿瘤固定于骨膜；⑥眼睑感觉或运动异常；⑦硬化型或多中心型；⑧不能耐受寒冷者。

（3）激光治疗：仅用于＜5mm病灶，疗效有待于进一步观察。

（4）手术治疗：最常用和疗效较好的方法。手术应切除包括病变区及临床上显示正常的邻近组织，以求完全切除肿瘤，否则易于复发。手术多主张采用 Mohs 术（切除量由切除肿块边缘组织染色显微镜检查决定，称显微镜控制性切除或组织学控制性切除），术中也可对病变区各边缘分别进行冷冻组织切片控制手术切除量（冷冻断面控制性切除手术），术后常规石蜡切片检查。若切缘未切完全，应再次切除直至切片检查阴性为止。此外，由于肿瘤位于眼睑，手术切除肿瘤后应行眼睑重建矫形术。一旦病变侵犯眶内，手术切除后应联合放疗。

（5）综合治疗：采用以手术切除为基础，适当配合冷冻、放射治疗等。

（6）光化学疗法：艾拉光动力疗法（ALA-PDT）以 δ-氨基酮戊酸作为光敏剂，是一种具有良好的靶向性、安全可靠、治疗后无瘢痕、可重复使用、对正常皮肤无损害的治疗手段，患者有很好的耐受性，尤其适用于对其他疗法不能耐受、年龄太大和体弱的患者，是治疗眼睑基底细胞癌的一种新的替代疗法。

9.术后处理

(1)一般处理:加压包扎术眼,全身使用抗生素1～3天预防感染。术后7天拆除皮肤缝线。

(2)并发症处理

①眼睑内翻与倒睫:术后常见并发症。主要原因是眼睑内移植的支持组织坏死或溶解、术后眼睑轮匝肌痉挛、眼睑黏膜面的瘢痕收缩或睑球粘连所致。处理:重新移植合适的组织、去除肌肉痉挛原因或切除部分眼轮匝肌、松解粘连,重新移植结膜或黏膜组织。

②睑外翻:由于眼睑新移植的皮瓣较小或同时产生瘢痕收缩所致。处理:松解切除瘢痕,必要时重新植皮。

③睑缘缺损或畸形:术后睑缘呈三角形。多因睑缘创口愈合不牢、缝线过早松脱所致。处理:在该缺损处重新切除一新创面后再次缝合。

④眼睑闭合不全:由于术后瘢痕收缩或上下眼睑的宽度不足所致。处理:对于<3mm的轻度眼睑闭合不全,不必手术,每天涂用抗生素眼膏预防暴露性角膜炎即可;对于>5mm的眼睑闭合不全,应考虑再行成形术松解瘢痕。

⑤睑球粘连:常因移植的黏膜坏死或受损造成睑球粘连。处理:分离睑球粘连再行黏膜移植。

⑥上睑下垂:新移植眼睑与原眼睑的上睑提肌腱膜未能连接所致。处理:再次手术连接或行额肌悬吊术。

10.住院小结

(1)疗效:肿物消失,无残余,手术后5年无复发者视为治愈。

(2)预后:基底细胞癌极少发生远处转移,转移发生率为0.028%～0.55%,转移的常见部位为肺、骨、淋巴结、肝、脾和肾上腺,转移后平均存活时间为1.6年。

(3)后续治疗:①合并有眼睑畸形者,应在肿瘤切除术后行眼睑整形术,恢复外观。②肿瘤复发者应继行治疗。

(4)出院医嘱:①定期门诊复诊。注意有无眼睑闭合不全及睑缘与眼球位置的其他异常。②一旦发现肿瘤有复发倾向应立即治疗。

**(二)鳞状细胞癌**

眼睑鳞状细胞癌(SCC)是起自皮肤上皮层的恶性侵袭性肿瘤,具有角化特征。本病患病率低于基底细胞癌,占眼睑恶性肿瘤的2.4%～8%。好发于皮肤黏膜交界处的睑缘。该肿瘤恶性程度较高,发展快,破坏性大。男性多于女性,老年人多于年轻人。

1.病史

(1)发病年龄:多见于50岁以上的男性。

(2)发病程度:询问发病以来肿瘤生长情况,有无眼球、眼眶、鼻窦及颅内转移。

(3)伴随症状:有无视力障碍,有无眼球、眼眶及面部皮肤的感染、出血、破溃等。

2.体格检查

(1)视力检查:有无视力下降,晚期肿瘤侵犯眼球常可致视力下降。

(2)眼睑肿物检查:观察肿瘤大小、颜色、形状、质地、硬度、边界。下睑缘和泪点是本病的多发部位。本病发病初期呈硬性乳头样结节或乳头状小肿物,以后逐渐形成溃疡,溃疡底部较深且高低不平,边缘隆起且外翻,常合并出血、感染等。

(3)全身检查:注意有无发生肿瘤的邻近扩散与远处转移。如眼眶、鼻窦及颅内等邻近组织转移或全身转移扩散造成死亡。

3.继续检查项目

活组织病理检查:肿瘤细胞特点是胞质丰富,嗜酸性,病理性核分裂较多,多形成角化珠。

4.诊断

(1)50岁以上男性多见,好发于睑缘部。

(2)眼睑肿物呈硬性乳头样结节或乳头状小肿物,所形成溃疡的底部较深或高低不平,边缘隆起且外翻,表面无色素。

(3)肿瘤发展快,对眼睑破坏性大。后期可发生局部淋巴结转移或向邻近组织蔓延。

(4)活组织病理检查可明确诊断。

5.临床类型

(1)临床分类

①乳头状或菜花状肿块型:基底较宽,质地硬且脆,发展到一定程度表面破溃、出血、感染。

②溃疡型:溃疡边缘高起饱满,且有一定程度外翻。溃疡明显,深浅不一,基底广阔而固定。

(2)临床分级:Broder和Edmondson根据细胞分化的程度将鳞状细胞癌分为4级。

1级:分化良好的癌细胞占细胞总数的75%～100%,存在较多的典型癌珠(角化珠)。

2级:分化良好的癌细胞占癌细胞总数的50%～75%,角化珠少见,核分裂增多。

3级:分化良好的癌细胞占25%～50%,无角化珠出现,癌细胞异型性大。

4级:分化良好的癌细胞不足25%,癌细胞异型性和核分裂明显。

6.鉴别诊断

(1)基底细胞癌:临床表现为隆起、坚韧的珍珠色泽结节,中心溃烂,边缘高起内卷。病理检查:癌细胞为基底样细胞,胞质很少,嗜碱性。

(2)睑板腺癌

①发病部位:睑板腺癌好发于上睑,位置较深,鳞癌好发于下睑,一般较浅。

②肿块形状:早期睑板腺癌表现似睑板腺囊肿,晚期可在眼睑皮下形成核桃样分叶的坚硬肿块,鳞癌早期在皮肤表面似痣或乳头状瘤,晚期则形成菜花样肿块的溃疡。

③性别差异:睑板腺癌女多于男,而鳞癌男多于女。

(3)假上皮瘤增生症

①病理检查:假上皮瘤增生症向下增生的深度较浅,一般不超过皮肤附件水平,而鳞癌向下浸润的深度比较深,多达皮肤附件以下水平。

②在假上皮细胞增生症的上皮细胞块中,常被多形核细胞所侵入,形成微型脓肿。这种情况在鳞癌见不到。

③非典型分裂象及单个细胞分化现象,在鳞癌可见,在假上皮瘤增生症则不存在。

**7.治疗原则**

(1)肿瘤较小的可手术完全切除肿瘤。

(2)对肿瘤大,范围广的患者,可先做广泛手术切除,后进行放射治疗,也可先做放射治疗再进行手术切除。

(3)对癌组织已累及眼球组织或眶内者,应做眶内容摘除术再辅以放射治疗。

**8.治疗方案**

(1)放射治疗:适用于病灶较小,细胞分化高,位于内眦部的肿物。

(2)手术治疗:适用于病灶范围较大(>1cm),细胞分化程度较低者。术中完全切除肿瘤,同时行眼睑整形术。

(3)综合治疗:对于肿瘤较大者应先行放射治疗与化学治疗,待瘤体缩小后再行手术切除。若病变已累及较多眼睑、球结膜或眼球者应考虑行眶内容摘除术。

**9.术后处理**

见基底细胞癌。

**10.住院小结**

见基底细胞癌。

## (三)皮脂腺癌

眼睑皮脂腺癌(SC)是一种发生于眼附属器的高度恶性肿瘤。主要发生于睑板腺,少数为皮脂腺和汗腺,多见于 50 岁以上的女性,常见于上睑,患病率仅次于眼睑基底细胞癌,占眼睑恶性肿瘤的 20%~35%。

**1.病史**

(1)发病年龄:多发生于 50 岁以上老年人,女性多见。

(2)发病程度:仔细询问肿瘤初发部位、形态、大小及治疗史,是否做过病理检查。特别询问有无反复发作的睑板腺囊肿病史,有无邻近组织的扩散与远处转移。

(3)发病诱因:有无结膜炎、顽固难治的单侧睑缘炎,有无反复发作、久治不愈的睑板腺囊肿病史。

(4)伴随症状:有无视力障碍、眼痛、头痛,有无眼球突出、复视,有无鼻塞、流血等。

**2.体格检查**

(1)视力:仔细检查有无视力异常,皮脂腺癌早期对视力多无明显影响。

(2)眼睑肿物检查:检查眼睑局部肿物大小、形态、颜色、质地及活动度等。

(3)眼球及邻近组织检查:检查眼前段、眼底、眼眶、鼻窦及颅脑等相邻组织有无肿瘤扩散与转移。

(4)全身检查:仔细检查耳前及颈部淋巴结有无肿大;有无发生肝、肺及颅脑等组织的远处转移。

**3.继续检查项目**

活组织病理检查:癌细胞呈多边形,大小一致,胞质呈泡沫状,核呈空泡状,脂肪染色阴性。

**4.诊断**

(1)多见于老年女性,好发于上睑缘。

（2）早期形态与睑板腺囊肿相似,在眼睑皮下可触及一无痛性硬结、与皮肤无粘连、结膜面粗糙的黄白色斑点,一段时间后可形成溃疡,呈黄白色分叶状或菜花样,触之易出血。晚期可向眶内侵犯,伴有局部淋巴结和内脏转移。

（3）组织学病理检查有助于明确诊断。

5.临床类型

（1）组织病理类型

①小叶型:癌细胞组成大小不等的小叶,小叶中的癌细胞有基底细胞样的特征,小叶周围癌细胞嗜碱性,核深染,细胞质内有空泡,呈泡沫状。

②粉刺型:大的小叶中心有坏死灶,中心坏死的肿瘤细胞和小叶中其他细胞脂肪染色阳性。

③乳头型:肿瘤组织呈乳头状生长,似鳞状细胞乳头癌,但组织学检查发现皮脂腺分化灶。

④混合型:小叶型和粉刺型混合,乳头型与小叶型或粉刺型混合。

（2）临床分级

①Ⅰ级（Ⅰ期）:肿瘤局限于睑板或睑缘处,与皮肤无粘连,能滑动者。

②Ⅱ级（Ⅱ期）:肿瘤累及结膜面常形成溃烂或与皮肤粘连。

③Ⅲ级（Ⅲ期）:肿瘤侵犯邻近组织、眼眶内或已有转移。

6.鉴别诊断

（1）睑板腺囊肿

①发病年龄:睑板腺囊肿患者多为年轻人,而睑板腺癌多为老年人,女性较多。

②睑结膜表现:发生睑板腺囊肿处的睑结膜呈暗红色,而睑板腺癌处结膜面呈黄色。

③内容不同:睑板腺囊肿内容物为软的肉芽组织,睑板腺癌则为黄色较脆的硬性组织。

（2）基底细胞癌

①发生部位:皮脂腺癌多发生于上睑,而基底细胞癌以下睑内眦部为主。

②临床表现:皮脂腺癌多发生在睑板腺,少数发生在皮脂腺,初期表现为皮下硬结,皮肤正常,睑结膜面可见到黄色分叶状结节;基底细胞癌起源于皮肤,初起时皮肤有硬结,以后有溃疡形成,边缘卷起,珍珠色,常有黑色素增生。

③冷冻切片脂肪染色有助于鉴别。

（3）鳞状细胞癌:皮脂腺癌多发生于上睑,而鳞状细胞癌多发于下睑。早期鳞状细胞癌在皮肤表面似乳头状瘤,晚期形成菜花样溃疡,皮脂腺癌女多于男,而鳞状细胞癌男多于女。

7.治疗原则

（1）早期诊断及广泛的肿瘤手术切除是治疗成功与否的关键。

（2）手术不但要完全切除肿瘤,还须考虑患者的美观,眼睑整形、眼睑重建和眼眶再建也应在手术计划中。

8.治疗方案

（1）化学治疗与放射性治疗:皮脂腺癌对化学治疗与放射治疗多不敏感,确诊后应早期手术切除,以免发生转移。较晚期病例如已眶内侵犯等可先行放射治疗,使肿瘤缩小后再行控制性手术切除。放射治疗还可作为手术后的辅助治疗,对于发生肝、肺、脑等远处转移的患者应行化学治疗。

(2)冷冻治疗:对于上皮内骨炎样扩散侵入结膜且拒绝手术者可考虑应用冷冻治疗。

(3)手术治疗:本病一经确诊,即考虑手术切除,手术切除线应超过肿瘤边缘 5mm 以上,用 Mohs 组织学控制性切除术较好。

①皮脂腺癌仅限于在睑板腺内,与皮肤无粘连,睑结膜无浸润,睑缘无溃烂者仅行局部眼睑切除。

②若皮脂腺已侵犯皮肤和球结膜,肿块与皮肤粘连,结膜表面溃烂者,应行局部肿瘤、眼睑切除和眼球摘除。

③若肿瘤侵犯眼球和眼眶软组织应行眶内容摘除术,若伴有耳前淋巴结转移应行淋巴结清除术和腮腺切除术。对独眼患者和拒绝毁容手术者可行冷冻断面控制性肿瘤切除术而代替眶内容摘除术,以保持视功能。

(4)光动力疗法:具有高度选择性、不良反应少、美容效果好等特点,但是受肿瘤的大小及深度影响大,对于肿瘤较大较深者效果不佳,常需重复多次治疗。见基底细胞癌。

9.术后处理

见基底细胞癌。

10.住院小结

(1)疗效:经治疗后,肿物消失,无残余,手术后 5 年内无复发者视为治愈。

(2)预后:预后与肿瘤细胞的分化程度、肿瘤大小、生长时间、生长方式及是否是多中心起源有关,若局部淋巴结、血管结构或眶内软组织被侵犯为预后不良的表现。SC 是主要的眼睑致死性疾病,可侵袭神经,形成脉管瘤栓,易复发,术后复发率在 30% 左右,5 年存活率低于 50%。

(3)后续治疗:合并有眼睑畸形者应做眼睑整形修复。

(4)出院医嘱:本病术后必须定期追踪 3~5 年,如发现复发,应尽早再次手术切除。

# 第三节　上睑下垂矫正术

上睑下垂是一种较常见的疾病,可造成患者视轴被部分或全部遮挡,患者往往需要抬头或后仰视物,影响患者外观和颈椎发育,严重的还会影响患者视功能,手术是解决这一问题的方法。

## 一、上睑下垂的手术时机

1.先天性上睑下垂

(1)轻、中度上睑下垂、不遮挡视轴、不合并弱视者,建议 3~5 岁时手术。

(2)重度单睑或双睑上睑下垂、眼睑遮挡视轴有可能造成形觉剥夺性弱视者,建议 2 岁时手术。

(3)对于伴有斜视者,应该先行斜视矫正术,半年后再行上睑下垂矫正术。

(4)小睑裂综合征患者,需先行内外眦开大术,半年后再行上睑下垂矫正术。

(5)Marcus-Gunn患儿,成年后若仍有症状再行手术。

2.后天性上睑下垂

(1)如因全身疾病造成的上睑下垂,需要治疗原发病,病情稳定1年以上仍有上睑下垂者再行手术。

(2)动眼神经麻痹的患者,需治疗半年以上,重症肌压力确定功能无法恢复后,先矫正眼外肌麻痹造成的斜视,再行上睑下垂矫正术。

(3)重症肌无力患者,需经治疗重症肌无力后上睑下垂病情稳定1年后再行手术。

(4)外伤性上睑下垂如确定是提上睑肌或其腱膜撕裂,需立即手术,否则需要在创伤愈合1年后确定提上睑肌功能无法恢复再行手术。

(5)腱膜性上睑下垂,在遮挡视轴或影响外观时即可手术。

(6)对于机械性上睑下垂,如因肿瘤或瘢痕造成,要根据情况决定手术。

## 二、上睑下垂的手术方式

1.提上睑肌缩短术(经皮肤结膜入路法)

(1)适应证:①适用于提上睑肌肌力≥4mm,由各种原因引起上睑下垂的患者。②有美容要求的患者。③遮挡视轴影响视觉及视功能发育的患者。④由于上睑下垂造成颈部肌肉或颈椎发育受影响的患者。

(2)禁忌证:①对于全身疾病或重症肌无力,病情稳定不超过1年的患者禁忌手术。②轻、中度上睑下垂者,若年龄<2岁,由于患儿不配合可能会造成手术失败,应尽量避免过早手术。③眼部恶性肿瘤患者应先行治疗原发病。④眼部炎性病变或全身有血行播散感染的患者禁忌手术。⑤由于老年性上睑皮肤松弛患者上睑遮挡瞳孔而没有上睑下垂者不能行上睑下垂矫正术。⑥角膜无知觉患者禁忌手术。⑦合并斜视复视,未行手术矫正者。

(3)术前准备

①询问病史,了解上睑下垂的原因,排除全身疾病,必要时请神经内科会诊。

②检查视力,眼前后节检查,了解有无眼部疾患,如斜视、弱视、眼部肿瘤等;角膜知觉检查及泪液检查。

③测量提上睑肌肌力,以便决定手术方式。

④测量上睑下垂量,明确上睑下垂的程度。

⑤确定有无上睑迟滞,只见于先天性上睑下垂,手术后会出现睡眠状态眼睑闭合不全。

⑥测量上直肌及其他眼外肌,了解有无可能出现手术后复视,测量有无Bell现象,如果无Bell现象,手术矫正量要减少。

⑦测量额肌肌力,若>7mm,可以考虑额肌手术,如果<7mm,采用利用额肌的手术效果较差。

⑧测量Muller肌功能。

⑨术前常规检查,如血尿常规、肝肾功能、血糖、凝血功能、感染四项、胸片、心电图,如果有严重全身疾病,需相应科室会诊;术前照相。

⑩术前点 3 天抗生素滴眼液。

⑪术前最好停用阿司匹林等抗凝药 1 周。

⑫术前对提上睑肌缩短量进行评估,主要取决于上睑下垂的类型,提上睑肌的肌力、弹性、下垂量及需要矫正的程度。

a.先天性上睑下垂缩短量＞10mm,后天性上睑下垂缩短量＜10mm。

b.提上睑肌肌力越好,缩短量越小;肌力越差,缩短量越大。

c.提上睑肌弹性越好,缩短量越小;弹性越差,缩短量越大。

d.下垂量越大,缩短量越大;下垂量越小,缩短量越小。

e.如果患者 Bell 现象消失、重症肌无力、上直肌功能受限、严重上睑迟滞等,容易出现术后暴露性角膜炎,则需要减小缩短量。

⑬提上睑肌缩短量的确定。

a.一般每矫正 1mm 下垂量需要缩短 4～6mm。肌力为 4mm 者,以缩短 6mm 为准;肌力为 5～7mm 者,以缩短 5mm 为准;肌力为 8mm 以上者,以缩短 4mm 为准。

b.先天性上睑下垂:肌力 4mm,需要缩短 20～24mm;肌力 5～7mm,需要缩短 14～18mm;肌力 8mm 以上,需要缩短 10～12mm。

(4)手术要点

①常规消毒铺巾,包扎时无论行单眼或双眼手术,均需要暴露双眼用亚甲蓝画线,双重睑手术切口一般距睑缘 5～6mm,若行单眼手术,尽可能与对侧眼上睑皱襞保持高度、弧度一致,若对侧眼为单睑,可同时行双重睑手术。

②用 2% 利多卡因加少许 1∶100000 肾上腺素在上睑皮下浸润麻醉,直至上眶缘下。

③沿画线切开上睑皮肤,剪除睑板前一条眼轮匝肌,并在切口上向睑缘方向做皮下分离。

④剪开眶隔,切除部分眶脂肪,暴露提上睑肌腱膜,或用拉钩向上牵拉切口上唇皮肤及皮下组织,在提上睑肌腱膜前沟向上分离,暴露提上睑肌腱膜。

⑤斜视钩顶压睑板,翻转上睑,穹隆部结膜下注射麻醉药,分离睑结膜及提上睑肌腱膜,可以在穹隆部外侧纵向剪开结膜后,在穹隆部穿入一根橡皮条从鼻侧穹隆部结膜穿出。

⑥向上剥离提上睑肌,从外侧在睑板上缘处剪断提上睑肌腱膜,向上分离腱膜与结膜,可以看到结膜下的橡皮条,从颞侧穿入血管钳或肌肉钳,从鼻侧穿出,夹住肌肉,不要损伤橡皮条下睑结膜,剪断内外角及节制韧带,抽出橡皮条,将提上睑肌分离至所需缩短的长度,并牵拉提上睑肌检查肌肉活动度及弹性。

⑦术前根据上睑下垂量、提上睑肌功能及患者年龄等因素决定提上睑肌缩短量。

⑧按去除量在相应位置的提上睑肌上用亚甲蓝在内、中、外画线,用 6-0 可吸收缝线在相应位置将提上睑肌缝合在睑板中上 1/3 处,根据眼睑高度及弧度进行调整后结扎缝线,剪除多余提上睑肌。

⑨间断缝合皮肤,为了术后形成双重睑,缝合皮肤时需要带上睑板或提上睑肌。

⑩在下睑睑缘位置用 5-0 丝线做一 Frost 缝合线,结膜囊内及切口上涂抗生素眼膏,向上

牵拉 Frost 缝线,关闭睑裂以防止暴露性角膜炎。

⑪术后术眼加压包扎。

(5)手术难点及对策

①为了保持双眼对称,对于单眼上睑下垂,患眼的重睑线高度、弧度、走行应与健侧一致或稍低于健侧,健侧如为单睑可同时做上睑重睑成形术。

②在剪除睑板前眼轮匝肌时切口分离不要太靠近睑缘,避免损伤睫毛毛囊及睑缘动脉弓。

③切除上睑眶隔内脂肪时不能切除过多,否则会造成上睑塌陷,另外要电烧止血。

④分离提上睑肌后面时避免损伤睑结膜,术中可保留 Muller 肌。

⑤向下牵引腱膜时,可以剪除内外角的牵制及节制韧带(Whitnall 韧带),使提上睑肌松解,剪开内角时注意勿过于靠近眶缘及眼球,避免损伤滑车及上斜肌,剪开外角时勿过于靠近眶缘,避免伤及泪腺。

⑥分离提上睑肌时,在节制韧带处由于连接紧密,容易造成提上睑肌破裂,故尽量避免。

⑦术中判断提上睑肌缩短量,一般矫正 1mm 下垂量需要缩短 4～6mm,但对于先天性上睑下垂要去除多一些,一般大于 10mm;对于老年性上睑下垂要去除少一些,一般小于 10mm;外伤性介于两者之间、对于剪断内外角后提上睑肌活动好的患者,可以减少缩短量,一般按减少 1mm 下垂量计算;对于眼外肌麻痹患者、无 Bell 现象患者、上睑迟滞患者,缩短量要保守,避免术后发生暴露性角膜炎。

⑧术中可以先打活结,让患者坐起,判断眼睑高度是否合适,再拉紧缝线,三针缝线要弧度合适,避免出现成角现象,影响外观。

⑨术后眼睑位置可能升高、不变或下降,一般术前肌力强者,术后位置可能会变高。

⑩对于行全麻的儿童,只能根据可以通过角膜映光点距睑缘的位置判断。

⑪对于去除量较多,出现穹窿部结膜脱垂的患者,需要从穹窿部结膜进针缝合。

⑫术后下睑缘需做一 Frost 缝线,向上牵拉下睑闭合睑裂。

(6)术后监测与处理

①术后绷带包扎,冰敷 48 小时。

②术后第二天打开绷带,观察角膜情况、眼睑高度和弧度及伤口情况。

③局部皮肤切口消毒换药,眼内滴抗生素滴眼液或涂眼膏。

④如果有眼睑闭合不全,需向上拉紧 Frost 缝线,关闭眼睑。

⑤7 天后拆除眼睑缝线,根据眼睑闭合情况决定是否拆除 Frost 缝线。

(7)术后常见并发症的预防与处理

①矫正不足

a.预防:术前做详细检查,选择合适术式,确定合适的缩短量;手术尽量避免损伤提上睑肌腱膜;缝线确切,防止滑脱,尤其是儿童,术后由于疼痛等造成眼轮匝肌痉挛,用力闭眼容易导致缝线滑脱;术中调整眼睑高度要合适。

b.处理:如疑为缝线滑脱,可以早期打开伤口重新缝合固定;3～6 个月消肿后再重新检查,再次手术。

②矫正过度：多见于后天性上睑下垂患者。

a.预防：对于提上睑肌缩短术患者，仔细考虑提上睑肌功能及下垂量，对于后天性上睑下垂患者，要相对保守；腱膜性上睑下垂患者做提上睑肌缩短术时要相对保守，否则容易出现术后过矫；术中调整眼睑高度要合适。

b.处理：利用提上睑肌手术早期2周内过矫可以用力闭眼，从上向下按摩眼睑或上睑做一牵引缝线向下牵拉；如过矫3mm以上出现暴露性角膜炎，可以拆开缝线，将固定在睑板的缝线上移或结扎得松一些，如果仍过矫可以行提上睑肌延长术或巩膜移植术；若手术后3个月仍过矫，需再次手术，可行内路睑板腱膜切断术。

③上睑内翻倒睫

a.预防：固定睑板上的缝线应位于睑板中上1/3处；上睑皮肤切口应低一些，缝合时可带上睑板上缘；如术中估计有内翻可能，可以在上睑缘尤其是上睑内侧缝合一针牵引缝线，向上牵拉，避免由于组织肿胀造成内翻。

b.处理：需要打开切口，调整提上睑肌腱膜缝合在睑板的位置；切除部分切口下唇的皮肤；缝合皮肤时带上睑板上缘或深层提上睑肌腱膜，增加眼睑外翻力量。

④暴露性角膜炎

a.预防：对于Bell现象消失、上直肌麻痹、上睑迟滞严重、泪液减少的患者,手术量要保守；术中注意保护角膜，避免消毒液灼伤及术中暴露；术后做Forst缝线，关闭术眼；术后涂抗生素眼膏；包扎时注意不要过于压迫眼球。

b.处理：轻度角膜损伤，可以拉紧Forst缝线关闭患眼，并涂大量抗生素眼膏；严重角膜损伤，需要使上睑复位，使眼睑闭合，3个月后再次手术，手术量要尽量保守。

⑤睑裂闭合不全

a.预防：利用提上睑肌的手术早期也可出现睑裂闭合不全，对于Bell现象消失的患者缩短量要保守；术后大量眼膏涂眼，牵拉Frost缝线，避免由于早期眼睑闭合不全或睡眠状态眼睑闭合不全引起角膜并发症。

b.处理：局部涂抗生素眼膏，牵拉Frost缝线关闭睑裂。

⑥穹窿部结膜脱垂

a.预防：术中不要过分分离结膜及提上睑肌腱膜，避免损伤上穹窿部悬韧带；术中如发现穹窿部结膜脱垂，可以用5-0丝线在上穹窿部至切口皮下做三对褥式缝合，或者切除部分多余的球结膜。

b.处理：轻者可表面后推送结膜后加压包扎或用缝线在穹窿部至切口皮下做褥式缝合；严重者需要切除部分结膜。

⑦双重睑不对称

a.预防：手术设计要尽可能以双眼对称为原则；如估计术后会出现矫正不足，设计的重睑线位置要比健侧稍低；缝合上睑皮肤切口时，缝合上睑睑板或提上睑肌腱膜的位置要尽量一致，结扎缝线要松紧一致。

b.处理：如果是下垂矫正不足造成的不对称，需要按矫正不足处理；如果下垂矫正满意，但重睑过宽,可以手术后3个月修整,切除部分切口下唇皮肤,重新缝合。

⑧上睑外翻:是一种较少见的并发症。

a.预防:术中缝合提上睑肌腱膜时结扎缝线不要过紧;术中如发现穹窿部结膜脱垂要及时处理;术中不要去除皮肤过量。

b.处理:轻度的睑球分离可以自行恢复;严重者需要处理球结膜脱垂及调整缝线。

⑨睑缘成角或弧度不佳

a.预防:手术结扎提上睑肌时要检查弧度是否合适,必要时可以让患者坐位观察,调节缝线位置及缝线松紧度,避免出现成角畸形。

b.处理:如果术后发现轻度成角,可在成角位置做一牵引缝线,向下牵拉,固定于颊部;严重的成角畸形或弧度明显不佳时,需要尽早拔除皮肤缝线,打开切口,重新调整提上睑肌在睑板缝线的高度及松紧度。

⑩其他:由于术中止血不彻底造成出血、皮下血肿,严重损伤眶上动脉,可以导致球后出血;如果分离提上睑肌时损伤滑车或上斜肌,可造成斜视、复视、感染、睫毛乱生等。

2.提上睑肌缩短术(经结膜入路法)

(1)适应证

①内切手术由于手术视野暴露不好、提上睑肌的暴露受限、矫正量较少,其主要适用于提上睑肌肌力较好(肌力≥6mm)且下垂量较少的患者。

②尤其适用于单眼上睑下垂、对侧眼单睑又不愿行双重睑手术的患者。

③其他同提上睑肌缩短术(外切法)。

(2)禁忌证:提上睑肌肌力不好且下垂量较大的患者。

(3)术前准备:同"经皮肤结膜入路法提上睑肌缩短术"。

(4)手术要点

①2%利多卡因加入少许1∶100000肾上腺素,皮肤及穹窿部结膜下注射,在睑板上缘上2mm水平剪开穹窿部结膜。

②向上剥离Muller肌及提上睑肌,直到穹窿部顶部。

③于颞侧睑板上缘做一纵行切口,在提上睑肌腱膜前钝性分离至鼻侧穿出,用肌肉钳或止血钳夹住提上睑肌腱膜。

④在睑板上缘剪断Muller肌及提上睑肌腱膜,在腱膜及眶隔间向上分离提上睑肌至需要高度,剪断内外角及节制韧带。

⑤术前根据上睑下垂量、提上睑肌功能及患者年龄等因素决定提上睑肌缩短量。

⑥按去除量在提上睑肌相应位置用亚甲蓝画线,做内、中、外三对褥式缝线。

⑦上睑板切除1～2mm,将提上睑肌预置缝线,从后向前穿过睑板上方,至相当于上睑重睑线位置处皮肤面穿出结扎,如不需要做成重睑,缝线从睫毛根部下方皮肤穿出。

⑧6-0或7-0可吸收缝线连续缝合结膜。

⑨下睑做一Frost缝线,局部涂抗生素眼膏,将Frost向上牵拉,关闭睑裂后胶布粘贴于额部。

（5）手术难点及对策

①内切法适用于提上睑肌肌力较好而下垂量较轻的患者，对单眼上睑下垂、对侧眼单睑又不愿做重睑手术的患者较适用。

②向下牵引腱膜时，可以剪除内外角的牵制及节制韧带（Whitnall 韧带），使提上睑肌松解，剪开内角时注意勿过于靠近眶缘及眼球，避免损伤滑车及上斜肌，剪开外角时勿过于靠近眶缘，避免伤及泪腺。

③在肌肉上缝合预置缝线时，为防止肌肉滑脱，需做褥式缝合并在肌肉上绕一圈。

④在皮肤面结扎时要放置小棉卷。

⑤术后下睑缘需做一 Frost 缝线，向上牵拉下睑闭合睑裂。

（6）术后监测与处理

①术后绷带包扎，冰敷 48 小时。

②术后第二天打开绷带，观察角膜情况、眼睑高度和弧度及伤口情况。

③局部皮肤切口消毒换药，眼内滴抗生素滴眼液或涂眼膏。

④如果有眼睑闭合不全，需向上拉紧 Frost 缝线，关闭眼睑。

⑤7 天后拆除眼睑缝线、结膜缝线，根据眼睑闭合情况决定是否拆除 Frost 缝线。

（7）术后常见并发症的预防与处理：同"经皮肤结膜入路法提上睑肌缩短术"。

**3.提上睑肌缩短术（经皮肤入路法）**

手术同经皮肤结膜入路法提上睑肌缩短术，只是在翻转上睑注射麻醉药时，依靠药液分离提上睑肌腱膜与睑结膜，在结膜上不再做切口，不放置橡皮条。

**4.提上睑肌腱膜修补术**

（1）适应证

①此手术只适用于腱膜性上睑下垂。

②腱膜完全断裂的患者，术前测量提上睑肌肌力可以很差、下垂严重，甚至完全不能睁眼，术中切开皮肤后发现为提上睑肌腱膜完全断裂的可以直接行提上睑肌腱膜修补术。

③外伤患者如确定是由于提上睑肌腱膜断裂引起的，需要立即手术。

（2）禁忌证：其他原因造成的上睑下垂、无腱膜断裂者。

（3）术前准备：同"经皮肤结膜入路法提上睑肌缩短术"。

（4）手术要点

①常规消毒铺巾，包扎时无论单眼或双眼手术，均需要暴露双眼。

②用亚甲蓝画线，双重睑手术切口距睑缘 5～6mm，若为单眼手术，尽可能与对侧眼上睑皱襞保持高度、弧度一致；若对侧眼为单睑，可同时行双重睑手术，如果是老年患者，皮肤松弛明显，需要同时画出需要切除的皮肤轮廓。

③用 2% 利多卡因加少许 1∶100000 肾上腺素在上睑皮下浸润麻醉。

④沿画线切开上睑皮肤切口，剪除睑板前一条眼轮匝肌，并向下分离下唇下组织。

⑤用拉钩拉开睑板上缘附近眼轮匝肌，暴露睑板上缘。

⑥嘱患者向上及向下注视，在睑板上缘上方找出断裂的提上睑肌腱膜，腱膜一般为颜色发白的韧性较厚组织，容易辨认，若腱膜变薄，则不易辨认，可以从睑板上缘沿 Muller 肌向上

寻找。

⑦剪开眶隔,切除部分眶脂肪,暴露提上睑肌腱膜或用拉钩向上牵拉切口上唇皮肤及皮下组织,在提上睑肌腱膜前沟向上分离,暴露提上睑肌腱膜。

⑧钝性加锐性分离提上睑肌腱膜及 Muller 肌,使提上睑肌腱膜可以自如活动。

⑨用 6-0 可吸收缝线将提上睑肌腱膜破裂处分内、中、外缝合在睑板上缘断裂处,打活结。

⑩观察患者上睑缘位置,必要时可以让患者坐起观察,如果矫正不足,可以将提上睑肌腱膜缝合在睑板的位置稍向下移,少数患者需要切除部分提上睑肌,位置满意后结扎缝线。

⑪切除多余皮肤,6-0 丝线间断缝合皮肤,缝合时带上切口下提上睑肌腱膜。

(5)手术难点及对策

①寻找提上睑肌腱膜断端时可以嘱患者向上向下注视,即可看到活动的断端。

②有些病例可以看到红色的 Muller 肌延伸到腱膜断裂的边缘,要将其分离,使裂开的腱膜可以活动。

③由于肾上腺素有兴奋 Muller 肌的作用,上睑缘要过矫 1~2mm。

(6)术后监测与处理

①术后绷带包扎,冰敷 48 小时。

②术后第二天打开绷带,观察角膜情况、眼睑高度和弧度及伤口情况。

③局部皮肤切口消毒换药,眼内滴抗生素眼滴眼液或涂眼膏。

④患者一般不会出现眼睑闭合不全及暴露性角膜炎,不需要事先缝置 Frost 缝线。

(7)术后常见并发症的预防与处理:同"经皮肤结膜入路法提上睑肌缩短术"。

5.提上睑肌腱膜折叠术

(1)适应证

①肌力≥10mm 的腱膜性上睑下垂。

②后天性上睑下垂,下垂量较少,提上睑肌肌力≥10mm。

(2)禁忌证:肌力较差的患者。

(3)术前准备:同"经皮肤结膜入路法提上睑肌缩短术"。

(4)手术要点

①常规消毒铺巾,包扎时无论单眼或双眼手术,均需要暴露双眼。

②用亚甲蓝画线,双重睑手术切口一般距睑缘 5~6mm,若为单眼手术,尽可能与对侧眼上睑皱襞保持高度、弧度一致,若对侧眼为单睑,可同时行双重睑手术,如果是老年患者,皮肤松弛明显,需要同时画出需要切除的皮肤轮廓。

③用 2%利多卡因加少许 1:100000 肾上腺素在上睑皮下浸润麻醉。

④沿画线切开上睑皮肤切口,剪除睑板前一条眼轮匝肌,并向下分离下唇下组织。

⑤用拉钩拉开睑板上缘附近眼轮匝肌,暴露睑板上缘。

⑥在睑板上缘找出提上睑肌腱膜,若睑板与提上睑肌腱膜断裂,常在断裂处见红色的 Muller 肌,若腱膜暴露不好,可以剪开眶隔或向上牵拉眶隔,暴露提上睑肌腱膜及部分提上睑肌。

⑦向上剥离提上睑肌,在距睑板上缘 6~8mm 处偏鼻侧或颞侧提上睑肌腱膜上做纵行切

口,插入止血钳将提上睑肌腱膜与 Muller 肌分离,亦可不做分离。

⑧用 6-0 可吸收缝线在距睑板上缘 6~8mm 处提上睑肌腱膜上做三对褥式缝线将提上睑肌腱膜折叠,在上眼睑的内侧、中间、外侧将提上睑肌分别缝合在睑板中上 1/3 处的相应位置,根据眼睑高度及弧度进行调整后结扎缝线。

⑨间断缝合皮肤。

（5）手术难点及对策

①若提上睑肌腱膜暴露不好,可以剪开眶隔或向上牵拉眶隔。

②在分离提上睑肌腱膜和 Muller 肌时,需要用止血钳钝性分离,避免损伤腱膜。

③为了防止腱膜滑脱,需要在腱膜处做三对褥式缝线,并牢固结扎。

6.阔筋膜悬吊术

（1）适应证:适用于提上睑肌肌力<4mm 的患者,包括先天性及后天性上睑下垂患者。额肌肌力>7mm 的患者术后效果较好。

（2）禁忌证:面神经麻痹者不能行额肌手术。

（3）术前准备

①同"经皮肤结膜入路法提上睑肌缩短术"。

②取阔筋膜,可以为自体或异体,甚至可以用小牛筋膜方法在股外侧中部切开皮肤,钝性分离皮下组织及脂肪,暴露阔筋膜,在阔筋膜上做一对平行切口,在阔筋膜后分离阔筋膜及肌肉,避免损伤肌肉,分离至需要长度后,上下方剪断阔筋膜,取出筋膜条,修剪掉脂肪;或者在拟取筋膜位置下端皮肤做长约 3cm 水平切口,用拉钩拉开切口,垂直切断筋膜,使筋膜下端游离,用止血钳夹住筋膜,向下牵拉,将剥离器伸入切口,一手拉住筋膜,一手将剥离器向上推至所需要长度,旋转剥离器将阔筋膜上端切断,取出筋膜条。

③如果是事先制作的阔筋膜或异体阔筋膜,需要取出制作筋膜条后用 0.25％氯霉素冲洗,放入盛有 0.25％氯霉素和 1∶4000 庆大霉素的小瓶中,冷冻保存,使用时自然解冻后,用 0.25％的氯霉素冲洗即可。

④术前除常规准备外,还需要测定额肌的肌力。

（4）手术要点

①常规消毒铺巾,暴露双眼。

②用亚甲蓝在上睑重睑线位置及眉上缘相当于内眦、中央、外眦位置做 3 个长 3~5mm 横向切口画线,对于单眼上睑下垂,患眼的重睑线高度应与健侧一致或稍低于健侧。

③眼睑、眉上方皮肤及皮下用 2％利多卡因加少许 1∶100000 肾上腺素浸润麻醉,沿画线切开上睑及眉弓上方切口,切除部分睑板前眼轮匝肌,暴露睑板,眉上方切口深度应达肌肉水平。

④将筋膜引针从眉中部切口穿入至眼轮匝肌后方向下,从上睑切口正中穿出,将 8mm×3mm 的筋膜条穿入引针后,引针慢慢地从眉中部切口抽出,牵出筋膜,再从眉内侧切口穿入引针穿出筋膜的另一端,使筋膜条呈"V"形;同理将筋膜引针从眉中部切口穿入后慢慢抽出,牵出另一筋膜,再从眉外侧切口穿入引针穿出筋膜的另一端,形成双"V"形或"W"形,将"W"形的两底处的筋膜缝合在睑板中上 1/3 处,在眉上提拉筋膜至眼睑位置正常,将多余筋膜剪掉后

缝合在眉上缘切口深层的额肌上。

⑤间断缝合皮肤,眼睑皮肤缝合时需要带上睑板上缘处组织。

⑥术后下睑缘需做一 Frost 缝线,向上牵拉下睑闭合睑裂。

(5)手术难点及对策

①缝合前可以将角膜保护板插入穹窿部保护角膜。

②睑板上的缝线必须穿透 1/2～2/3 睑板,但不能穿透睑板,缝线要固定在睑板中上 1/3 处。

③观察睑缘位置弧度及有无内翻倒睫,如果有需要,调整、固定筋膜条缝线在睑板位置,必要时增加缝线。

④由于利用额肌的手术术后上睑位置会下降,所以手术时眼睑上缘要达到角膜缘上 1mm。

⑤对于上直肌功能不良或 Bell 现象消失的患者,上睑位置要稍低。

⑥行阔筋膜悬吊术时严禁牵拉过度。

(6)术后监测与处理

①手术后绷带包扎,冰敷 48 小时。

②手术后第二天打开绷带,观察角膜情况、眼睑高度和弧度及伤口情况。

③局部皮肤切口消毒换药,眼内滴抗生素滴眼液或涂眼膏。

④如果有眼睑闭合不全,需向上拉紧 Frost 缝线,关闭眼睑。

⑤7 天后拆除眼睑缝线,根据眼睑闭合情况决定是否拆除 Frost 缝线。

(7)术后常见并发症的预防与处理

①矫正不足

a.预防:阔筋膜悬吊高度不够或缝线松脱都可能导致矫正不足,筋膜悬吊术后期,一般眼睑高度都会出现不同程度的下降,所以手术中眼睑高度要适当过矫。

b.处理:如疑为阔筋膜或缝线滑脱,可以早期打开伤口重新缝合固定;如其他原因造成矫正不足,可以在 3～6 个月消肿后重新检查,再次手术,可以再次选择阔筋膜悬吊术。

②矫正过度:多见于后天性上睑下垂患者。

a.预防:阔筋膜悬吊术时牵拉筋膜过紧可以造成矫正过度,术中要避免过度牵拉;术中调整眼睑高度要合适,阔筋膜悬吊术一般术眼需要过矫 1～2mm,但不宜过矫太多。

b.处理:术后眼睑会随时间逐渐下降,过矫 1～2mm 早期不需要处理;如过矫 3mm 以上或出现暴露性角膜炎,可以拆开缝线,将固定在睑板的缝线上移或结扎得松一些。

③上睑内翻倒睫

a.预防:阔筋膜缝合在睑板的位置太低,可以造成睑内翻,固定睑板上的缝线应位于睑板中上 1/3 处;上睑皮肤切口位置太高,下唇皮肤过多,结扎缝合时,下唇皮肤堆积可以造成倒睫,故上睑皮肤切口应低一些,缝合时可带上睑板上缘处组织;如术中估计有内翻可能,可以在上睑缘尤其是上睑内侧缝合一针牵引缝线,向上牵拉,避免由于组织肿胀造成内翻。

b.处理:需要打开切口,调整阔筋膜缝合在睑板的位置,结扎缝线不宜过紧;切除部分切口下唇的皮肤;缝合皮肤时带上睑板上缘或深层提上睑肌腱膜,增加眼睑外翻力量。

④暴露性角膜炎

a.预防:对于 Bell 现象消失、上直肌麻痹、上睑迟滞严重、泪液减少的患者,手术方案要保守;术中注意保护角膜,避免消毒液灼伤及术中暴露;术后做 Forst 缝线,关闭术眼;术后涂抗生素眼膏;包扎时注意不要过于压迫眼球。

b.处理:轻度角膜损伤,可以拉紧 Forst 缝线关闭患眼,并涂大量抗生素眼膏;严重角膜损伤需要使上睑复位,眼睑闭合,3 个月后再次手术,手术考量要尽量保守。

⑤睑裂闭合不全

a.预防:先天性上睑下垂患者早期都会出现睑裂闭合不全,随着时间推移会逐渐减轻或消失;术后大量眼膏涂眼,牵拉 Frost 缝线,避免由于早期眼睑闭合不全或睡眠时眼睑闭合不全引起角膜并发症;对于 Bell 现象消失、上直肌麻痹、上睑迟滞严重、泪液减少的患者,手术量要保守。

b.处理:局部涂大量抗生素眼膏,牵拉 Frost 缝线关闭睑裂。

⑥上睑迟滞:先天性上睑下垂患者术前一般会出现上睑迟滞,行阔筋膜悬吊术后也会出现上睑迟滞,随着时间推移会有所好转,但不会消失,术前应与患者交代清楚,避免向下注视。

⑦双重睑不对称

a.预防:手术设计要尽可能以双眼对称为原则;如估计术后会出现矫正不足,设计的重睑线位置要比健侧稍低;缝合上睑皮肤切口时,缝合上睑睑板或提上睑肌腱膜的位置要尽量一致,结扎缝线要松紧一致。

b.处理:如果是下垂矫正不足造成的不对称,需要按矫正不足处理;如果下垂矫正满意,但重睑过宽,可以手术后 3 个月修整,切除部分切口下唇皮肤,重新缝合。

⑧上睑外翻:是一种较少见的并发症。

a.预防:术中缝合阔筋膜时结扎缝线不要过紧;术中不要过量去除皮肤。

b.处理:轻度的睑球分离可以自行恢复;严重的需要调整缝线。

⑨睑缘成角或弧度不佳

a.预防:牵拉阔筋膜时用力不均、固定睑板位置不当、缝线过紧都可能造成睑缘成角或弧度不准,术中要尽量避免;手术结扎阔筋膜时要检查弧度是否合适,必要时可以让患者坐位观察,调节缝线位置及缝线松紧度,切忌出现成角。

b.处理:如果术后发现轻度成角,可在成角位置做一牵引缝线,向下牵拉,固定于颊部;严重的成角畸形或弧度明显不佳时,需要打开切口,重新调整阔筋膜的牵拉力、阔筋膜固定在睑板缝线的高度及松紧程度。

⑩其他:感染、睫毛乱生、部分眉毛缺失等。

# 第二章 青光眼

## 第一节 原发性青光眼

### 一、急性闭角型青光眼

急性闭角型青光眼是指由于房角关闭引起眼压急性升高的一类青光眼。多见于50岁以上老年人，男女之比约为1:2。患者常有远视，双眼先后或同时发病。急闭的发病机制比较复杂，除解剖、遗传因素外，还有神经血管系统及环境因素的影响。

**（一）诊断**

1.临床表现

急性闭角型青光眼有典型的临床症状和体征，发病急，患者反应强烈。短时间内对眼部的损害重，并可导致不可逆性损害。根据临床经过大致可分为六期。

（1）临床前期：一般急性闭角型青光眼为双侧性眼病，当一眼急性发作被确诊后，另一眼只要具备前房浅、虹膜膨隆、房角狭窄等，即使患者没有任何临床症状也可以诊断。另外，部分患者具有上述眼球局部解剖特征或同时有青光眼家族史，经过暗室试验后房角关闭，眼压明显升高，也可诊断为本病的临床前期。

（2）先兆期：此期的眼压升高足以引出临床症状，但没有急性发作期那样剧烈，表现为一过性或反复多次的小发作，发作多出现在傍晚时分，患者突感雾视、虹视，可伴有患侧额部疼痛或鼻根部酸胀，上述症状历时短暂，休息后自行缓解或消失。若即刻检查可发现眼压升高，常在40mmHg以上，眼局部轻度充血或不充血，角膜上皮水肿呈轻度雾状，前房浅，房角大范围关闭，以上方为重，瞳孔稍扩大，光反射迟钝。小发作缓解后，除具有特征性浅前房外，一般不留永久性组织损害。反复发作使房角粘连范围逐步扩大，间歇期缩短，发作期延长，此期的患者需要借助激发试验和仔细的房角镜检查协助诊断。

（3）急性发作期：在一些诱因下引起眼压急剧升高，一般眼压多在40mmHg以上。表现为剧烈头痛、眼痛、畏光、流泪，视力严重减退，常降到指数或手动，可伴有恶心、呕吐等全身症状；发作时结膜混合充血，角膜微囊样水肿，角膜后色素颗粒沉着；前房极浅，房角关闭；如虹膜有严重缺血坏死，可有房水浑浊，甚至出现絮状渗出物；瞳孔中等散大，常呈竖椭圆形，光反射消失，有时可见局限性后粘连；小梁网上常有较多色素沉着。眼底可见视网膜动脉搏动、视盘水肿或视网膜血管阻塞。高眼压缓解后，症状减轻或消失，视力好转，眼前段常留下永久性组织损伤,如扇形虹膜萎缩、色素脱失、局限性后粘连、瞳孔散大固定、房角广泛性粘连;晶状体前囊下有时可见小片状白色浑浊,称为青光眼斑;临床上凡见到上述改变,即可证明患者曾有过急性 ACG 大发作。

(4)间歇期:急性闭角型青光眼经过药物治疗或休息后自行缓解,眼压恢复至正常范围,眼部症状完全消失,房角重新开放。一些患者可存在部分周边虹膜前粘连、瞳孔散大、虹膜阶段性萎缩等。

(5)慢性期:由于急性发作时未得到及时正确的治疗,导致房角广泛粘连(通常>180°),小梁功能已遭受严重损害,眼压中度升高,此期患者自觉症状减轻或已经消退,眼部多无充血,角膜透明,已中度散大的瞳孔对光反应消失。眼底可见青光眼性视盘凹陷,并有相应视野缺损。

(6)绝对期:是所有青光眼晚期的最终结局。高眼压持续过久,眼组织,特别是视神经已遭严重破坏,视力已降至无光感且无法挽救的晚期病例。瞳孔散大常在 6~7mm 以上,眼压高,广泛周边虹膜前粘连,甚至房角完全闭塞。

2.诊断要点与鉴别诊断

先兆期小发作持续时间很短,临床医师不易遇到,大多依靠一过性发作的典型病史、特征性浅前房、窄房角和暗室试验等表现做出诊断。大发作诊断多无困难,房角镜检查证实房角关闭是重要诊断依据。在治疗后眼压下降,房水仍有不同程度浑浊时,容易和急性虹膜睫状体炎相混淆,应掌握以下鉴别要点:①角膜后沉着物为棕色色素而不是灰白色细胞;②前房极浅;③瞳孔中等扩大而不是缩小;④虹膜有节段性萎缩;⑤可能有青光眼斑;⑥继往可有小发作病史;⑦对侧眼具有前房浅、虹膜膨隆、房角狭窄等解剖特征。急性虹膜睫状体炎一般无角膜上皮水肿,眼压也常常偏低。如果对侧眼前房较深,则应考虑患眼可能为继发性 ACG,如眼后段占位性病变所导致的房角关闭。

由于急性 ACC 大发作期常伴有恶心、呕吐和剧烈头痛,这些症状甚至可以掩盖眼痛及视力下降,临床上应注意鉴别,以免误诊为胃肠道疾病、颅脑疾患或偏头痛而贻误治疗。

### (二)治疗

急性闭角型青光眼的慢性进展期与慢性闭角型青光眼是两个不同的概念,虽然在处理原则上基本相同,一旦肯定病程已进入慢性进展期,尤其是眼压持续较高水平,则宜早日手术治疗,以防病情继续恶化。

## 二、慢性闭角型青光眼

慢性闭角型青光眼发病年龄较急性 ACG 为早。这类青光眼的眼压升高,同样也是由于周边虹膜与小梁网发生粘连,使小梁功能受损所致,但房角粘连是由点到面逐步发展的,小梁网的损害是渐进性的,眼压水平也随着房角粘连范围的缓慢扩展而逐步上升。

### (一)诊断

1.临床表现

2/3 以上的患者有反复发作的病史。发作时表现为或多或少的眼部不适、发作性视蒙及虹视,部分病例兼有头昏或头痛。由于房角粘连和眼压升高都是逐渐进展的,所以没有眼压急剧升高的相应症状,眼前段组织也没有明显异常,而视盘则在高眼压的持续作用下,渐渐萎缩形成凹陷,视野也随之发生进行性损害。慢性 ACG 往往只是在做常规眼科检查时或于病程晚期患者感觉到有视野缺损时才被发现。本病慢性进展过程与开角型青光眼病程相类似,但其视神经损害的发展较后者更快。

2.诊断与鉴别要点

应根据以下要点:①具有发生闭角型青光眼的眼部特征;②有反复轻度或中度眼压升高的症状或无症状;③房角狭窄,高眼压状态下房角关闭;④进展期、晚期可见典型的青光眼性视盘凹陷伴有相应视野缺损;⑤眼前段不存在急性高眼压造成的缺血性损害体征。

本病与开角型青光眼的鉴别主要依靠前房角镜检查,后者虽同样具有眼压升高,视盘凹陷萎缩和视野缺损,但前房不浅,在眼压升高时房角也是开放的。

## (二)治疗

慢性闭角型青光眼的早期病例及相对"正常"眼,处理原则同急性闭角型青光眼的间歇期和临床前期,对中、晚期的病例,因房角大多数失去正常房水引流功能,眼压升高,可选用做滤过性手术。对视网膜视神经的损害,应积极予以视神经保护治疗。

# 三、原发性开角型青光眼

原发性开角型青光眼眼压升高及发病过程隐匿,呈慢性发展过程,极少有急性症状。眼前节炎症、眼部钝挫伤、内眼手术、眼内肿瘤、全身或局部长期使用糖皮质激素等,可在房角开放的情况下引发房水引流障碍和高眼压,属于继发性开角型青光眼。严重时患者有眼痛、眼胀、畏光流泪、视物模糊等不适或伴有头痛、恶心及呕吐,是眼科急症之一。

## (一)前部葡萄膜炎继发开角型青光眼

1.机制

前部葡萄膜炎较少引起高眼压,在少数情况下,前部非肉芽肿性葡萄膜炎可能引起急性高眼压及相关症状,导致眼痛眼胀和视力下降。多单眼发病,具体机制尚未完全阐明,可能的原因包括:

(1)小梁网炎症水肿,房水滤过功能障碍。

(2)纤维素性炎性渗出物、炎性细胞阻塞小梁网。

(3)反复使用糖皮质激素滴眼液对小梁网结构或功能造成损害。

2.症状

(1)眼痛、眼胀。

(2)视物模糊。

3.体征

(1)前房内浮游细胞或有轻度闪辉。

(2)角膜后可有羊脂状或粉尘状沉积物。

(3)眼压中度升高。

(4)虹膜、瞳孔多无明显异常,较少有角膜水肿。

4.急诊处理

(1)以药物治疗为主,高渗剂静滴或者口服,碳酸酐酶抑制剂口服,辅以 β 受体阻滞剂和 $\alpha_2$ 受体激动剂眼药水局部降眼压。

(2)激光治疗:有激光治疗条件可考虑激光小梁成形术。

(3)糖皮质激素和非甾体抗炎有助于消除小梁网水肿。

有研究显示,前部非肉芽肿性葡萄膜炎引发急性高眼压可能与病毒感染有关。急诊处理后,应做相关病毒检测,如若检测到眼部病毒或者病毒核酸存在,立即辅以抗病毒治疗。

## (二)眼部钝挫伤后高眼压

眼部钝挫伤有时会引起急性高眼压,常需要急诊降眼压治疗。

1.机制

眼部钝挫伤后引起急性高眼压的原因复杂,多数情况下多种因素并存,症状反复。可能的原因有:

(1)前房积血。

(2)小梁网水肿。

(3)房角撕裂。

(4)睫状体水肿。

2.临床表现

除了外伤导致的眼痛、视物模糊,钝挫伤后急性高眼压可能引起头痛、眼胀,视力进一步下降。眼压较高时,出现头痛、恶心及呕吐症状。视力较受伤之前进一步下降,眼压升高(多数在 40mmHg 以上),角膜水肿,前房积血,可见房水闪辉;部分患者出现晶状体不全脱位、玻璃体疝;房角镜检查可能发现房角撕裂。

3.急诊处理

(1)药物治疗:钝挫伤所致急性高眼压,以药物治疗为主。

①高渗剂可以快速有效降低眼压。

②口服碳酸酐酶抑制剂。

③局部滴用降眼压药物,如 β 受体阻滞剂、$\alpha_2$ 受体激动剂、局部碳酸酐酶抑制剂或者上述药物的固定复合制剂。

④糖皮质激素滴眼液可以减轻小梁网和睫状体水肿。

(2)手术治疗:部分患者药物治疗效果不佳,症状难以控制,可能需要根据情况,选择手术治疗。眼外伤所致急性高眼压行前房穿刺放液应该在手术室内进行,因为眼部外伤后,眼前节组织结构及位置可能发生改变,情况复杂,穿刺过程应该轻柔,避免引起出血或二次伤害。再者,一旦术中出现意外,便于立即处理。

①前房穿刺术:表面麻醉或结膜下局部浸润麻醉后,通常在颞下方角膜缘内 1mm 处,尖刀或者针头平行下方瞳孔缘向眼内斜行穿刺,切口在角膜内隧道长 1～1.5mm。轻压切口后唇,缓慢放出房水。切口自闭无须缝合。

②前房穿刺冲洗术:适用于前房内大量新鲜出血,在前房穿刺术的基础上,先放出部分前房水和积血,然后通过钝性弯针头向前房内注入生理盐水或者平衡盐溶液恢复前房,再次轻压

切口后唇,缓慢放出前房液体,如此可重复操作2～3次,至前房液基本清亮、眼压正常的效果。

③前房注吸术:适合前房内出血凝结呈纤维素血块。于上方角膜缘做3～3.2mm切口,用白内障注吸针头伸入前房,直接吸出前房内纤维血块,同时平衡盐溶液予以灌洗置换。遇有较大凝固血块,可先注入粘糖剂分离血块与虹膜或者晶状体,用超声乳化手柄或者玻璃体切割头将凝固的血块粉碎后吸出。

④纤溶酶的应用:在前房冲洗液中加入纤溶酶(如尿激酶)有助于血凝块的松解及软化,便于将其吸出。

⑤手术结束时,前房内注入生理盐水或过滤空气,恢复前房。结膜下注射地塞米松2mg,涂1%阿托品眼膏和抗生素眼膏,盖无菌敷料并包扎。

值得注意的是,不管采用何种治疗方法,钝挫伤后急性高眼压可能出现病情反复,少数患者甚至持续在30～40mmHg,需要在精神上对患者有所安抚,避免紧张。研究表明,正常视盘和视神经在40mmHg的眼压状态下,可以承受6～7天,而不出现视野异常。患者的配合和情绪稳定,有助于取得更好的效果。

### (三)青光眼-睫状体炎综合征

义称"青-睫综合征",好发于青壮年,男性多于女性。表现为单眼胀痛、视物模糊,多数有反复发作史,是眼科急症之一。

1.症状

(1)眼痛、眼胀。

(2)视物模糊。

(3)眼压较高时出现头痛和眼眶痛。

2.体征

(1)视力下降。

(2)眼压升高,较少出现恶心、呕吐。

(3)可见一个或数个羊脂状KP。

(4)前房反应轻微,少量浮游细胞和轻微房水闪辉。

(5)房角开放,无周边虹膜前粘连。

3.急诊处理

以药物治疗为主,碳酸酐酶抑制剂口服,局部滴用β受体阻滞剂和(或)$\alpha_2$受体激动剂滴眼液,配合糖皮质激素滴眼液,常能有效降低眼压。

### (四)色素性青光眼

色素性青光眼患者眼压升高过程缓慢,很少出现急性高眼压。但在剧烈运动或长时间倒立的情况下,前房内色素颗粒分散开来,并沉积前房角和小梁网,导致急性高眼压。

1.症状

(1)在原有基础上出现眼胀、眼痛。

(2)视物模糊。

(3)可伴有虹视。

2.体征

(1)多数患者(≥60%)在角膜后表面可发现 Krukenberg 色素梭,是色素性青光眼标志性体征之一;也可表现为弥散性色素性 KP。

(2)前房内大量细小色素颗粒,房闪阳性。

(3)中周部虹膜后凹。

(4)虹膜和晶状体表面色素颗粒沉积。

(5)房角镜下可见大量色素颗粒沉积于房角和小梁网。

(6)眼压升高。

(7)晶状体悬韧带和(或)玻璃体前界膜韧带色素颗粒沉积。

(8)可有典型的青光眼性眼底改变。

3.急诊治疗

色素性青光眼诱发急性高眼压症多数由于剧烈运动或者倒立所致,首先应该嘱咐患者头部制动,并保持安静。同时予碳酸酐酶抑制剂口服,局部滴用 β 受体阻滞剂和 $α_2$ 受体激动剂滴眼液,多数能够有效降低眼压。少数患者需要甘露醇静滴,帮助降低急性高眼压。眼压降低后,还需考虑激光或手术治疗。

(1)Nd:YAG 激光虹膜切开术(LPI)解除反向瞳孔阻滞。

(2)选择性激光小梁成形术(SLT)改善房水流畅系数。

(3)药物和激光治疗无效时,应尽早考虑抗青光眼手术治疗,复合式小梁切除术常能取得良好效果。

# 第二节　继发性青光眼

晶状体半脱位可引发瞳孔阻滞和急性房角关闭,导致继发性急性闭角型青光眼。此外,前部葡萄膜炎可引起前房内炎性细胞、液体渗出及虹膜前粘连,也是继发性急性闭角型青光眼的常见原因。继发性急性闭角型青光眼常导致眼痛、畏光泪流和视力下降,是眼科急诊之一。此类患者中央前房普遍较浅,少数病例甚至可见到整个虹膜与角膜内表面相贴、前房消失,给治疗带来很大困难。

新生血管性青光眼、ICE综合征、恶性青光眼也属于继发性闭角型青光眼范畴,因为常导致高眼压和(或)角膜内皮失代偿引起眼痛、畏光、流泪等症导致患者急诊就医,病情反复发作。

## 一、虹膜前粘连导致继发性急性闭角型青光眼

### (一)常见病因

(1)前部葡萄膜炎。

(2)角膜基质炎。

(3)巩膜炎。

(4)疱疹性角膜炎。

## （二）症状

(1)眼痛眼胀。

(2)畏光流泪。

(3)视力下降。

## （三）体征

(1)患眼视力急剧下降。

(2)眼压升高：常在50mmHg以上，部分患者因眼压过高或者角膜水肿无法用非接触眼压计(NCT)测量眼压。

(3)睫状充血或混合充血。

(4)大范围虹膜与角膜内皮相贴附、粘连，甚至前房消失。

(5)眼前节炎症表现：房水闪辉、角膜后沉积物、瞳孔缩小、瞳孔闭锁或膜闭等。角膜炎、巩膜炎等分别有角膜和巩膜相应的改变。

(6)病程较长者或者反复发作的患者，在角膜恢复透明之后可见有青光眼性眼底改变。

## （四）治疗

继发性急性闭角型青光眼的急诊处理原则除了降低眼压、开放前房角，还有原发病的处理。只有原发病得到有效治疗后才能预防房角再次关闭和病情反复。

### 1.激光治疗

继发性急性闭角型青光眼根本的原因是急性虹膜周边前粘连导致房角大范围关闭，治疗的关键是采取有效措施，使已经关闭的房角重新开放，并恢复引流功能。氩激光周边虹膜成形术，是日前仅有的可以使新近贴附在小梁网和角膜内表面虹膜重新复位的有效办法。激光能量180～220mJ，激光斑直径500～700μm，持续时间0.7秒。将激光光斑对准尚未贴附在角膜内皮的虹膜上。对一些晚期的患者，常常仅剩瞳孔区没有贴附上，激光治疗先从这里开始，期间可见激光斑周围的虹膜组织收缩，并从角膜内表面分离开来。后续的激光置于刚从角膜内表面分离开来的虹膜表面，激光所导致的收缩效应又使其邻近的虹膜从角膜内表面分离。以此类推，逐渐将整个虹膜从角膜内表面分离，前房恢复。

术后用糖皮质激素眼药水频点，避免炎症所导致的虹膜前粘连再次发生。同时，伴有虹膜后粘连或者瞳孔闭锁的患者，在氩激光虹膜成形术后，用 Nd：YAG 激光行周边虹膜切开术，以解除瞳孔阻滞。

### 2.抗炎治疗

药物抗炎治疗主要起到预防炎症引起的虹膜前粘连再次复发。

(1)糖皮质激素频点，每2小时1次。

(2)非甾体抗炎药物每天4次。

### 3.手术治疗

全部虹膜前粘连、前房消失的患者，氩激光虹膜成形术很难再将虹膜从角膜内表面分离开来，可能需要借助手术将虹膜分离、重建前房。

## 二、晶状体半脱位诱发急性闭角型青光眼

晶状体悬韧带松弛、半脱位可引起瞳孔阻滞和继发性急性闭角型青光眼,临床表现类似原发性急性闭角型青光眼,表现为突然起病,眼痛、头疼、视力急剧下降,也可伴有恶心、呕吐等症状。但体征稍有不同。

### (一)症状

(1)剧烈眼疼、眼胀。

(2)视力下降。

(3)虹视。

(4)头痛。

(5)鼻根酸胀。

(6)可伴有消化道症状恶心、呕吐、腹痛、便秘、腹泻。

### (二)体征

(1)视力急剧下降。

(2)眼压急剧升高,多数在 40mmHg 以上。

(3)结膜睫状充血。

(4)角膜雾状水肿。

(5)中央及周边前房均浅,各个象限房角狭窄、关闭程度不一致。

(6)瞳孔正常或轻度散大,对光反应迟钝。

(7)角膜水肿较轻时可见前房内闪辉。

(8)有既往发作史时可见虹膜节段性萎缩。

(9)UBM:部分象限晶状体赤道部移位。

(10)对侧眼正常或者前房略浅。

### (三)治疗

晶状体半脱位诱发急性闭角型青光眼还可能存在睫状体环阻滞因素,缩瞳治疗可能会加重阻滞和眼压升高。由于晶状体半脱位诱发急性闭角型青光眼患者中央前房较浅,不适合做前房穿刺和放液治疗。

1.激光治疗

晶状体半脱位诱发急性闭角型青光眼如果条件容许,首选激光治疗。可以先行氩激光周边虹膜成形术,能量 $180\sim220mJ$,激光斑直径 $500\sim700\mu m$,持续时间 $0.5\sim0.7$ 秒。治疗结束时,在上方瞳孔缘做激光瞳孔缘成形术,有利于解除瞳孔阻滞,加深前房。眼压下降角膜恢复透明后,行 Nd:YAC 激光周边虹膜切开术。

2.药物治疗

(1)局部用药

①$\alpha_2$ 受体激动剂:酒石酸溴莫尼定滴眼液,每日 2 次。

②$\beta$ 受体阻滞剂:盐酸卡替洛尔滴眼液或噻吗洛尔滴眼液,每日 2 次。

③碳酸酐酶抑制剂:盐酸布林佐胺滴眼液,每日 2 次。

④糖皮质激素滴眼液:醋酸泼尼松龙滴眼液,每日 3 次或者氟米龙滴眼液,每日 3 次。

⑤局部止疼药:疼痛剧烈患者,不能确保短时间内降低眼压者,可予 4％普鲁卡因或者 1％利多卡因 2mL 做球后注射。

(2)全身用药

①高渗剂:异山梨醇口服液(1～3g/kg)或 50％甘油盐水 1.5～3mL/kg 口服;20％甘露醇(1～3g/kg)静脉滴注。需注意用药禁忌。

②碳酸酐酶抑制剂:醋甲唑胺片 50mg 或者乙酰唑胺片 250mg,每日 3 次,首剂加倍。

③有多次呕吐未进食进水者,需要请内科会诊,纠正可能存在的水电解质平衡紊乱。

3.手术治疗

(1)周边虹膜切除术。

(2)小梁切除手术。

(3)白内障超声乳化摘除、囊袋张力环加人工晶状体植入手术。

## 三、新生血管性青光眼

新生血管性青光眼在房角关闭期常因房水流出受阻导致眼压持续升高,引起眼痛、畏光泪流和视力进一步下降。症状时好时坏,严重时眼痛剧烈,并伴有头痛、恶心呕吐等症状,促使患者急诊就医。

### (一)病因

(1)缺血型视网膜中央静脉阻塞(CRVO)以及严重的视网膜分支静脉阻塞(BRVO)。

(2)增生性糖尿病视网膜病变(PDR)导致视网膜缺血、无灌注。

(3)眼部缺血综合征(颈动脉阻塞性疾病)。

(4)长期慢性视网膜脱离。

(5)眼内肿瘤。

(6)慢性葡萄膜炎。

(7)慢性持续高眼压。

### (二)症状

(1)眼痛眼胀。

(2)眼红。

(3)畏光流泪。

(4)视力在原发病基础上进一步下降,晚期患者视力均较差,甚至无光感。

(5)常伴有头痛、恶心、呕吐等。

(6)原发病的症状。

### (三)体征

(1)视力下降或者无光感。

(2)眼压升高,可达 50mmHg 以上。

(3)角膜水肿。

(4)虹膜新生血管。

(5)瞳孔缘色素层外翻。

(6)房角:早期可见新生血管网越过巩膜突到达小梁网,晚期广泛虹膜前粘连。虹膜一房角粘连线表现为平滑的拉链形,相应房角关闭。

(7)如能透过水肿的角膜,可见青光眼视盘改变。

(8)眼底原发病表现。

### (四)治疗

新生血管性青光眼在急诊的治疗多属于对症、降眼压治疗,目的是缓解症状,后续对原发病的治疗是重要环节。

*1.药物治疗*

高渗剂视全身情况酌情使用,可以有效降低眼内压,碳酸酐酶抑制剂口服,联合局部抗青光眼滴眼液增强降眼压效果,缓解症状。

*2.激光治疗*

初发期闭角型新生血管性青光眼,眼内注射抗 VEGF 药物后,房角的新生血管可能消失,为青光眼的治疗提供了一个很好的窗口。可以用大光斑氩激光做周边虹膜成形术,使得部分关闭房角重新开放。

*3.手术治疗*

(1)滤过性手术:新生血管性青光眼属于难治性青光眼,传统小梁切除手术的成功率低,且术中出血风险较高。通常选用复合式小梁切除术或房水引流物植入手术。

(2)睫状体激光光凝或冷冻治疗:对于视力较差(低于手动)而且恢复无望或者不具备上述手术条件。经得患者同意,可考虑睫状体激光光凝或者冷冻治疗。

## 四、虹膜角膜内皮综合征

虹膜角膜内皮综合征(ICE 综合征)是一组伴有继发性青光眼的疾病。Harms 和 Aulhom 叙述了一种伴有虹膜萎缩或进行性虹膜萎缩的病例;ChandLer 报道了类似原发性虹膜萎缩的病例,但虹膜改变是轻微瞳孔移位和轻度基质萎缩,临床检查角膜水肿较多见且常发生在眼压正常或稍高的状况下,已发现角膜内皮的异常,被称为 ChandLer 综合征;Cogan、Scheie 和 Yanoff 也报道了类似病例。在一系列研究的基础认为,上述病理状况是同一疾病的不同临床表现,共同的起源是角膜内皮细胞的特性异常,导致不同程度角膜水肿,前房角进行性关闭伴青光眼,而出现一系列虹膜改变。Eagle 命名为虹膜角膜内皮综合征(ICE 综合征)。

### (一)诊断

本病中青年女性多见,无家族史,临床上主要是虹膜异常、视力减退和继发性青光眼,瞳孔形状和位置异常,虹膜有黑点。常为单眼发病。角膜内皮镜显示角膜内皮细胞为多形性、大小不一;电镜示细胞失去正常性抑制,迁移、坏死。病程早期,可有轻微视物模糊,多发生在早晨,与睡眠时闭眼导致角膜内皮细胞缺氧有关。随着病情变化,可引起持续的角膜水肿,后期发生青光眼,二者表现为视力减退和眼痛。

## (二)治疗

### 1.早期处理

青光眼的早期可用药物控制房水形成。

### 2.手术治疗

如药物不能控制,可选用手术治疗。由于细胞样膜可长入滤过通道,对发育性青光眼远期手术治疗往往失败,最终可施行角膜移植术。

### 3.用免疫毒素治疗

用免疫毒素治疗,可避免角膜内皮细胞功能失代偿和青光眼的发生。

# 第三节　发育性青光眼

## 一、概述

发育性青光眼是指单纯小梁网的先天发育异常,导致房水的正常排出过程受到障碍,从而造成眼压升高,以及眼球的解剖结构和生理功能随之受到损害或破坏的一种婴幼儿期眼部疾病,多数在出生时异常已存在,但可以到青少年期才发病,表现出症状和体征。曾有先天性青光眼之称,分为原发性婴幼儿型青光眼、青少年型青光眼和伴有其他先天异常的青光眼三类。发育性青光眼的发病率在出生活婴儿中约为 1/1 万,原发性婴幼儿型青光眼的发病率约为 1/3 万,双眼累及者约 75%,男性较多,约 65%。

## 二、病因和发病机制

发育性青光眼有明确家族遗传史的约占 10%,目前多认为是多基因遗传。病理解剖上发育性青光眼有三类发育异常:①单纯的小梁发育不良:有两种形式。一种是小梁网表面呈点条状或橘皮样;另一种是虹膜前基质呈凹面状向前卷上遮蔽巩膜突,越过小梁网止于 Schwalbe线。②虹膜小梁网发育不良:除了小梁发育不良外,表现为虹膜轮辐(卷)缺损、隐窝明显减少;虹膜基质增生,前基质增厚呈天鹅绒状粗糙外表;虹膜结构缺损;以及无虹膜;虹膜血管异常等。③角膜小梁发育不良:有周边部角膜(透明角膜 2mm 内)病变,通常环绕整个角膜;中周部角膜病变,通常呈节段性;中央部角膜病变,中央基质变薄混浊;小角膜和大角膜等。

青光眼的发生机制是由于发育的遏制,阻止了虹膜睫状体的后移,虹膜呈高位插入小梁网内,并且小梁网板层和 Schlemm 管的形成不完全,导致房水外流阻力增加。

## 三、临床表现

### (一)婴幼儿型青光眼

婴幼儿型青光眼首先表现出的症状是畏光、流泪和眼睑痉挛,由高眼压引起角膜上皮水肿刺激上皮内丰富的感觉神经所致。儿童眼球胶原纤维富于弹性,如在 3 岁以前发病眼压升高,常导致眼球增大,尤其是角膜和角巩膜缘。初始角膜云雾状混浊,随着角膜和角巩膜缘的增大,Descemet 膜和内皮细胞层被伸展,最终导致破裂(Haab 纹)。此时,角膜水肿、畏光、流泪均突然加重,患儿烦闹哭吵,喜欢埋头以避免畏光的疼痛刺激。长期持续的眼压升高将导致角膜薄翳样瘢痕,上皮缺损甚至溃疡、糜烂;角膜或角巩膜缘葡萄肿;晶状体悬韧带伸展和断裂产生晶状体半脱位;眼底视盘萎缩和凹陷扩大。如果眼压升高开始在 3 岁以后,通常无角膜增大征,但由于巩膜仍富弹性,可以表现为进行性近视。

应对怀疑有青光眼的儿童进行必要的眼科检查。不合作的患儿,可给予镇静药如水合氯醛糖浆口服(25~50mg/kg 体重)或全身麻醉后检查。

### (二)青少年型青光眼

一般无症状,多数直到有明显视功能损害,如视野缺损时才注意到,有的甚至以知觉性斜视为首次就诊症状,其表现与原发性开角型青光眼相同。因为眼压升高开始在 3 岁以后,通常无眼球增大征,但巩膜仍富有弹性,可以表现为进行性近视,当发展到一定程度时可出现虹视、眼胀、头痛甚至恶心症状。

### (三)伴其他先天异常的青光眼

常见的有 Axenfeld 异常、Rieger 异常和 Peters 异常。

1.Axenfeld-Rieger 综合征

这是一组发育异常性疾病,大多数在婴幼儿和儿童期发现,可呈家族性,为常染色体显性遗传,双眼发病,无性别差异。约 50%的患者发生青光眼,较多见于儿童或青少年期。如仅有角膜和房角病变,称 Axenfeld 异常,如还有虹膜的病变,则称 Rieger 异常,如伴有眼外的发育缺陷,则称为 Rieger 综合征。近年来的研究认为这两种发育缺陷是同一起源的不同程度表现,因此又统称为 Axenfeld-Rieger 异常或综合征。

Axenfeld 异常:裂隙灯检查见角膜后部近角膜缘处有白线样结构,房角镜检查主要是 Schwalbe 线明显增粗和前移,又称"后胚环"。

Rieger 异常:除上述改变外,还存在虹膜异常。虹膜从轻微基质变薄到显著萎缩伴裂洞形成不等,瞳孔移位,虹膜色素上皮层外翻。

Rieger 综合征的眼外异常最常见的是牙齿和颌面骨的发育缺陷。

2.Peters 异常

Peters 异常的发生机制尚未阐明,主要有:①宫内感染;②晶状体泡从表层外胚叶分离不完全等学说。其临床特征是角膜中央先天性白斑伴角膜后基质和 Descemet 膜缺损,并见中央虹膜粘连到白斑的周边部,前房常较浅,80%的病例为双侧。早期角膜毛玻璃样水肿以及上皮剥脱,青光眼可加剧角膜水肿,如眼压正常,水肿常可消退,角膜瘢痕很少由血管长入。周边角膜透明,但角膜缘常巩膜化,虹膜角膜的粘连可局限一处或多处。无粘连的则见前极性的白内障。Peters 异常大多数为散发性病例,约 50%~70%可发生青光眼。

## 四、鉴别诊断

### （一）先天性大角膜

性连锁隐性遗传病，呈非进行性。90％发生于男性，双眼发病，有家族史。角膜直径常为14～16mm，角膜透明，没有后弹力层破裂、眼压升高及视盘凹陷等先天性青光眼征象。大角膜可伴有深前房、虹膜震颤，房角正常或小梁色素较多，也可有明显的虹膜突。

### （二）外伤性角膜水肿

产钳损伤新生儿眼球时，可因角膜后弹力层破裂而致角膜水肿。其特点为：多单侧，后弹力层的破裂常常呈垂直或斜形条纹，与婴幼儿型青光眼所致的水平性或与角膜缘同心的后弹力层破裂不同。角膜不扩大，眼压及眼底正常。

### （三）先天性遗传性角膜内皮营养不良

为出生时的一种常染色体隐性遗传性疾病。其特点是双眼角膜水肿、角膜实质层极度增厚，但角膜大小正常，无眼压升高。

### （四）泪道阻塞

可有溢泪和眼睑痉挛，但无畏光。压迫泪囊常有脓性分泌物。必要时可在全身麻醉下测眼压并做泪道探通以证实有无阻塞存在。角膜直径、眼压及眼底无异常。

### （五）轴性近视

轴性近视与原发性婴幼儿型青光眼的眼球扩大易混淆。但轴性近视视盘有其特征性改变，如入口倾斜、周围巩膜环及脉络膜萎缩斑等。

## 五、治疗原则

一经确诊，宜尽早手术。药物治疗仅用于术前准备和术后辅助治疗。在进行各种治疗过程中要充分考虑小儿的生理特点。

## 六、治疗方案

### （一）非手术治疗

#### 1.各种抗青光眼的药物

可暂时、部分地控制眼压，仅仅作为术前给药、术后辅助治疗或延迟手术时间。因为对于患儿，降眼压药用药不方便，药效多不满意，长期用药的安全性不明确。

#### 2.屈光矫正和弱视治疗

在治疗青光眼的同时，必须考虑到屈光不正的矫正和弱视的训练治疗，使眼压在得到控制的情况下，保持最佳视力。

### （二）手术治疗

#### 1.手术时机

先天性青光眼的早期诊断及早期手术治疗是争取较好预后的关键。一旦确诊尽早手术，即使刚出生2～3天的小儿也是如此。在早期患者，一般常用房角切开术或外路小梁切开术。

晚期患者不适于上述手术方式者,也可做滤过性手术。

**2.手术方法评价**

房角切开术是治疗先天性青光眼的经典手术,在西方国家仍是第一次手术最为广泛应用的方法。手术成功的关键在于角膜清晰,可清楚分辨房角的详细结构,对房角存有中胚叶残留膜者效果较好,对于其他青光眼效果较差。外路小梁切开术与房角切开术效果相当,但可用于角膜混浊妨碍前房角镜观察的病例。两种术式都可重复进行。小梁切除术对晚期患者或无条件做房角切开或小梁切开术的患者可以作为首选手术,其余的各种滤过手术也可采用。但引流物植入手术、睫状体冷凝术及睫状体光凝术(经巩膜 YAG 激光光凝、经巩膜二极管光凝及内镜下二极管光凝术)一般只用于滤过手术失败者。

**3.手术方法**

(1)房角切开术:又称内路小梁切开术,手术成功率为 77%~86%。由于角膜水肿不能进行房角镜操作,故手术具有一定的限制性。该术式根据婴幼儿房角特点在其房角处切开一个通道,使房水流入巩膜静脉窦。术中将靠近 Schwalbe 线的小梁网前后的残存中胚叶组织膜切开,使虹膜后退以解除睫状体纵行肌对小梁纤维的牵拉,减少对小梁的压力,增加对房水的排出,降低眼压。

适应证:先天性青光眼,尤其是前房角发育为单纯性小梁发育不良者;巩膜静脉窦正常或接近正常;虹膜根部高位附着。

禁忌证:巩膜静脉窦狭窄或闭塞者;对于年龄较大的儿童,角膜直径>14mm,角膜区明显混浊者不宜做此手术。

手术在 Barkan 前房角镜及手术显微镜下进行,用 Barkan 前房角切开刀从角膜缘内入眼,穿过前房到对侧房角,切开紧靠 Schwable 线下方的角巩膜小梁网。房角切开时,即现虹膜后退,房角隐窝加宽。通常一次切开 75°~100°。如一次手术不能控制眼压,可换位多次进行。内镜技术的问世可帮助术者在角膜水肿混浊的情况下进行房角切开术,即内镜下前房角切开术。该手术由角膜缘入路,在直视下进行准确定位,可重复性强,创伤小。目前仅适用于无晶状体眼或人工晶体眼患者,对于有晶状体眼患者的使用需谨慎。

(2)外路小梁切开术:从外路切开小梁网和巩膜静脉窦内壁,在前房和巩膜静脉窦之间建立直接通道以利房水流出。

适应证:房角具有单纯性小梁发育不良的婴幼儿型或青少年型青光眼、有角膜水肿、角膜瘢痕混浊的先天性青光眼、两次房角切开术失败的先天性青光眼。

在眼球上方做一以角膜缘为基底的结膜瓣,再做一 3/4 厚度的板层巩膜瓣。在角巩膜缘灰白色与白色巩膜交界处做 2mm 放射状切口进入巩膜静脉窦的外侧,用 Harms 小梁切开刀插入巩膜静脉窦,至刀插进 90%时旋转刀柄,用刀尖切开内侧小梁网进入前房,然后小心撤出刀,更换另一弯向的小梁切开刀从对侧巩膜静脉窦进入,切开对侧的巩膜静脉窦内壁,总共可切开 100°~120°小梁网。

对于角膜缘边界不清、结构改变、巩膜静脉窦变形、发育异常或缺损、有前房积血等并发症的情况下寻找巩膜静脉窦较为困难,使单一的小梁切开术成功率及推广率受到一定影响。随着改良的外路小梁切开术的发展,此手术成功率及长期疗效均得到了较大提高。有文献报道,改良的 360°小梁切开术(即应用小梁切开刀切开 360°小梁网)优于经典的常规外路小梁切除术,其术后眼压下降幅度更为明显。而 360°小梁缝线切开术是外路小梁切开术的又一改良术式,有报道证实 360°小梁缝线切开术治疗先天性青光眼的成功率为 87%～92%。

(3)小梁切除术:手术步骤见青光眼。且小梁切除的范围应较大,不应<2mm×2mm。由于年轻人肥厚的 Tenon 囊和婴幼儿成纤维细胞增长活跃,会导致先天性青光眼小梁切除术后过度愈合,使手术成功率下降,大多数学者不建议将其作为发育性青光眼的首要治疗方式。为提高手术的成功率,部分术者建议将抗代谢类药物,如丝裂霉素或氟尿嘧啶,放置于结膜下及巩膜瓣下,以抑制成纤维细胞的增生,但这项操作同时也增加了眼内炎、出血、浅前房、角膜上皮损伤及滤过泡漏等并发症的发生率。目前公认的丝裂霉素 C 的使用浓度为 0.2～0.5g/L,放置时间为 2～5 分钟。由于抗代谢类药物可能存在毒副反应,故联合手术时应严格掌握其适应证,寻求最少有效药物剂量及最佳给药方法来提高其手术成功率。

(4)非穿透性小梁切除术(NPTS):由于 NPTS 不进入前房,减少了对于前房的扰动,术后发生浅前房、白内障、角膜内皮损伤及眼内感染的可能性较传统的小梁切除术明显下降。近年来,黏小管手术在沿袭了传统 NPTS 手术中深层巩膜切除的同时,进一步辨认巩膜静脉窦位置,切开其外壁,撕除内侧壁,并自巩膜静脉窦两侧断端注入高黏弹性物质,以达到减低房水流出的阻力并扩张巩膜静脉窦,进一步增强房水滤过率。虽然 NPTS 优点很多,但这一术式的操作较复杂、手术费用较高,手术适应证较局限,疗效也并不优于传统小梁手术,目前尚未成为治疗先天性青光眼的首要手术方法。

(5)小梁切开联合切除术。适应证:虹膜附着点位置较高,遮盖 Schwalbe 线的先天性青光眼;角膜直径≥14mm,眼轴>23mm 或是年龄大的患者;房角切开及小梁切开手术失败者。这种联合手术为青光眼患者提供了两条引流通道,即便一条通道发生阻塞,眼压仍控制正常。

4.手术疗效

首次成功率高;在 1～24 个月龄,尤其 1～12 个月龄时手术成功率高。

**(三)术后处理**

1.一般处理

局部应用抗生素眼液、眼膏,不用敷料遮盖术眼。

2.并发症处理

(1)房角切口位置错误:房角切口偏前到 Schwalbe 线可无降压效果,切口偏后会伤及睫状体及虹膜动脉大环引发严重眼内出血。处理:术前应充分掌握眼内解剖结构。

(2)术中前房变浅或消失:多因过度牵拉眼球,手术切口过大,房水渗漏所致。处理:应暂停手术,恢复前房。

(3)虹膜根部离断:由于小梁切开时,小梁刀未插入巩膜静脉窦内,错误将虹膜根部撕裂,严重者会引起前房大出血及继发性青光眼。处理:退回切开刀,调整方向,重新插入。

(4)找不到巩膜静脉窦:往往由于术者对角膜缘解剖结构不熟悉,未仔细检查术眼、解剖定位不准确所致。若术中确实未能找到巩膜静脉窦,可改做小梁切除术。

(5)后弹力层撕脱:局限性后弹力层撕脱也较多见,多由于小梁切开刀没能保持与虹膜面平行的方向或房水流失过快、浅前房下操作所致。若损伤范围不大,术后仅有局限性角膜水肿,均能自行恢复而无不良影响。

(6)晶状体脱位:对于极度扩张的眼球,晶状体悬韧带已经拉长,甚至部分发生断裂,术中由于小梁切开刀直接损伤晶状体悬韧带造成晶状体脱位或晶状体直接损伤。处理:术中应小心操作,随着前房深浅的不断变化,对房角及小梁解剖位置应有足够的认识。

# 第四节　高眼压和低眼压

## 一、高眼压症

### (一)概述

高眼压症是指在眼压长期高于正常范围上限,即 21mmHg,但没有青光眼性视神经损伤,也没有视野缺损,且前房角开放的一种临床情况。大多数高眼压症经长期随诊,并不出现视神经和视野的改变,仅有少部分的高眼压症最终发生原发性开角型青光眼。

### (二)临床表现

(1)多数患者没有任何临床症状。

(2)多次眼压值>21mmHg。

(3)前房角开放。

(4)视神经乳头和视网膜神经纤维层正常。

(5)无视野缺损。

### (三)诊断

根据眼压>21mmHg,但视神经乳头和视网膜神经纤维层正常,无视野缺损,即可诊断。

### (四)鉴别诊断

1.原发性开角型青光眼

眼压升高,最高值>21mmHg,而且有青光眼性视神经乳头改变和视网膜神经纤维层缺损,青光眼性视野缺损,在眼压升高时前房角开放。

2.原发性闭角型青光眼

早期的慢性原发性青光眼的视神经乳头和视野没有明显改变,但有眼压升高、房角接触性关闭或粘连,易与高眼压症混淆。仔细询问病史和前房角检查可明确诊断。

3.糖皮质激素性青光眼

有眼部或全部使用糖皮质激素的历史。眼压升高,有青光眼视神经乳头和视网膜神经纤维层改变,有青光眼性视野缺损。

4.青光眼睫状体炎综合征

青光眼睫状体炎综合征有较明显的急性发作症状,发作时有轻度或中等程度的眼压升高,角膜后有典型的沉着物,但视神经乳头正常,视野也无缺损,可与高眼压症相鉴别。

### (五)治疗

(1)密切随诊观察,定期检查眼压、视神经乳头和视野。

(2)药物治疗:根据眼压、年龄、种族、C/D值、角膜厚度等因素进行评估,对于眼压最高值超过26mmHg、年龄大于60岁、杯盘比值大于0.5、角膜厚度低于$555\mu m$的高眼压症患者,可给予降眼压药物,降低眼压。治疗方法基本同原发性开角型青光眼。

### (六)临床路径

**1.询问病史**

有无青光眼家族史,有无眼部不适感。

**2.体格检查**

检查眼压、前房角、视神经乳头和视网膜神经纤维层。

**3.辅助检查**

检查视野、视神经纤维厚度评估、中央角膜厚度测定。

**4.处理**

可以随诊观察或给予降眼压药物治疗。

**5.预防**

目前无预防发生高眼压的措施。

## 二、低眼压症

### (一)原发性低眼压

原发性低眼压是指没有全身相关疾病或眼部其他疾病作为原因的低眼压。

**1.病情分析**

(1)眼压分布水平:一般人群眼压水平的分布并不对称,尤其在40岁以上的人群中,眼压分布偏向于高值一侧。正常眼压范围规定为1.33~2.80kPa(10~21mmHg),涵盖一般人群中95.5%的正常个体,另有约2%正常个体的眼压低于10mmHg。

(2)定义阐释:所谓低眼压,目前尚缺乏严格的定义,在具体量值上也无统一的标准。有的学者认为眼压低于正常范围的下限就是低眼压,也有的学者主张从统计学上低眼压应规定为眼压低于6.5mmHg,甚至认为眼压只要不低于4mmHg,对眼组织和功能就没有损害。所以,应当区分统计学上的低眼压与临床上对眼组织和视功能有重要影响的低眼压间两者的不同。

**2.诊断**

(1)没有具体原因,遗传可能为其决定性因素。

(2)眼压低于10mmHg,但一般不低于6mmHg。发生于双眼,长期持续而稳定。

(3)没有相应的病理改变,眼组织和视功能也不因此而受损害。

(4)注意与继发性低眼压相鉴别。

**3.鉴别诊断**

继发性低眼压。

**4.治疗**

无须处理,定期复查。

因为轻度低眼压若不伴有炎症,对眼没有不利的影响。但是长期而严重的低眼压会造成眼组织和视功能的损害:①低眼压减弱了对球壁的支撑作用,导致眼球形态改变,进而改变了眼球解剖的结构关系;②低眼压降低了对眼内血管的血管外正常压力的支持,进而改变了视网膜和整个葡萄膜血管跨血管壁的压力差和通透性。

### (二)继发性低眼压

继发性低眼压是由于全身或眼部疾病或其他有关因素所导致的低眼压,长期持续低眼压可以导致眼组织和视功能的进一步损害。引起低眼压的原因很多,但基本的病理生理学机制主要包括下述两个方面:一是房水生成量减少;二是房水排出量增加。低眼压患者的上巩膜静脉压依然保持正常(约为 10mmHg),所以常规的小梁巩膜静脉窦通路不会成为低眼压的病因,其他的非常规通路是其主要因素。双眼低眼压多由全身因素所引起。眼局部创伤(包括手术)和疾病引起的单眼低眼压在临床上最为常见。

1.抗青光眼滤过术后的切口漏和滤泡漏

滤过性抗青光眼术后 3~5 天短期内出现的低眼压与手术的创伤应激有关,也被认为是手术本身成功的提示。但长期持续,则成为病理性低眼压。主要原因有两个:一是切口部位不当,损伤睫状体,造成睫状体及脉络膜脱离;二是结膜瓣缝合不当或使用丝裂霉素而切口愈合不良,出现术后切口或滤泡的房水外漏,滤道引流过畅。

(1)诊断

①青光眼手术史。

②眼压低于 10mmHg。

③前房浅。

④Seidel 试验阳性。如果 Seidel 试验未能显示阳性结果,原因通常为:a.荧光素浓度不够高,不足以发现微小的渗漏。b.如果眼压很低,渗漏仅为间歇性或不发生;此时,观察可疑部位的同时未对眼球施压,则不容易发现轻微的渗漏。

(2)鉴别诊断

①巩膜伤口渗漏:巨大滤泡和结膜上皮下微囊性改变是其提示性指征。

②睫状体及脉络膜脱离:检眼镜、超声显微镜和 B 超检查可见特异性改变。

(3)治疗

①术后早期,如果前房深度满意,予以观察,局部少用或停用糖皮质激素,除非使用抗代谢药物,结膜伤口通常具有自限性。

②前房较浅时采用患眼压迫包扎,碳酸酐酶抑制药和局部 β 受体阻滞药减少房水外流以促使漏口关闭。也可采用绷带式接触镜以填压渗漏。

③使用抗生素预防感染。

④如果非手术措施不能奏效,即使前房形成,表面漏口应予以修补。

2.抗青光眼滤过术后的睫状体脉络膜脱离

术后睫状体脉络膜脱离由滤过性抗青光眼术中切口部位不当损伤睫状体或眼压突然减低所致。睫状体脉络膜上腔的液体渗漏是睫状体脉络膜血管扩张的结果,液体为浆液性、蛋白性(主要是白蛋白)或血性等。房水生成抑制,眼压可低于 5mmHg。低眼压可引起某种恶性循环,跨脉络膜血管漏出的增加使跨巩膜的压力减小,造成脉络膜上腔液体和低眼压长期持续存在。

(1)诊断

①青光眼手术史。

②眼压低于 10mmHg。

③前房浅。

④检眼镜、超声显微镜和 B 超检查可见特异性改变。对于睫状体脉络膜扁平脱离的患眼,除非使用超声显微镜,否则诊断可能难以确定。

(2)鉴别诊断:脱离型脉络膜视网膜,有严重的葡萄膜炎和低眼压,眼底检查除了发现脉络膜脱离外,还可见视网膜脱离、PVR 形成,可找到裂孔。

(3)治疗:低眼压往往同时伴随不同程度的浅前房,制订治疗方案和措施应予以综合考虑。

①观察:如果前房深度满意,可密切观察待脉络膜上腔液体自发性重吸收,眼压自动回升。

②药物治疗:包括局部使用睫状肌麻痹药、口服碳酸酐酶抑制药和糖皮质激素。睫状肌麻痹药虽可增加脉络膜巩膜外流,但能有效加深前房。口服乙酰唑胺加速脉络膜上腔液体吸收,必要时可以全身使用激素,如泼尼松口服。

③手术治疗:如果前房很浅且伴有角膜失代偿或周边虹膜前粘连形成的危险,则予行脉络膜上腔液体引流手术和前房形成手术。

**3.睫状体解离**

睫状体解离不同于睫状体脱离,但临床上两个概念常被混淆。睫状体解离时,睫状体前端与巩膜突相分离致使睫状体上腔与前方直接相连通,而睫状体脱离时睫状体前端未与巩膜突相分离。青光眼、白内障手术和眼外伤以后均可发生。

(1)诊断

①内眼手术史、眼外伤史。

②眼压低于 10mmHg。

③前房浅。

④前房角镜下可见前房角隐窝处睫状体与巩膜间出现裂口,为典型的临床表现,但裂口大小与低眼压程度间似乎没有关系。严重低眼压时,由于角膜变形和前房极浅,裂口难以发现和确认。需做超声生物显微镜检查。

(2)鉴别诊断:临床上需与睫状体脉络膜脱离相鉴别。

(3)治疗:裂口即使很小,也足以排放所产生的全部房水,而且不能自行闭合。

①药物治疗:局部使用睫状肌麻痹药充分麻痹睫状肌。

②激光治疗:激光封闭裂口为首选的治疗措施。氩激光治疗的标准条件是:光斑大小 100μm,时间 0.1~0.2s,功率 0.5~1.0W,在裂口上及其周围连续多点烧灼。依据情况可做重复治疗。

③睫状体缝合复位术:睫状体解离严重或激光光凝无法封闭时采用该手术。术前需要用前房角镜为裂口定位,同时用巩膜压迫法在裂口上标出精确位置。术中可在巩膜床上给予冷冻或透热,造成炎性反应,促进和加固睫状体的重新黏附。

④术后处理:裂口成功地闭合以后,通常眼压持续升高数日,有时可突然升到极高的水平,需用降眼压药处理。

⑤其他措施:包括外部透热或冷冻、外部填压等。

4.造成低眼压的其他眼局部因素

(1)眼球外伤:眼球钝挫伤后出现低眼压的原因很多,情况也比较复杂。早期常有一过性低眼压,是眼对外伤的生理性反应。长期持续而显著的低眼压才是病理性的,常见原因有两个,一是睫状体血管舒缩功能紊乱,造成房水分泌的长期抑制,即所谓"睫状体休克"或者外伤后变性神经末梢释放拟交感性神经递质,降低房水外流阻力;二是睫状体脱离或解离,造成房水生成减少而且外流同时增加。

角巩膜穿通伤或破裂伤可以造成眼球的塌陷。但值得注意的是,有时眼球穿通伤口较小,并且没有眼内容成分的明显丢失,也可发生显著的急性低眼压。如果以后伤口愈合不良,遗留瘘管,低眼压则持续存在。至于钝挫伤造成后巩膜爆裂,应予以特别警惕。

(2)葡萄膜炎症:任何内眼炎症长期持续均可继发低眼压。急性前葡萄膜炎,尤其外伤性虹膜炎经常伴有轻度低眼压。严重的葡萄膜炎,尤其严重而且经久不愈的虹膜睫状体炎和睫状体血管炎,导致血管闭塞和组织损害,某些疾病能够形成睫状膜,即睫状体表面和晶状体后囊的组织膜,造成睫状体房水分泌功能下降。

(3)白内障和各种眼前段手术:眼对手术创伤的反应出现房水闪光,同时伴有轻度低眼压。有时数月内眼压不能恢复正常,该现象被认为是"睫状体休克"。

另外,需要注意的是,球后注射和上直肌缝线造成的巩膜穿破,其中,前者在高度近视眼中因后葡萄肿而容易发生,引起巩膜直接渗漏或继发性视网膜脱离导致低眼压。

(4)眼血管阻塞性疾病:视网膜中央静脉阻塞可引起长期的轻度低眼压,而视网膜中央动脉阻塞可引起短期低眼压;眼低灌注综合征可引起长期甚至明显低眼压在内的眼前段和眼底的多种表现。

5.造成低眼压的全身因素

全身或系统性因素引起的低眼压是双侧性的。

许多全身疾病可以继发低眼压,具有临床意义的是无脉征、颈动脉阻塞、广泛性巨细胞动脉炎(颞动脉炎)导致眼动脉压长时间大幅度的降低,进而引起相应的眼压降低。

低眼压还可见于代谢紊乱,尤其涉及血液渗透性的代谢紊乱,如严重脱水、酸中毒、糖尿病性昏迷和尿毒症性昏迷,有时为急性发生。

此外,还有各种原发性贫血、心排血量和循环血量减少等也可引起低眼压。

最后,三叉神经的带状疱疹感染,可有低眼压的现象,可能是由于局部神经轴突反射紊乱的缘故。颈交感神经节切除以后,发生低眼压的情况较为常见。

# 第三章　白内障

## 第一节　年龄相关性白内障

年龄相关性白内障,过去称为老年性白内障,是晶状体老化过程中逐渐出现的退形性改变。

### 一、诊断

#### (一)临床表现

双侧性,两眼先后发病,视力障碍出现的时间由于浑浊部位不同而不同。主要症状为渐进性、无痛性视力减退。由于晶状体吸收水分后体积增加,屈光力增强。因晶状体纤维肿胀和断裂,使屈光度不均一,可出现单眼复视或多视。因吸收水分晶状体纤维可有肿胀,注视灯光时可有虹视现象。由于光线通过部分浑浊的晶状体时发生散射,干扰视网膜上成像,可出现畏光和眩光。

1.皮质性白内障最常见,按发展过程分4期。

(1)初发期:晶状体皮质出现空泡、水裂和板层分离。空泡为圆形透明小泡,位于前后皮质中央部或晶状体缝附近。水裂的形态不一,从周边向中央逐渐扩大。板层分离多在皮质深层,呈羽毛状。周边部皮质浑浊呈楔形,尖端向着晶状体中心、基底位于赤道部,形成轮辐状。散瞳后,应用检眼镜彻照法,可在眼底红光反射中看到辐轮状浑浊的阴影。此时瞳孔区的晶状体未累及,一般不影响视力。晶状体浑浊发展缓慢。可经数年才进入下一期。

(2)膨胀期或称未熟期:楔状浑浊渐发展,晶状体呈不均匀的灰白色浑浊。因晶状体吸收水分急剧膨胀,将虹膜向前推移,前房变浅,有闭角青光眼素质的患者,可引起急性闭角型青光眼发作,此期不宜用强散瞳药。视力明显减退,眼底难以看清。

(3)成熟期:晶状体全部浑浊。晶状体体积恢复,前房深度亦恢复正常。视力明显减退至眼前手动或光感,但光定位和色觉正常。眼底不能窥入。从初发期到成熟期可经10几个月至数十年不等。及至成熟阶段,晶状体囊膜尚能保持原有的韧性和张力,此后逐渐向变性发展。因此在白内障成熟之前行白内障囊外摘除术、白内障超声乳化术及人工晶状体植入术是恰当的。

(4)过熟期:数年后晶状体内水分丢失使体积缩小、囊膜皱缩,晶状体纤维分解液化,棕黄色的核下沉,可随体位变化而移动,上方前房进一步加深,可因瞳孔区露出一部分而突然视力有所提高。虹膜失去支撑,可见到虹膜震颤。以上体征称为 Morgagnian 白内障。囊膜变性使通透性增加或小破裂,液化皮质漏出可诱发葡萄膜炎,即晶状体过敏性葡萄膜炎,皮质沉积堵塞房角引起继发性青光眼,即晶状体溶解性青光眼。悬韧带发生退行性改变,可引起晶状体脱位,晶状体脱入前房或玻璃体内引起继发青光眼。

**2.核性白内障**

较皮质性白内障少见。发病年龄早,进展缓慢。浑浊由胚胎核开始渐发展到成人核完全浑浊。早期核呈黄色,很难与核硬化相鉴别。核硬化是生理现象,由于晶状体终生增长,晶状体核密度逐渐增加,颜色变深,透明度降低,但对视力无明显影响。晚期棕黄或深棕甚至棕黑色。早期散瞳彻照法检查,周边环形红光反射中,中央有一盘状暗影。远视力减退较慢,仅强光下瞳孔缩小时影响视力,屈光指数增加而呈现近视。由于中央与周边屈光力不同,形成晶状体双焦距,可产生单眼复视或多视。核变为棕黄或深棕甚至棕黑色后深视力减退显著,眼底已不能看清。这种核改变可持续很久而不变,可同时有皮质浑浊但不易成熟。

**3.后囊膜下白内障**

后囊膜下浅层皮质出现由致密小点组成的棕黄色浑浊,外观呈锅巴状。由于浑浊位于视轴,早期出现视力障碍。进展缓慢,后期合并晶状体皮质和核浑浊,最后发展为成熟期白内障。

### (二)辅助检查

实验室检查晶状体内钠离子情况。手术前,应进行全身检查,如血压、血糖、血尿常规、心电图、X 线片、肝功能、凝血功能等,以及眼底检查如视功能、角膜、晶状体、眼压、角膜曲率半径和眼轴长度等。

### (三)诊断要点

(1)年龄在 50 岁以上,双眼发病。

(2)视力渐进性下降,终至仅存光感,光定位准确,色觉正常。

(3)裂隙灯检查见晶状体浑浊。

(4)排除引起晶状体体浑浊的局部眼病和全身性疾病。

### (四)鉴别诊断

**1.老年性晶状体核硬化**

是晶状体老化现象,多不影响视力,经彻照法检查眼底可见瞳孔区为均匀红光,而核性白内障者可见核呈不均匀盘状暗影。

**2.葡萄膜炎**

皮质性白内障的过熟期并发葡萄膜炎时应与葡萄膜炎相鉴别。前者眼部检查可见前房内游离晶状体皮质,前房加深,虹膜震颤,无瞳孔变小、虹膜无后粘连,晶状体缩小,核下沉,晶状体前囊膜破裂;葡萄膜炎晶状体形态完整。

## 二、治疗原则

早期试行药物治疗,当白内障发展到影响患者工作和生活时,手术是唯一的治疗方法。

## 三、治疗方案

### (一)术前准备

(1)详细向患者交代手术目的、预后、可能出现的意外和需要患者配合的关键步骤。

(2)预测白内障术后视力。相应检查项目较多,医师可根据患者病情和医院技术条件,选择最有参考意义的几项检查,以协助诊断。

(3)积极有效地控制全身和眼部其他疾病。必要时,请相关科室会诊。对有内科疾病长期用药的患者,不宜中断或随意变更用药。但是,术前长期应用抗凝血药的患者,应于术前3~5天停止用药。

高血压患者将血压控制在160/80mmHg以下;空腹血糖至少应控制在8.3mmol/L(150mg/dL)以下;慢性支气管炎患者应选择病情最轻季节,控制症状,尤其控制咳嗽后再手术。手术前先行矫治睑内外翻、倒睫和慢性泪囊炎;虹膜睫状体炎患者一般在炎症消退、病情稳定6个月后再行白内障手术。

(4)结膜囊细菌培养:随着新型广谱抗生素的应用、新型消毒剂的应用和手术区消毒隔离的更为可靠,包括一次性粘贴巾的应用,结膜囊细菌培养已不作为例行检查项目。但是,常规行结膜囊细菌培养对某些病例,如明显眼部炎症、刚手术后的慢性泪囊炎、另一眼曾发生术后感染、独眼患者,特别对年老体弱患者是十分必要的。

(5)清洁结膜囊:术前3天,滴抗生素眼液每日3~6次。手术当日,抗生素或碘伏冲洗结膜囊和泪道。

(6)剪睫毛:术前1天或当日剪睫毛,同时做眼部冲洗、消毒。有特殊开睑器和粘贴巾可不剪睫毛。

(7)散大瞳孔:根据式选择用药。传统白内障手术,如白内障冷冻摘除术,要求在手术前1天应用阿托品散瞳,以使瞳孔能持久、充分地散大。白内障囊外摘除(包括超声乳化白内障手术)联合IOL植入术,一般选用中等强度的短效散瞳药,如5%去氧肾上腺素、美多丽(0.5%托吡卡胺+0.5%去氧肾上腺素),术前1小时开始散瞳,要求瞳孔直径达到7mm以上。术中因刺激瞳孔缩小时,可用1:100000肾上腺素平衡液做前房和皮质冲洗。

(8)前列腺素拮抗药:口服或局部应用吲哚美辛以减轻术后反应,特别是与前列腺素释放有关的炎症反应。现口服前列腺素拮抗药已经逐渐被眼局部应用所替代。

(9)对体质虚弱、伴有糖尿病等易感染倾向者,术前适当应用广谱抗生素;咳嗽、便秘者采取相应措施;嗜烟者术前1周、术后1个月禁止吸烟。

(10)门诊白内障手术患者的各项术前准备,包括术后处理,特别是手术操作的标准,都不应该低于住院手术的要求。

### (二)手术方案

1.白内障手术时机

①当视功能不能满足患者的需要,而且白内障手术有理由提供改善视力的可能时即可手术。②白内障摘除也适用于晶状体混浊影响眼后段疾病的最佳治疗时,以及晶状体引起炎症

(如晶状体源性葡萄膜炎)、前房角关闭和药物不能控制的闭角型青光眼等。

视功能包括视力(中心远、中、近视力,周边视力,双眼视力),色觉,对比敏感度,像差,深度觉,视觉搜索功能和视觉处理速度等,在考虑手术时机时应加以综合考虑。依据医院设备和技术条件,手术者经验与技巧,病情对患者日常生活的影响程度,患者对视觉质量的满意度及全身和眼部条件、经济能力而定,尤其对比敏感度低者。

2.白内障联合手术时机

(1)白内障青光眼联合手术:符合滤过性手术指征的白内障患者,白内障手术指征参照白内障手术适应证。针对特殊类型的青光眼,如恶性青光眼或由于晶状体脱位等原因导致的青光眼,需要做晶状体/白内障摘除或联合手术则另当别论。

目前用于参考的方案为:a.前房角粘连≥180°,药物治疗≥3种,轻度或无白内障,视力≥0.5,选择单纯抗青光眼手术。b.前房角粘连≥180°,药物治疗≥3种,有白内障手术指征,视力<0.5,选择青白联合手术。c.前房角粘连<180°,药物治疗<3种,有白内障手术指征,视力<0.5,选择单纯白内障手术。即对那些晶状体混浊明显,又合并青光眼,房角大部分关闭或小梁网已无滤过功能,药物降眼压效果很差的患者,三联手术是很好的选择。

(2)白内障角膜移植联合手术:手术适应证:影响视力的白内障合并角膜混浊者;影响视力的白内障合并富克斯角膜内皮营养不良,角膜内皮失代偿或其他角膜营养不良者;影响视力的白内障合并角膜移植失败者;影响视力的白内障合并陈旧性角膜爆炸伤者。

手术禁忌证:不适宜做穿透角膜移植术者;不能控制眼压的青光眼;增生性糖尿病视网膜病变;经常反复发作的葡萄膜炎症;眼前段严重的组织解剖结构的破坏;患有严重心肺疾病、糖尿病、高血压或年龄过大不能耐受手术者;伴斜视和严重弱视者;眼干燥症;麻痹性角膜炎;医师和医疗设备不具备做穿透性角膜移植术和人工晶体(IOL)植入术的条件。

3.手术方法

目前,白内障囊外摘除(包括超声乳化术)联合IOL植入术为最佳首选手术方法。某些情况下也可行囊内白内障摘除术,术后配戴眼镜或角膜接触镜矫正视力。

(1)白内障囊内摘除术(ICCE)手术操作简单,肉眼下可完成,手术设备及技巧要求较低。术后瞳孔区透明,不发生后发性白内障。但手术需在大切口下完成,玻璃体脱出发生率高,可因玻璃体疝而引起继发性青光眼、角膜内皮损伤、黄斑囊样水肿和视网膜脱离等并发症。目前,在具备白内障囊外摘出手术条件的地区和单位不再应用此项术式。但是在某些情况下(晶状体脱位、晶状体皮质过敏性青光眼等病例)也行白内障囊内摘除术,术后配戴眼镜或角膜接触镜矫正视力。

手术禁忌证:虹膜广泛后粘连者,甚至瞳孔闭锁或膜闭者;高度近视合并玻璃体液化,有玻璃体丧失倾向者;对侧眼经囊内白内障摘除术发生玻璃体脱出或视网膜脱离或黄斑囊样变性者。

(2)白内障囊外摘出术(ECCE):是将混浊的晶状体核和皮质去除而保留后囊膜的术式。手术需在显微镜下完成,对手术技巧要求较高。因为完整保留了后囊膜,减少了对眼内结构的干扰和破坏,防止了玻璃体脱出而引起的相关并发症,同时为顺利植入后房型IOL创造了条件。适合各种类型和发展阶段的年龄相关性白内障。但是后发性白内障发生率较高。

（3）超声乳化白内障吸出术（Phaco）：是应用超声能量将混浊晶状体核和皮质吸除，保留晶状体后囊的手术方法。该手术将白内障手术切口缩小到3.2mm以下，若术中同时植入折叠式IOL，则具有组织损伤小、切口愈合快、术后散光小、视力恢复迅速等优点，在表面麻醉下即可完成手术。

适应证：基本与白内障囊外手术相同，但是对患者的选择完全取决于手术者的经验和技术。理想的超声乳化白内障手术适应证为：眼睑松弛，眼球暴露良好；无影响手术操作或影响术后恢复的全身性疾病；无角膜疾病；前房深度、虹膜结构正常；瞳孔形态正常，能充分散大；晶状体位置正常，悬韧带健康；中等硬度核或后囊下白内障；年龄以50～70岁为适宜（超过70岁者，其核实际硬度比按颜色分级结果高一级；）眼底红光反射明亮均匀；眼后段尤其眼底无明显疾病存在。

禁忌证：对于初学者，应根据自身技术条件确定相对和绝对禁忌证范围，并随技术水平的提高不断进行修正。

初学者的相对禁忌证：Ⅳ级以上的硬核白内障；浅前房，包括术中前房深度维持不满意者；角膜内皮病变者；虹膜后粘连；长期应用缩瞳药的青光眼性白内障；合并眼压控制不好，需要做联合手术的青光眼；合并高度近视者；有玻璃体视网膜、眼外伤手术史者；有器官移植史，如角膜移植、肾移植等，以及有出血倾向者。

绝对禁忌证包括：黑色极硬核白内障；脱位晶状体；伴有玻璃体脱入前房的任何情况；先天发育异常。

（4）飞秒激光辅助的白内障手术：利用飞秒激光代替传统的手术刀，在电脑成像系统辅助下，完成传统超声乳化术中由人工完成的切口、撕囊、劈核等关键步骤，避免了人工操作的误差，使人工晶体的居中性更加准确，提高患者术后视觉质量并降低了手术风险。但是其手术耗时较传统超声乳化时间长，仪器昂贵收费较高。

（5）IOL植入术：Ⅰ期（白内障摘除后立即进行）或Ⅱ期IOL植入，作为无晶状体眼矫正的最好方法，已得到普遍应用。按其制造材料和功能可分为硬性IOL、软性IOL、功能性IOL（如蓝光过滤IOL、非球面IOL、多焦IOL、散光IOL和可调节IOL）和特殊IOL（如悬吊IOL和前房型IOL）四类。IOL植入后可迅速恢复视力，恢复双眼单视和立体视觉，具有物像放大倍率小、周边视野正常等优点。

绝对禁忌证：患者未被告知或不愿意；眼先天性异常，如小眼球、小角膜、先天性青光眼等；伴虹膜红变的新生血管性青光眼；眼内肿瘤；视网膜中央血管阻塞；急性或慢性反复发作性虹膜睫状体炎；严重角膜病变。

相对禁忌证：眼压控制不满意、严重视功能损害的青光眼患者；第一眼IOL植入失败者；角膜变性、营养不良；独眼；增生性糖尿病视网膜病变和其他增生性视网膜病变。

（6）白内障青光眼联合手术

①Phaco联合房角分离术：主要适应证为PACG早期或慢性闭角型青光眼进展或急性闭角型青光眼慢性期，1～2种药物控制下眼压正常，房角粘连范围小于270°。有研究报道，此联合手术1年的成功率＞85％，3年成功率＞60％，而且效果与患者年龄、术前眼压及术后是否

行激光周边虹膜根切术有关。此手术最大的优点是操作相对简单,利用黏弹剂软分离已粘连的房角达到重新开放房角的功效。万一术后眼压控制不理想,仍可再行小梁手术,所以许多白内障手术医师喜欢选择此联合手术。其缺点是青光眼降压效果不稳定,分离的房角可能再次关闭,手术方法规范化仍有问题。

②ECCE 联合小梁切除术:常被缺乏白内障超声乳化设备或未掌握超声乳化技术的眼科医师所采用。文献报道一项长达 80 个月的观察中指出,ECCE 联合小梁切除术的远期降压效果达到 8.2mmHg。但由于 ECCE 手术损伤较大,术后滤过泡瘢痕化发生率高。另外,大切口白内障手术有术后低眼压、葡萄膜炎、脉络膜脱离等并发症,所以此手术目前已被超声乳化联合小梁手术替代。只是在白内障超硬核时仍不失为一种处理青光眼合并白内障的联合手术方法。

③Phaco 联合小梁切除术:超声乳化手术现已逐步取代 ECCE,所以青白联合手术一般是指超声乳化联合小梁切除手术。研究表明,超声乳化联合小梁切除具有视力恢复更快,更好的术后眼压控制,更少的术后辅助药物和更少的术后并发症等优点。

④Phaco 联合非穿透性小梁手术:此联合手术主要可作为合并 POAG 的一种选择,包括超声乳化联合非穿透性小梁滤过术、黏弹剂小管扩张术或巩膜静脉窦成形术等。这些手术方式可以减少常规小梁切除术后低眼压、出血和脉络膜脱离等并发症的发生率。但由于非穿透性小梁手术技术含量高,操作较复杂,并需要一些辅助器械和植入物,最近国内外对此手术的热情在下降。由于此手术在制作菲薄后界膜窗时,不易撕除该膜上方的纤维而造成房水渗出不畅,所以术后眼压控制方面要劣于小梁切除术,且远期效果有待进一步观察。

⑤微切口 Phaco 联合小梁切除术:微切口白内障手术是指将手术切口缩小至 2mm 以下的白内障摘除术,是近年白内障手术领域的革命性进展。由于其切口更小,手术源散光也更小,组织损伤也小,手术切口更平整等优点。曾经有报道称,双手法微切口超声乳化联合小梁切除术治疗青光眼合并白内障患者取得良好的手术效果。有学者将白内障的切口缩小至 1.8mm,小梁手术的巩膜瓣减小为 3.0mm×3.0mm,小梁切除为 1.8~2.0mm×0.8~1.0mm,从而进一步减少了手术损伤,有利于功能性滤过。由于微切口手术,术者在术中无须改变位置,所以也提高了手术的效率。鉴于微切口手术正在推广普及中,所以对小瞳孔和硬核等复杂病例的微切口联合手术要慎重。

(7)白内障角膜移植联合手术

①白内障联合穿透角膜移植术(PKP):白内障须行手术者合并影响视力的角膜混浊者可行此联合手术。Menapace 等利用人工角膜,在闭合状态下进行撕囊、白内障摘除、人工晶体植入后,再施行角膜移植,提高了手术安全性。

②白内障联合角膜内皮移植(EKP):白内障须行手术者伴有各种原因导致的角膜内皮失代偿,可实施此联合手术。角膜后弹力层剥除联合自动角膜刀取材内皮移植术(DSAEKP)可选择性地去除病变的角膜内皮和后弹力层,避免了手工操作导致的植片不规则及参数不精确,目前已经成为治疗角膜内皮病变的首选术式。

## 四、术后处理

### (一)一般处理

(1)常规皮质类固醇激素和抗生素滴眼,每日3～6次。

(2)快速短效散瞳药散大瞳孔,如美多丽、托吡卡胺,每日1～2次。

(3)眼部反应较重者,加球结膜下或球旁注射地塞米松每日2.5～5mg,用药时间根据具体情况而定。个别特殊病例,可采取全身给药途径。疗效不明显,瞳孔区出现纤维膜,可球结膜下注射氟尿嘧啶5mg和地塞米松3mg。有条件者,可行激光松解虹膜后粘连或IOL前膜,术后持续散瞳及应用皮质类固醇。

(4)联合手术(联合角膜移植、玻璃体视网膜手术等)者,以及术后结果不放心者,应住院观察处理。

### (二)并发症处理

**1.角膜水肿及失代偿**

与角膜内皮功能、术中机械刺激、灌注液过度冲洗、后弹力层撕脱、皮质黏附或玻璃体接触角膜内皮、超声能量过大、距角膜内皮过近和操作时间过长有关。轻者可于数日内自行恢复;重者可持续数十日乃至数周,如出现角膜内皮失代偿则表现为持续性角膜水肿。去除病因是唯一有效的处理办法,严重的顽固性角膜内皮失代偿者可行角膜内皮移植或穿透角膜移植术。

**2.虹膜睫状体炎**

多属暂时性组织反应。手术创伤、残留皮质、虹膜损伤、劣质IOL术后前房积血等均可引起明显的虹膜睫状体炎。散瞳和糖皮质激素治疗可望有效。若虹膜后粘连明显,眼压升高,可使用YAG激光虹膜周边击孔与机化物击除。

**3.前房积血**

多为术后无意揉眼或意外眼外伤,使伤口裂开或正在愈合的新生血管芽断裂而出血,常发生在术后3～7天。自发性延迟性出血则多与虹膜睫状体损伤、虹膜异常血管或潜在全身疾病有关。出血少者可自行吸收;出血多,则应针对病因做相应处理。

根据积血量的多少,前房积血分为三级:积血量占前房1/3以下者为第一级;占前房1/3～1/2者为第二级;占前房1/2以上者为第三级。临床上,前房积血在二级以下者一般采取非手术治疗,双眼遮盖,半卧位可使血液沉于前房下部,并给予药物治疗,如镇静、高渗脱水药、止血药物,多可收到很好的效果。当大量积血经药物治疗不见好转,并且出现积血块或眼压升高时,应考虑行前房冲洗。

**4.爆发性脉络膜出血**

爆发性出血主要是因为睫状后短动脉或后长动脉的破裂所致,有学者称之为驱逐性脉络膜上腔出血。与血管脆性增加或血管的病理改变有关,常见于高血压病及血管硬化、全身性凝血障碍、青光眼、手术中眼内压急速下降等情况。

有学者综合研究55735例白内障手术,爆发性脉络膜出血的发生率为0.05%～0.4%,平均为0.2%。大多数爆发性脉络膜出血发生在术中。在手术过程中,一瞬间切口裂开,眼内容物向前涌出,晶状体、玻璃体、脉络膜、视网膜不断向前脱出,大量鲜红色未凝血液不断外流。患者自诉术眼突然剧烈疼痛,这可能是血块牵拉睫状神经所致。爆发性脉络膜出血是白内障手术罕见但却是极严重的并发症,发病急,病情凶险,如不及时做出诊断与处理,可造成视力丧失,甚至要做眼内容物剜出术。

一旦爆发性出血发生,应迅速关闭切口,立即做后巩膜切开,引流出脉络膜上腔血液,牢固缝合关闭切口。同时向前房内强行加压注射平衡液,有助于视网膜和脉络膜回复、促使脉络膜上腔血液的排出。经上述紧急处理,出血停止后再打开切口,完成前部玻璃体切割,尽可能切除脱出到前房中的玻璃体,然后重新缝合切口。术后给予抗生素、糖皮质激素、止血药等治疗。

一眼白内障手术发生爆发性脉络膜出血者,另一眼手术要格外慎重,术前必须做好各种预防应急措施;青光眼、高血压病患者要积极控制,不在高眼压、高血压状态下施行白内障手术;手术中缓慢减压等。

5.玻璃体脱出

与手术者操作经验不足、患者身体条件差(如高度近视、玻璃体液化、过熟期悬韧带不健康等)及患者精神高度紧张等因素有关。玻璃体嵌顿在切口,常引起术后瞳孔上移及变形;影响切口愈合,导致虹膜脱出、切口渗漏、前房变浅或消失、增加感染及上皮进入前房生长的机会。而且由于以后玻璃体的机化收缩,还可能发生黄斑囊样水肿、视网膜脱离,甚至创口塌陷变形。如玻璃体与角膜背面粘连,则可致角膜内皮功能失代偿,发生持续性角膜水肿混浊、大泡性角膜病变。玻璃体若阻塞前房角或虹膜广泛前粘连,则发生继发性青光眼。

一旦发生玻璃体脱出,有条件者行前段玻璃体切割术。无此条件者,可先试用海绵棒黏着脱出的玻璃体进行剪除,玻璃体是否复位或切除干净以瞳孔恢复圆形或气泡能在前房内充盈均匀为标志。

6.晶状体碎片坠入玻璃体腔

少量晶状体碎片(皮质或核)可以保守观察;大块位于眼前段者可使用器械取出,不易取出或位于玻璃体后部须行玻璃体切割。过多的晶状体碎片残留在玻璃体内可能导致术后葡萄膜炎、角膜水肿、继发性青光眼和黄斑囊样水肿等,必须将其取出。行后部玻璃体切除手术的时间无统一标准,但是多数专家认为,应立即手术或至少在1周内进行手术。晶状体后囊膜破裂导致视网膜脱离的发生率约为5%,若玻璃体内残留晶状体碎片则上升到10%,其原因在于许多超声乳化医师术中常使用晶状体圈套器、镊子、冷冻头或在玻璃体内强行操作超声乳化针头,试图取出残留的晶状体碎片,而对玻璃体和视网膜产生过度牵拉。眼后段医师处理这种情况时常采用扁平部玻璃体切除手术,用后段超声粉碎头将晶状体碎核吸至玻璃体腔中央,而后乳化吸除。

发生晶状体后囊膜破裂、晶状体碎片脱入玻璃体腔及玻璃体从切口外溢时,首先应控制眼内压。建议采用双手技术做前段玻璃体切割手术,即从侧切口灌注,从主切口用单轴或双轴玻璃体切割头切除前部玻璃体。手术原则是低灌注、低吸引及快速切割频率,以降低术中玻璃体对视网膜的拉力,从而减少视网膜脱离的发生率。鉴别切口和前房内是否残存玻璃体的方法,即在前房内注入空气泡后观察虹膜是否呈凹面,且瞳孔是否呈圆形;关闭显微镜灯光,将导光纤维放置在角膜表面,若玻璃体嵌于切口,则显而易见。残存在切口的玻璃体处理方法:黏弹剂针头从侧切口进入前房,玻璃体切割头从上方切口沿虹膜表面向瞳孔中央,清扫残留在上方虹膜表面的玻璃体。

合适的撕囊,过熟者使用囊膜染色[锥虫蓝或 0.5% 吲哚菁绿 25mg＋0.5mL 注射用水后＋4.5mLBSS＝270mOsm 渗透压,碘过敏忌用];劈核时避免损伤悬韧带和囊口;避免操作时发生后囊破裂(超乳头、切核器械、硬核碎块等)等有助于预防此并发症。

7.术后高眼压

术后短暂的眼压升高,多由于黏弹剂残留引起,24 小时可下降至正常。术后持续眼压升高,常是其他并发症,如晶状体皮质残留、玻璃体脱出、瞳孔阻滞、前房积血等的后果或术前已存在青光眼。特殊情况下,由于房水向后倒流并阻滞于玻璃体内,虹膜膈前移导致前房角关闭,引起恶性青光眼(又名睫状环阻滞性青光眼)。需针对不同病因做相应处理。

8.眼内炎

最常见的感染源为手术野和手术器械、术后滴眼液等。根据病原体的致病性不同及病程长短,眼内炎可呈现急性或慢性表现。临床表现包括眼痛、视力下降、球结膜水肿、睫状充血、前房积脓和玻璃体混浊等。结膜充血、水肿合并眼睑水肿、角膜光泽降低、创口变灰黄色及房水混浊等是感染的早期表现。房水、玻璃体培养阳性支持眼内炎诊断,阴性不能排除诊断。前房穿刺和玻璃体液实验室检查应作为临床常规,进行细菌培养(有氧菌和厌氧菌)、真菌培养及药敏试验。

对于术后眼内感染最重要的是预防。其措施包括术前彻底清除睑缘炎、泪囊炎等感染病灶;术前抗生素眼液滴眼;应用碘伏或贝他碘冲洗结膜囊;术毕结膜下或前房内抗生素注射;注意患者全身情况,控制糖尿病和身体其他部位的感染灶;有条件的地方提倡使用一次性粘贴巾,将手术野与额部、眼睑,尤其睑缘包括睫毛有效隔离;手术中的每一个环节都必须严格无菌操作,防止各种眼内灌注液、器械、药物的污染。一旦发生眼内炎,及时经扁平部进行玻璃体切割术和在玻璃体腔内注入抗生素是治疗的关键。

9.慢性葡萄膜炎

与毒力较低的细菌,如表皮葡萄球菌、丙酸痤疮杆菌等感染或术前即存在的慢性葡萄膜炎有关。部分患者尚可由对人工晶体的反应所致。

10.眼前段毒性综合征(TASS)

TASS 是非感染性急性眼前段的炎性反应,起病急,发展快,伴有眼部畏光、流泪、视力下降等症状,主要体征有角膜水肿、睫状充血、畏光流泪、角膜后色素沉着、房水闪光、甚至前房积脓、人工晶体表面色素沉着、瞳孔对光反射迟钝、眼压升高。经常在批量白内障超声乳化的手术中心群发,可能引起 TASS 的原因比较复杂,机械性刺激、各种进入眼内的器械、人工晶体磨光或消毒后残留物、术中残留皮质过多、超声乳化管道内的耐热革兰阴性杆菌内毒素及超声刀、穿刺刀脱落的金属锈均可引起 TASS 的发生;亦可能与个体反应不同有关。但是,眼内炎、术后高眼压及眼内组织创伤均可出现类似 TASS 的表现,首先排除眼内炎、术后高眼压、术中眼内组织创伤。当积极非手术治疗无效时,可及时进行前房冲洗、取出人工晶体。

11.后发性白内障

后发性白内障是囊外白内障摘除术(ECCE)晚期主要并发症之一,主要表现为后囊膜增厚混浊,视力下降。根据情况,行 Nd：YAG 激光晶状体后囊膜切开或手术介入行后囊膜切开。

12.囊袋阻滞综合征(CBS)

目前尚无统一定义,比较认可的是由于连续环形撕囊(CCC)开口被晶状体核或 IOL 光学面机械性阻塞导致晶状体囊袋形成一个密闭的空腔并出现液体或半液体样物质滞留,由此产生前房变浅、眼压升高、后囊膜破裂、晶状体核下沉、虹膜后粘连、后发性白内障、屈光度改变(近视)和继发性青光眼等一系列眼部改变的综合征。国外文献统计,CBS 发病率为 1‰～1.6‰,国内尚缺相关发病率统计。

临床上主要采用 Miyakei 的 CBS 时间分类法,分为术中、术后早期和术后晚期囊袋阻滞综合征。CBS 发病危险因素包括疾病因素(糖尿病所占比例为 1/2～1/3)、手术因素与 IOL 材料和设计因素。防治措施主要有:①合适的 CCC 直径,使其开口恰好遮盖 IOL 边缘;②术中彻底清除黏弹剂,尽量减少晶状体上皮细胞的残留;③对有危险因素的患者选用 CBS 发生率低的 IOL(如光学直径不要过大、非单面设计的 IOL、襻前倾角不要过小等);④术后有效的抗感染治疗,有助于晶状体囊袋内的液体吸收,可使部分术后早期 CBS 患者自愈;⑤非手术无效者,行 Nd：YAG 激光后囊膜切开或后囊膜截开术。对首次后囊膜切开失败者,可先行前囊膜切开使囊袋内液体流出后再行二次后囊膜切开。

13.角膜散光

与切口的位置、形态、大小和长度,缝合方式、跨度和缝线松紧,以及无创手术程度等有关。切口和缝合技术是影响角膜散光主要因素。单纯性近视或远视散光,度数低于 3D 均能配镜恢复视力。不规则散光可配戴接触镜,硬性效果优于软性。如角膜散光超过 2～2.5D,应在术后 6～8 周拆除与散光子午线一致的过紧缝线。一般 2～3D 拆 1 针,3～4D 拆 2 针,4D 以上拆 3 针,每拆 1 针间隔 1 周。也可用 YAG 激光断线。若残存较大屈光度散光,常规方法无效或无法矫正者,再考虑行角膜屈光手术。

随着白内障手术的日趋成熟和设备的不断更新,白内障手术切口朝着小切口、微小切口的方向发展,手术源性散光越来越小。目前,白内障手术不仅以复明为目的,而是在进行白内障手术的同时矫正患者术前的屈光不正。①白内障术中矫正角膜散光方法:透明角膜切口、角膜缘松解切口、Toric 散光矫正型 IOL 植入术等。②白内障手术结束时:可采用前房注气法或通过应用角膜曲率计、显微定量角膜检查镜、Simcoe 可消毒塑料盘等方法判断及矫正角膜散光。③白内障术后:通过配戴框架眼镜、角膜接触镜或选择角膜屈光手术矫正。

14.视网膜脱离

与术式关系不大.而与术中后囊破裂、玻璃体脱出有关。高度近视者多见。一旦发现,立即手术治疗,预后不定。

15.与 IOL 植入有关的主要并发症

(1)IOL 偏心:IOL 偏心即 IOL 的光学中心偏离视轴,多发生于术后 6 个月内。若 IOL 偏心后其光学部分仍接近原位,对视力影响不大者,往往无须治疗。但是因为术中玻璃体脱出、术后前房内纤维增生所致的偏心,如果玻璃体过多嵌顿在切口内,偏心 IOL 部分接触或快接触角膜时,则必须切除玻璃体使 IOL 复位。

（2）瞳孔夹持：后房型 IOL 的光学部分向前移位进入虹膜前方嵌顿于瞳孔区，主要表现为瞳孔呈椭圆形，视物变形，通常不致产生其他严重问题。一旦发生，让患者仰卧，先散瞳，待光学部分回到瞳孔后面，立即缩瞳。有时需要轻轻按摩 IOL 襻所在部位的巩膜，使之复位。无效有症状者可手术复位。

（3）IOL 沉着物：术后早期，IOL 表面可见沉着物，可为色素、炎症细胞、血液分解产物、纤维蛋白等。这些沉着物常随时间推移而减少，对视力无明显影响。术后应用糖皮质激素可防止炎性沉着物的发生。

（4）IOL 脱位：其发生率为 3％～4％，多见于术后数周内。迟发性脱位常由眼外伤引起。若 IOL 向下半脱位，在瞳孔区看到其上缘，外观呈日落状，称为"日落综合征"。IOL 向上脱位，在瞳孔区见到其下方边缘，外观是日升状，即为"日升综合征"。当后房型 IOL 固定不牢或大小不合适时，则引起"汽车刮雨器综合征"，即 IOL 随着头部转动而左右摆动。

早期 IOL 脱位，可先用高渗脱水药与散瞳药，然后配合一定的体位，促使其复位后再缩瞳。若上述处理不奏效，IOL 严重脱位并引起单眼复视、视力下降、持久性葡萄膜炎等并发症时，需手术复位。

（5）间歇性接触综合征：包括睫状充血、局灶性角膜营养不良和黄斑囊样水肿三联征，本综合征只要早期发现，及时解除接触即可。

（6）葡萄膜炎-青光眼-前房积血（UGH）综合征：指慢性复发性前房积血、顽固性葡萄膜炎和继发性青光眼三联综合征。大多数见于前房型 IOL 植入术后。慢性 UGH 综合征不能用药物控制时，需施行手术取出 IOL。

（7）屈光异常：主要为术前预测的屈光度数和实际的屈光度数之间的误差。术后 3 个月，由于高度近视、高度远视或高度屈光参差造成患者生活极大不便要求治疗时，可慎重考虑摘除或更换 IOL。

# 第二节　并发症性白内障

并发性白内障是指眼部疾病使晶状体周围眼内微环境异常、晶状体新陈代谢障碍引起的白内障。

## 一、发病机制

因眼前段疾病，造成晶状体发生营养或代谢障碍所致。例如，角膜、虹膜疾病以及青光眼均可以造成并发性白内障，初期是局限的晶状体混浊，有的会形成钙化点，最后引起晶状体完全混浊。青光眼引起的白内障，初期在瞳孔区晶状体囊膜下有白色圆点状或哑铃状混浊，晚期并发黄色或微带绿色的白内障。

眼后段疾病（如视网膜脱离、视网膜色素变性、脉络膜视网膜炎以及眼内肿瘤）都可以引起晶状体混浊。其混浊多位于晶状体后部，呈点状或条纹状，后囊膜增厚，钙质沉着，有的混浊带有彩色影。

## 二、诊断

### (一)临床表现

(1)患者有引起晶状体混浊的眼病病史。

(2)眼前段疾病引起的白内障除可见到晶状体局部或完全混浊外,还可以看到原发病的病理改变(如角膜混浊、虹膜粘连、高眼压等)。眼后段疾病引起的白内障可见晶状体后极部盘状不均匀混浊,边缘不整齐且带有彩色结晶、空泡。

### (二)特殊检查

视野检查、B 型超声波检查、电生理检查等,以明确原发病。

## 三、鉴别诊断

(1)老年性后囊下白内障后极部盘状混浊边缘较规则且没有彩色结晶。

(2)外伤性白内障有外伤史。

## 四、治疗原则

治疗原发病。当晶状体混浊影响工作和生活,在原发眼病稳定的情况下行白内障摘除手术。

## 五、治疗方案

### (一)非手术治疗

治疗原发性眼病为主,如无明显视力障碍,可随诊观察晶状体状况。

### (二)术前准备

(1)预测白内障术后视力,向患者及其家属交代手术目的、手术预后、术中和术后可能出现的意外和需要患者配合的步骤。

(2)积极有效地控制眼部原发疾病。若有继发性青光眼存在,也应针对病因采取有效措施加以控制。如仅仅是瞳孔阻滞所致,检查时发现虹膜膨隆明显呈驼背状、前房浅等,用 Nd：YAG 激光行虹膜切开术,使前后房交通,是手术前的最好准备。

(3)术前 3 天局部应用皮质类固醇和前列腺素拮抗药。对于长期慢性炎症者,术前应予以全身皮质类固醇治疗。

(4)散大瞳孔是重要的术前准备之一。

(5)其他根据患者情况参考年龄相关性白内障相应部分。

### (三)手术治疗

#### 1.手术时机

确因并发性白内障严重影响视力,最好在原发眼病稳定 3～6 个月后施行白内障摘除术。

2.手术方案

(1)随着显微技术的普遍开展,白内障现代囊外摘除联合人工晶体植入术为首选手术方法。术中瞳孔的处理是手术的关键与难点。

(2)对合并玻璃体混浊的并发性白内障患者,行超声乳化白内障摘除手术、囊袋内植入人工晶体联合经扁平部玻璃体切割术。

(3)根据眼部状况选择使用人工晶体,多选择折叠和经过表面处理过的人工晶体。对眼后段亦存在病变或原发病已严重影响视功能者应慎重考虑。

(4)因为儿童葡萄膜炎所致的 CC 植入人工晶体术后炎症反应较重,且后囊混浊率高,易纤维化,所以植入人工晶体须慎重。一般主张年龄较小的儿童,为了防止后发性白内障导致弱视发生,早期行白内障摘除术时,应同时做工期后囊膜切开。待眼球发育成熟和炎症稳定后,再考虑Ⅱ期人工晶体植入。

# 六、术后处理

## (一)一般处理

(1)局部和(或)全身应用皮质类固醇,剂量要大些,时间长些。

(2)散瞳,根据前房反应和虹膜后粘连情况,选用阿托品、美多丽、托吡卡胺等充分散瞳。必要时用散瞳合剂做球结膜下注射。

(3)眼部反应较重者,加球结膜下或球旁注射地塞米松每日 2.5～5mg,用药间隔时间根据具体情况而定。疗效不明显,瞳孔区出现纤维膜,可球结膜下注射氟尿嘧啶 5mg 和地塞米松 3mg。

## (二)并发症处理

1.虹膜睫状体炎

术后葡萄膜反应较重是 CC 的特点,有时甚至可见纤维素性前房渗出物,并且持续时间较长,应给予大剂量皮质类固醇激素局部应用,口服吲哚美辛,强力散瞳药散瞳,治疗必须持续一段时间,直至炎症控制。晚期往往形成致密度不等的机化膜,严重影响视力,需要处理。比较安全的办法是用 YAG 激光切开,手术切膜常常因再次激惹葡萄膜反应而再度形成大量纤维素性渗出。

2.术后高眼压

CC 术后葡萄膜反应较重,因而容易发生虹膜后粘连、前房渗出机化,甚至领区机化膜形成,导致房水引流障碍,眼压升高。除给予降眼压药物外,使用 YAG 激光虹膜周边击孔与机化物击除是有效措施之一,可以根据病情分次反复进行。

3.人工晶体(IOL)偏心

多由于前房内渗出物机化、囊袋收缩等造成。严重者可造成人工晶体夹持。若人工晶体偏心后其光学部分仍接近原位,对视力影响不大者,往往无须治疗。但是若偏心人工晶体部分接触或快接触角膜时,在炎症反应控制后施行人工晶体复位或取出。

4.晚期 IOL 囊袋复合体脱位

是指术后 3 个月发生的人工晶体囊袋复合体脱位。据报道,术后 10 年发生率为 0.1%,术后 25 年发生率为 1.7%,主要由悬韧带松弛所致,引起悬韧带松弛的重要原因是由于晶状体悬韧带功能缺陷的倾向使囊环发生皱缩,常见原因包括剥脱综合征、老化、高度近视、葡萄膜炎、外伤、玻璃体手术史、视网膜色素变性、糖尿病视网膜病变、特应性皮炎、急性闭角型青光眼、结缔组织病等。

5.其他

根据患者情况参考年龄相关性白内障相应部分。

# 第三节 继发性白内障

## 一、外伤性白内障

眼球钝挫伤、穿通伤和爆炸伤引起晶状体浑浊称为外伤性白内障。多见于儿童或年轻人,常单眼发生。由于外伤的性质和程度不同引起的晶状体浑浊也有不同的特点。

### (一)诊断

1.晶状体钝挫伤和撕裂伤

钝挫伤中,直接或间接的外力可导致白内障形成,晶状体囊的破裂、晶状体脱位或半脱位,这些外伤性改变可以稳定,但也可进行性加重,晶状体钝挫伤的并发症如严重炎症或青光眼可能最终影响视力。

2.开放性眼球外伤

常伴有眼球穿通伤,如囊膜破裂较大,由于房水迅速引起晶状体纤维肿胀与浑浊,立即发生白内障,乳白色浑浊物充满前房,甚至从角膜创口挤出,影响角膜内皮代谢,出现水肿浑浊并阻塞房水流出通道而引起眼内压升高,遂发生继发性青光眼。球内异物可导致晶状体特异性改变,含铁的异物可诱发亚铁离子沉着的铁锈症,导致铁锈色白内障;含铜的异物可在晶状体前囊引起向日葵样的白内障,这是铜锈症的突出临床表现。

3.其他

物理和药物因素有电、热、紫外线、微波及药物引起致病。

### (二)治疗

1.手术治疗

在治疗外伤性白内障时,即使无悬韧带断裂和囊膜破裂的证据,医师也应对这种并发症有所准备。如有明显的囊膜破裂合并絮状晶状体物质溢出,并伴有后节损伤或球内异物时,白内障妨碍上述治疗,应行一期白内障摘除。外伤性白内障并不是都呈进行性发展,许多可局限和无症状,所以除上述情况外应避免行一期白内障摘除。另外,晶状体前的炎症和纤维性改变,通过类固醇治疗可消退。

2.延期手术

可减少眼内炎症和出血的机会,而且术前能更准确地进行人工晶状体测算。手术指征应包括患者晶状体完全浑浊感视物不见。

3.人工晶状体植入

目前,国内外已有一些关于外伤后成人和儿童一期或二期成功地植入人工晶状体的回顾性研究,尚无外伤性白内障后人工晶状体植入时机的前瞻性研究。由于术后明显的炎症反应和依据对侧眼测算人工晶状体度数的局限性,故一期植入人工晶状体较难施行。但一期行白内障摘除联合人工晶状体植入的优点有利于早期视力重建、早期清除有潜在毒性的晶状体物质以及避免二期人工晶状体手术。对于儿童,行人工晶状体植入可避免发展为弱视。

## 二、后发性白内障

后发性白内障指白内障囊外摘出(包括超声乳化摘出)术后或晶状体外伤后,残留的皮质或晶状体上皮细胞增生所形成的混浊。

其中,白内障术后发生的又称后囊膜混浊(PCO)。白内障囊外摘除手术后 2~3 年,PCO 发生率为 28%~43%,5 年内接近 50%。儿童青少年术后 3 个月 PCO 发生率高达 43.5%,2 年内几乎达到 100%。PCO 已成为影响白内障手术后视力预后的重要因素,不仅引起患者视力再度下降,甚至再次致盲,而且还将影响可调节、可注入式人工晶体的研究开发及进一步的临床应用。

### (一)诊断

(1)有白内障囊外摘除或晶状体外伤史。

(2)不同程度的视力障碍。

(3)晶状体后囊混浊。

### (二)临床类型

1.根据后囊混浊的形态,大致分为 5 种类型

(1)纤维膜型:呈灰白色或陶瓷样混浊。常出现在术后早期,与术中晶状体皮质残留和术后前房炎症反应、前房积血有关。此型对视力影响最大,且常与后房型人工晶体后表面难以分开。给激光治疗带来一定的困难。

(2)Elschnig 珍珠障:发生在术后数月至数年。上皮细胞增殖,聚集成簇,形成透明的珍珠样小体,位于混浊的后囊膜表面。

(3)Soemmering 环形白内障:周边部皮质残留,前、后囊膜粘连包裹皮质而变混浊,形成周边混浊、中央透明的环形混浊。

(4)皱褶型:若不合并混浊,大部分可不影响视力。有时后囊膜的细小皱褶也可引起视力下降,这是成纤维细胞收缩的缘故。较广泛的波浪状皱褶可引起患者视物变形、闪光等主观症状,甚至视力明显下降。

(5)混合型。

2.PCO 的分级

0 级:后囊无混浊。

1 级:后囊轻度混浊,眼底可见,无视力下降或仅下降 1 行。

2级：后囊中度混浊，眼底部分可见，视力下降2～3行。

3级：后囊重度混浊，眼底完全不可见，视力下降超过4行。

其中，2、3级具有临床意义，诊断为后发性白内障。

采用Tetz分级标准：0级为无混浊；1级为极轻度混浊，囊轻度皱褶或残留单层晶状体上皮细胞；2级为轻度混浊，呈蜂窝状，残留多层晶状体上皮细胞（LEC）或较致密的纤维组织；3级为中度混浊，裂隙灯下可见典型的珍珠小体，残留致密的LECs；4级为极度混浊，裂隙灯下可见致密的珍珠小体。混浊程度≥3级具有临床意义，诊断为后发性白内障。

### （三）治疗原则

后囊膜截开是行之有效的治疗方法，术后应用糖皮质激素滴眼。

### （四）治疗方案

1.手术时机

当PCO影响视力时，即可行后囊膜截开。很难提出究竟视力下降到何种程度才是后囊膜截开的绝对指征。原则上只要认为后囊膜截开后有助于改善患者的远、近视力即可。

白内障手术方式的改进、术中尽可能清除晶状体皮质和上皮细胞、人工晶体材料和设计的改良、抗上皮细胞增生药物的预防性应用及细胞凋亡的调控等是预防PCO的研究方向。

2.术前准备

（1）术前检查，包括眼前部检查、视力、眼压等，确定后囊截开位置即视轴区所在和周围参照标志。

（2）积极有效地控制眼部原发疾病。若存在瞳孔阻滞，检查时发现虹膜膨隆明显呈驼背状、前房浅等，用Nd：YAG激光行虹膜切开术，使前后房交通，是手术前的最好准备。

（3）散大瞳孔，但是做激光后囊膜切开术时，可不散瞳，这有利于确定视轴区，使激光切开部位位于瞳孔中央或最好的光学通路上。如果瞳孔过小，估计不便于切割术进行，且不易得到深度感时，则于治疗前适当散大瞳孔。但是为了防止发生人工晶体夹持，扩大后的瞳孔直径最好＜5.5mm。

（4）尽量平抚患者情绪，因为患者的心跳、呼吸、眼球瞬间不自主运动和不适、焦虑等均会影响激光治疗时的准确聚焦。极特殊情况如眼球震颤，可行球后麻醉。

（5）其他根据患者情况见年龄相关性白内障术前准备。

3.手术方案

首选Nd：YAG激光后囊膜切开术。无条件施行激光治疗或混浊囊膜过厚者，行手术切除或剪开。视网膜脱离高危患者或已有黄斑囊样水肿者，可先行单纯后囊碾磨术。如果非做激光后囊膜切开，需用最少的击射次数及最小的能量完成，而且仅做一个小的后囊膜开口即可。

4.手术方法

（1）激光后囊膜切开术：无须复杂的麻醉，无须在眼球壁上做切口，在门诊即可对混浊的后囊进行显微切割，且并发症少，手术一次成功率高。对于机化程度明显的后发性白内障，不要急于一次求成。应分次进行（每次治疗间隔1～2周），避免大量或大块碎屑脱落而造成术后眼压升高。

①适应证:白内障囊外摘除术后,后囊膜混浊引起的视力减退是激光后囊膜切开术的主要适应证。白内障囊内摘除术后残留的上皮增生形成不透明的囊膜,即使出现在前玻璃体膜上也可行后囊膜光切术。

②绝对禁忌证:角膜瘢痕、表面不规则或水肿,干扰靶组织能见度,造成不可预测或不可靠的爆破效应;患眼不能固视。

③相对禁忌证:患眼有活动性眼内炎症;有高危险度的视网膜脱离患者;已有或疑有黄斑囊样水肿。

(2)后囊膜截开术:混浊的后囊膜过厚或无条件施行激光治疗者,行手术切除或剪开。

(3)后囊碾磨术:视网膜脱离高危患者、已有或疑有黄斑囊样水肿者,采用此方法先将残留皮质彻底去除,然后通过器械反复碾磨,抛光后囊和赤道穹窿部,彻底地去除晶状体上皮细胞。

### (五)术后处理

1.一般处理

(1)局部常规应用皮质类固醇和抗生素。

(2)散瞳,减轻局部反应。

(3)眼压升高者,采取必要的措施,一般给予0.5%噻吗洛尔,必要时给乙酰唑胺口服。

(4)其他根据患者情况见年龄相关性白内障。

2.并发症处理

(1)眼压升高:多为一过性,高峰多在术后2～4小时,24～48小时可恢复正常。眼压升高的主要原因有:①组织碎片(囊膜碎屑及残留皮质碎屑)、炎症细胞、蛋白渗出等阻塞小梁网;②过高的能量破坏血-房水屏障,使房水生成增加;③前列腺素释放,反应性虹膜炎;④玻璃体前移导致的瞳孔闭锁等。激光后囊膜切开术后眼压升高明显者多与下列因素有关:①青光眼病史者;②术前眼压超过正常范围者;③术前用睫状肌麻痹药者;④后囊膜切口过大,玻璃体向前房突出者;⑤非后房型人工晶体者;⑥玻璃体视网膜病变者;⑦近视者。

对于青光眼病史者或术前眼压高于基础眼压0.67kPa(5mmHg)者或拟取较大激光能量、较多击射次数完成后囊膜光切者,术前应先给予抗青光眼药物治疗。激光后及时给以降眼压药物,约60%患者在24小时内眼压可恢复正常。对于机化程度明显或皮质残留过多者,不要急于一次求成,应分次进行(每次治疗间隔1～2周),避免大量碎屑脱落,而造成术后眼压升高。

(2)前房积血:前房积血的量一般比较少,仅见于晶状体囊膜或皮质内有新生血管长入者。激光击射直接损伤或冲击波间接损伤新生血管或误伤虹膜导致出血。一般48小时内可自行吸收,对术后视力及眼压无明显影响,无须特殊处理。

(3)前色素膜反应:一般极为轻微,激光治疗后前房内有少量浮游细胞,多于3天内消失,很少持续1周以上。皮质类固醇激素和非皮质类固醇激素治疗可获缓解。

Nd:YAG激光产生的前色素膜反应为机械震动及前列腺素释放所致,其严重程度与激光总能量和产生的组织碎片多少有关。预防措施包括:①准确聚焦,减少"空爆",控制总能量。②后囊膜混浊严重或皮质残留较多者,分期治疗。③术前口服吲哚美辛,局部应用前列腺素拮抗药或皮质类固醇激素,可减轻术后色素膜反应。

(4)人工晶体损伤:主要表现为人工晶体表面弹坑样凹痕或裂痕,甚至局部破碎裂开。若位于周边部可不影响视力,但是若位于视轴区,则可严重影响视力。

预防人工晶体损伤的措施包括:①平抚患者紧张情绪,避免眼球瞬间不自主运动。②聚焦宜后不宜前,为防止损伤人工晶体,可酌情将焦点后移 0.2~0.8mm。③能量调整宜小不宜大,尽量以能产生切割效果的最低能量进行。④需加大激光能量时,应先在人工晶体光学区以外做人工晶体激光耐受试验。⑤囊膜过厚者或激光治疗不能合作者,考虑手术截开后囊。

(5)玻璃体前界膜破裂:当人工晶体存在时,对玻璃体前界膜破裂后导致的玻璃体前移有抵制作用,一般不引起临床症状。但当没有人工晶体存在时,玻璃体前移可引起某些并发症,严重者需要做前段玻璃体切割。

预防此并发症最好的办法就是:①后囊切开范围不宜过大,一般以直径 3mm 以内为宜。因为此透明区不仅足以达到改善视力的目的,同时可对玻璃体产生足够的约束力。②对于玻璃体前界膜与后囊膜之间有一定距离者,将激光聚焦在后囊靠前的位置,将有助于保护玻璃体前界膜的完整性。

(6)黄斑囊样水肿:发生率约为 1.2%。患者视力下降,眼底可见黄斑水肿,荧光眼底血管造影晚期可见黄斑部花瓣状强荧光。处理与其他原因引起的黄斑囊样水肿相同。

(7)视网膜脱离:由于激光后囊膜切开时伴有玻璃体前界膜的破裂、玻璃体前移,特别在无人工晶体眼。这势必对视网膜产生牵引,有产生视网膜脱离的可能。

对所有后囊截开者,尤其视网膜脱离高危患者,如高度近视者,手术后应密切随访。其治疗与其他原因引起的孔源性视网膜脱离相同。

(8)角膜移植片的免疫排斥反应:激光后囊切开术后的前房炎症可引起角膜移植片发生免疫排斥反应。可能因术中残留在玻璃体和前房中的某些针对角膜蛋白的可溶性物质影响了角膜的正常代谢,从而间接危害移植片。

# 第四章　耳的先天性疾病

## 第一节　先天性耳前瘘管

先天性耳前瘘管是一种耳科常见疾病,其发生是由于胚胎期形成耳郭的第一、第二鳃弓的小丘样结节融合不良或第一鳃沟封闭不全所致。本病属外显不全的常染色体显性遗传性疾病。

### 一、诊断要点

(1)绝大多数耳前瘘管开口于耳轮脚前,少数病例可开口于耳郭的三角窝或耳甲腔内。

(2)轻者仅表现为耳前凹痕,重者则广泛分支形成多数盲管。瘘管的深浅和长短不一,可穿过耳轮脚或耳郭部软骨,深至外耳道软骨部和骨部交界处或乳突表面。管壁被覆复层鳞状上皮,常分泌一种白色皮脂样物,内含脱落的角蛋白碎屑。

(3)平时可无症状,继发感染时则局部红肿、疼痛或形成脓肿。排脓后,炎症消退可暂时愈合,但常反复发作,形成瘢痕。

### 二、治疗

(1)无症状者可不做处理。局部瘙痒、有分泌物溢出者,宜行手术切除。

(2)急性感染时,先行抗感染治疗,对已形成脓肿者应切开引流,待炎症消退后行瘘管切除术。

(3)按瘘口位置和瘘管走向,注意与第一鳃裂瘘管相鉴别。术中可用探针引导,或术前注入染料等标记溶液示踪瘘管。

(4)手术时可沿皮纹方向在瘘口处做梭形切口,顺耳轮脚方向延长,沿瘘管走行方向分离,将瘘管及其分支彻底切除,并切除其末端附着的软骨。若有炎性肉芽组织应一并切除。

### 三、预后及预防

(1)无感染史者,应注意保持局部清洁,避免用手挤压刺激,以减少感染的机会。

(2)手术如果切除不干净,有上皮组织残留,易复发并反复感染。切除彻底者,预后良好。

# 第二节 第一鳃瘘管

第一鳃裂瘘管是第一鳃裂发育异常导致,与外耳道关系密切,亦称先天性外耳道瘘。胚胎第24周第一腮沟腹侧消失不全,即可形成与外耳道关系密切的外胚层组织残留。可表现为囊肿、瘘管、窦道等多种形式,可单独存在,亦可伴有耳郭及外耳道畸形。

## 一、病理

病理特征与先天性耳前瘘管基本相同,但瘘口位置与瘘管走向不同。外瘘口多位于患侧下颌角附近、耳廓后下或乳突尖下方;内口或者盲端多位于或指向同侧外耳道的后壁和下壁。可表现为囊肿、瘘管或窦道等形式。

## 二、临床表现

瘘管开口较小,多位于患侧下颌角附近、耳廓后下方或乳突尖前下方。位于外耳道壁的瘘口难以察觉,多数出现症状后始被发现。按表现形式不同,可分为下列几种类型。

### 1.囊肿型

表现为耳垂下方进行性增大的囊性包块,常位于腮腺深面或部分包埋在腮腺内,与皮肤无明显粘连,与面神经颞骨外主干相邻。伴有炎症时,肿块明显增大并伴有疼痛,炎症消退后包块缩小,但不能消失。炎症加重时,局部脓肿形成,耳后或耳下区皮肤破溃,脓液排出形成耳后瘘管。

### 2.窦道型

表现为耳后或耳垂下方包块与囊肿型相同,区别在于有窦道与外耳道相连,在外耳道软骨段与骨段之间在瘘口残存,形成外耳道峡部伸向耳廓后方或下方的窦道。窦道狭小,远端膨大,代谢产物聚集于囊袋内而膨大,若感染排脓,则在耳后或耳下区皮肤破溃,形成瘘管。

### 3.瘘管型

该型病变,有内、外两个开口。外口在耳垂下方或胸锁乳突肌前上 1/3 某一部位,内口开口位置不同:

(1)单纯瘘管型:由第一鳃裂发育异常形成,内口位于外耳道峡部(骨部与软骨补交界处)。

(2)复合瘘管型:发育障碍出现在闭锁膜形成之前,第一咽囊与第一鳃裂之间沟通,此型由外胚层组成的瘘管内口可追溯至由咽囊发育形成的鼓室腔或咽鼓管。

## 三、诊断

瘘口位置,囊性包块的性质,是临床上诊断和鉴别诊断的依据。注入显影剂后 X 线检查可了解瘘管的位置,大小,走向,是否存在内口。表现为耳后包块,或者因继发感染破溃成瘘时,应注意与化脓性中耳炎之耳后脓肿、腮腺囊肿,皮脂腺囊肿、耳后淋巴结炎、淋巴结结核等相鉴别。

## 四、治疗

手术彻底切除瘘管或囊肿是唯一有效的根治方法。已有感染者应在炎症控制后施行手术。

## 五、注意要点

手术可在经外瘘口注入染料示踪或在探针的引导下进行。由于瘘管和面神经颞骨外段关系密切,尤其是复发病例,前期的手术或感染会使瘘管周围产生瘢痕粘连,增加手术难度,必要时需行面神经解剖,以避免面瘫的发生。

## 六、预后及预防

未经治疗者,难免反复感染。手术后切口不愈和(或)复发,为管壁上皮组织残留所致。麻醉或牵拉所致术后面瘫多为暂时性,若误伤神经干或其分支,则可能出现永久性面瘫。

# 第三节　先天性耳畸形

## 一、外耳畸形

先天性外耳畸形是由于胚胎时期第一、二鳃弓及其第一鳃沟的发育异常引起的一组颌面畸形,临床上常表现为耳廓畸形和外耳道闭锁,许多患者还同时伴有同侧下颌骨和面部软组织的发育不良。先天性小耳畸形是继唇、腭裂之后最为常见的面部畸形,也是导致面部不对称的最常见先天性畸形。

### (一)诊断要点

根据耳廓形态异常很容易做出先天性外耳畸形的诊断。根据外观形态表现可将对先天性外耳畸形分为 3 级。

1. I 级

外耳主要解剖结构存在,每部分结构能够被清晰地辨认,但与正常耳相比稍小。

2. II 级

耳廓的大小相当于正常的 1/2～2/3,解剖结构有更明显的缺失(如缺失耳垂或耳轮)。

3. III 级

最为常见,外观呈现花生状、腊肠状和舟状,大多伴外耳道闭锁、耳甲腔消失。

耳发育异常也可伴有颌面部及其他系统的发育异常,因此,外耳畸形可作为某些综合征的耳部异常表现,如第一、二鳃弓综合征、Godenhar 综合征(眼-耳-椎骨畸形综合征)、Treacher Collins 综合征及腮-耳-肾综合征等。

## （二）鉴别诊断

根据病史,排除其他后天性耳廓畸形即可明确诊断。

## （三）治疗

手术是先天性耳廓畸形的主要治疗方法。对于中年以上、肋软骨钙(骨)化失去弹性的患者,可考虑佩戴赝复体义耳。

**1.手术时机**

耳廓再造手术时机的选择应从心理及生理两方面考虑。耳廓畸形患儿上学后可能受到同学的嘲讽,很容易影响到患儿的心理发育,造成患儿性格孤僻、自卑等性格缺陷,所以,手术应考虑在学龄前完成。6岁儿童耳廓与成人相比仅差数毫米,耳垂部分几乎与成人一致,肋软骨的发育程度也可满足作为支架的需要。目前普遍认为耳廓再造手术的适宜年龄在6岁左右。

**2.手术方式**

(1)部分Ⅰ级的外耳畸形可以采用患耳卷曲软骨舒展和(或)复合组织移植的方法进行治疗,而不需选择耳廓再造的方法。

(2)Ⅱ、Ⅲ级小耳畸形的治疗主要采用耳廓再造术。目前国内外常应用肋软骨支架移植结合局部皮瓣、筋膜瓣加游离植皮覆盖的方法进行分期的耳廓再造术。手术分3期完成:

①1期手术:将扩张器置入残耳后方乳突皮下,扩张器植入后3～4天开始每日少量注水,注射量至50～60mL,维持扩张2～3个月后,可以获得足够覆盖耳廓支架的皮肤。

②2期手术:全耳廓再造。通常取右侧第6、7、8肋软骨雕刻耳廓支架,做蒂在前的耳后筋膜瓣及耳后皮瓣,将耳支架植入耳后皮瓣与耳后筋膜瓣之间,耳后创面植入中厚皮片。

③3期手术:切除残耳,塑造耳屏并加深耳甲腔。

# 二、先天性中耳畸形

先天性中耳畸形,可能单独存在,也可合并外耳畸形或合并内耳畸形。先天性中耳畸形包括鼓室畸形、听小骨畸形、咽鼓管畸形、面神经畸形及其他畸形。

## （一）分类

**1.鼓室畸形**

伴有外耳道闭锁的患者,大部分合并鼓膜缺失,外耳道狭窄患者常合并有小鼓膜。除了鼓膜畸形,鼓室其他各壁常见的畸形表现为先天性骨质缺损:鼓室天盖骨质缺损可合并硬脑膜及脑组织下垂,疝入鼓室内;鼓室底壁骨质缺失,颈静脉球可向鼓室内突出;鼓室内壁可出现前庭窗及蜗窗的狭窄、闭锁或窗裂;颞骨发育不全时,鼓室发育也会出现改变,鼓室变小较多见,完全缺失少见,鼓室被横行或纵行的骨性/膜性隔板分隔,形成上、下或内、外两室。

**2.听小骨畸形**

在听小骨畸形中,单个听骨或两个听骨畸形较多见,三个听骨均未发育罕见。合并外耳道闭锁者,以锤砧骨骨性融合,听骨链固定最为常见,其次是砧骨长脚、豆状突畸形,砧镫关节断裂或被纤维带替代,锤骨柄缺失或弯曲,锤砧关节中断,锤骨头及其周围韧带硬化固定,锤骨柄与鼓沟之间形成骨桥,砧骨体与相邻的骨壁硬化固定等。镫骨畸形包括镫骨头部断裂或缺失,镫骨足弓增粗或融合,镫骨足板固定、断裂或穿孔,镫骨环韧带缺失等。在单纯中耳畸形中,镫骨和前庭窗畸形较常见。

3.咽鼓管畸形

包括全程闭锁、狭窄,咽鼓管软骨段畸形,圆枕低平,咽鼓管咽口或鼓室口闭锁,以及先天性憩室、息肉、水平移位等。

4.面神经畸形

中耳畸形时常合并面神经畸形,但中耳畸形的严重程度与面神经畸形严重程度并不相关。常见的面神经畸形包括骨管部分或全部缺失,多发生于面神经鼓室段,裸露的面神经表面仅有薄层黏膜覆盖;面神经骨管增厚狭窄,情况严重时可发生完全性或不完全性面瘫。面神经行程可发生异常,出现鼓室段向下移位、锥曲段向后上或前下移位、垂直段向前移位。面神经可形成异常分支,如鼓室段、乳突段可分为两支或数支,位置异常等。

5.其他

鼓室内肌肉出现畸形,如镫骨肌腱缺失、镫骨肌过长、过短或走行方向异常及附着点异常等。鼓膜张肌缺失少见,鼓室或面神经管内出现多余肌肉等。

（二）临床表现

患者常表现为患耳听力下降,外观畸形。患儿双耳听力下降者,常伴有言语功能障碍。外、中耳畸形常合并有其他部位、特别是颌面部畸形。

（三）辅助检查

1.听力学检查

尚有残存听力,能够配合的患者可行音叉试验或纯音听力检查。对于婴幼儿或不能配合的患者可行客观听力检查,包括声导抗测试、耳声发射及听觉诱发电位检查如耳蜗电图、听性脑干反应、听觉稳态反应、中潜伏期反应、听觉皮质反应、听觉事件相关电位等。

2.颞骨高分辨率薄层 CT 及 MRI 检查

了解外耳、中耳发育情况,鼓室、乳突气化情况及面神经有无畸形等。还应注意内耳、内耳道有无畸形。

（四）诊断及治疗

依据患者病史、症状、体征及辅助检查,可确诊先天性外、中耳畸形。治疗主要依靠手术治疗。通过重建外耳道及中耳,提高听力。对于有残余听力不愿手术或因各种原因不能手术的患者,可佩戴助听器。也可以行耳廓、外耳道成形术,改善外观后佩戴助听器。如果患者合并有胆脂瘤,无论是否能矫正畸形,均应手术清除胆脂瘤病变。

## 三、先天性内耳畸形

先天性内耳畸形可能的原因包括遗传因素,母孕早期感染性疾病,或受 X 射线、微波、电磁辐射、药物中毒的伤害,至内耳发育异常。

（一）分类

目前的分类方法并不全面,有待于进一步完善。

1.米歇尔畸形

内耳完全未发育,部分患者颞骨岩部也未发育,常染色体显性遗传,常伴有其他器官畸形和智力发育障碍。

2.蒙底尼畸形

耳蜗底周已发育,第2周及顶周发育不全;耳蜗水管、内淋巴管、前庭池可合并畸形;半规管可缺如或两侧半规管大小不一;两窗可伴有畸形。CT显示耳蜗扁平,除底周外,其余部分仅表现为骨瘘样结构。常染色体显性遗传,单耳或双耳受累,可伴发短颈畸形综合征、甲状腺耳聋综合征、额部白化、鼻根增宽、耳聋综合征以及颌面部发育不全等。

3.宾-亚历山大畸形

骨迷路发育正常,蜗管分化不全,主要病变位于耳蜗底周螺旋器及螺旋神经节。常染色体显性遗传,患者高频听力损失严重,低频残存听力尚可利用。

4.赛贝畸形

骨迷路及膜迷路上部结构包括椭圆囊、半规管发育正常,畸形局限于蜗管和球囊,又称为耳蜗球囊畸形。常染色体隐性遗传。

5.共同腔

耳蜗和前庭形成一个共同的大腔,内部结构不全,又称囊状耳蜗。半规管正常或发育不全。

6.前庭-外半规管发育不全

前庭扩大,外半规管短而宽,其余半规管正常。

7.大前庭导水管

前庭导水管扩大,合并正常的半规管,前庭正常或扩大。

### (二)临床表现

1.听力障碍

先天性内耳畸形患儿大多数患有严重的听力下降,出生后即为重度聋或极重度聋。Mondini畸形耳蜗底周已发育,可能保留部分高频听力,单纯前庭导水管扩大患者出生时听力可以较差,也可以正常。听力正常者幼年或青年时出现突聋或波动性耳聋。

2.耳鸣

临床上较少见。

3.眩晕

伴有前庭器畸形时,可出现眩晕和平衡失调。大前庭导水管综合征患者受到强声刺激时,可出现眩晕和眼震(Tullio现象)。

4.脑脊液耳漏或鼻漏

某些先天性内耳畸形患者,蛛网膜下隙与内耳、中耳之间存在先天性瘘管,在人工耳蜗植入手术时可出现脑脊液耳漏或鼻漏。

### (三)辅助检查

1.听力学检查

包括主观听力检查和客观听力检查。

2.颞骨高分辨率薄层CT及三维重建

可显示内耳骨迷路、耳蜗、前庭、前庭导水管的多种畸形。

3.膜迷路MR三维重建及水成像

可显示内耳膜迷路及立体形态,判断其发言情况及畸形。

4.家系调查

对患者家系行全面调查,特别是行听力学检查,尽可能行耳聋基因筛查,画出家系图。

## (四)诊断及治疗

依据病史、症状、体征及辅助检查可确诊,根据患者病情及意愿行佩戴助听器,人工听觉装置植入(振动声桥、骨桥或骨锚式助听器)和人工耳蜗植入。

# 第五章　耳部常见急症

## 第一节　耳外伤

### 一、耳廓外伤

耳廓显露于头部,容易遭受各种损伤。多为机械性损伤,如挫伤、切割伤、撕裂伤。

#### (一)耳廓挫伤

1.临床表现

轻者仅表现为局部皮肤擦伤、肿胀、皮下有淤斑。重者皮下及软骨膜下小血管破裂,血液聚集形成血肿,局部呈紫红色丘状隆起或圆形肿胀,但无急性炎症现象,触之柔软有波动感。小的血肿可有自行吸收,血肿机化有时可使耳廓局部增厚变形。血肿较大则因耳廓皮下组织少,血液循环差,难自行吸收。此外,耳廓软骨无内在营养血管,其营养主要来自软骨膜,如血肿导致大面积软骨膜与骨剥离,可引起软骨坏死,易继续感染造成耳廓畸形。

2.治疗

血肿早期(24小时内)可先用冰敷耳廓,减少血液继续渗出。如渗出较多,应在严格消毒下用粗针头抽出积血,予加压包扎。同时给予抗生素防止感染。

#### (二)耳廓撕裂伤

1.临床表现

常由利刃锐器切割或交通、工伤事故所造成。可伤及耳廓部分或全部。轻者仅为一裂口,重者可造成耳廓撕裂缺损,甚至全部断离,此种创伤还常伴有颌面、颅脑及其他部位的损伤。

2.治疗

注意身体其他部位合并伤,特别是颅脑、胸、腹等,以免耽误重要器官损伤的诊治。在全身情况允许的条件下,争取尽早清创缝合。创面应彻底冲洗,严格消毒,注意清除异物。切割伤一般伤口整齐,可直接用小针细线缝合,缝合针距不要过密,缝线不可穿透软骨。撕裂、挤压伤伤口形状复杂,常伴有组织缺损,清创时应尽可能保留原有组织,确无活力的组织及破碎软骨,应修整去除。缺损较少时,可将两侧拉拢缝合;缺损较大者应尽可能对位缝合,将畸形留待以后处理。伤口缝合后,以消毒敷料轻松包扎,避免压迫,同时应用足量抗生素预防感染,24小时后换药观察伤口,如术后感染,应提前拆线引流。耳廓创伤一般可不放引流。

#### (三)化脓性耳廓软骨膜炎

1.病因

化脓性耳廓软骨膜炎多因耳外伤,手术伤或邻近组织感染扩散所致,绿脓杆菌为最多见的致病菌。感染化脓后,脓液积聚于软骨膜与软骨之间,软骨因血供障碍而逐渐坏死,终影响外貌及耳廓生理功能。本病如发生于中耳乳突手术,行耳内切口的多见,而却少见于耳后切口而主动切除部分耳甲腔软骨者,估计与术后选用抗生素有关。

2.临床表现

先有耳廓灼热感及肿痛感,继而红肿加重,范围增大,疼痛剧烈,坐立不安。整个耳廓除耳垂外均可迅速波及,触痛明显。若有脓肿形成,触之有波动感。

3.治疗

早期脓肿未形成时,应用大量对致病菌敏感的抗生素,以控制感染,用 4％～5％醋酸铝液或鱼石脂软膏外涂促进局部炎症消退。脓肿形成后,宜在全身麻醉下沿耳轮内侧的舟状窝作弧形切开,充分暴露脓腔,清除脓液,刮除肉芽组织,切除坏死软骨。如能保存耳轮部位的软骨,可避免日后耳廓畸形,术中用敏感的抗生素溶液彻底冲洗术腔,将皮肤创面对位缝合,置放多层纱布,适当加压包扎。若坏死软骨已剔净,创口将无脓液流出,逐渐愈合。仍有脓肿者,多因病灶清除不充分,需再次手术。

# 二、鼓膜外伤

鼓膜外伤常指外伤性鼓膜穿孔,可因直接或间接的外力作用所致,分为器械伤(如用火柴杆、毛线针等挖耳刺伤鼓膜,或矿渣火花等戳伤或烧伤)及气压伤(如用力擤鼻和屏气、掌击耳部、爆破、炮震、燃放鞭炮、高台跳水等)。颞骨骨折累及鼓膜、外耳道异物等也可引起鼓膜外伤。

## (一)临床表现

(1)鼓膜破裂时,突然出现不同程度的耳痛、耳出血、听力减退、耳鸣和耳闭塞感。患者擤鼻时可感觉耳内有气体溢出。可伴有眩晕、恶心或混合性聋。

(2)耳镜检查可见鼓膜呈裂隙状穿孔,穿孔边缘有少量血迹,外耳道有时可见血迹或血痂。直接外伤一般引起鼓膜后下方穿孔,间接外伤引起者多位于鼓膜前下方。若有清水样液体流出,示有脑脊液耳漏。

(3)听力学检查示耳聋属传导性,如伴有迷路损伤,则为混合性,程度轻重不一。

## (二)诊断及鉴别诊断

根据病史、上述症状及体征,诊断不难。若疑有颞骨骨折、脑脊液耳漏时,应做颞骨 CT 检查以明确。

## (三)治疗

(1)外伤性鼓膜穿孔的早期处理原则为干耳疗法,预防感染。用 75％乙醇液消毒外耳道皮肤,取出外耳道内耵聍或异物,附着于鼓膜上的未感染血块可不取出。以乙醇再次消毒外耳道后,外耳道口轻塞消毒棉球。禁做外耳道冲洗或耳内滴药,嘱伤者勿用力擤鼻,必要时将鼻涕吸至咽部吐出。并避免感冒。全身应用抗生素预防感染,酌情使用破伤风抗毒素。小的穿孔多于 3～4 周内自行愈合。

(2)如外伤后 3～4 周鼓膜穿孔仍未愈合,可贴补棉片促进愈合。方法为以小镰刀搔刮穿孔边缘形成新鲜创面,以复方尿素棉片贴补于鼓膜表面,每周一次,至愈合为止。

(3)经贴补穿孔仍未愈合或穿孔较大者,可行鼓膜修补术。

# 三、颞骨骨折

颞骨位于头颅两侧,为颅骨底部和侧壁的一部分,其上方与顶骨,前方与蝶骨及颧骨,后方与枕骨相接,参与组成颅中窝和颅后窝,故与大脑、小脑紧密相邻。颞骨为一复合骨块,由鳞部、鼓部、乳突部、岩部和茎突所组成。外耳道骨部、中耳、内耳和内耳道均包含在颞骨内。

### 1.鳞部

外面光滑略外凸,有颞肌附着,内面为大脑面有大脑沟回的压迹与脑膜中动脉沟。颞线之下,有外耳道上棘,它向深部的投影,由浅而深依次可遇鼓窦、外半规管、后半规管和内淋巴囊。棘之后方为道上三角区,此处骨面有许多小血管穿过的小孔,故又称筛区。

### 2.鼓部

位于鳞部之下,岩部之外,乳突部之前,前上方以鳞鼓裂和鳞部相连,后方以鼓乳裂和乳突部毗邻,内侧以岩鼓裂和岩部相连。岩鼓裂位于下颌窝中,在鼓室前壁,内有鼓索神经穿出,并有颌内动脉的鼓室支进入鼓室。

### 3.乳突部

位于鳞部后下方,乳突尖内侧有一沟,名乳突切迹,二腹肌后腹附着于此,切迹的内侧有一浅沟,有枕动脉经过乳突。乳突内侧面为颅后窝的前下方,有一弯曲的深沟,称乙状沟,乙状窦位于其中。乳突气房发育良好者,乙状窦骨板较薄且位置偏后,其与外耳道后壁之间的距离较大;乳突气房发育较差者,则乙状窦骨质坚实,位置前移,其与外耳道后壁的距离较小,或甚为接近。后者在乳突手术时易损伤乙状窦而引起严重出血,妨碍手术进行或可发生气栓,导致生命危险。

### 4.岩部

位于颅底,嵌于枕骨和蝶骨之间,内藏听觉和平衡器官。

## (一)纵行骨折

最多见,占颞骨骨折的70%～80%。暴力作用于颞顶区,骨折线多由骨性外耳道顶后部越过鳞部,撕裂鼓膜,横贯鼓室盖,沿鼓膜张肌管向内,抵达膝状神经节,或沿颈动脉管向前抵达棘孔,向着斜坡,严重者可从破裂孔经蝶骨底延至对侧。骨折经过处可引起砧骨长突、锤骨颈、镫骨足弓和底板发生骨折。又因鼓室盖骨折,脑膜和鼓膜破裂,可发生脑脊液耳漏。

### 1.临床表现

(1)全身症状:颞骨骨折时常合并有不同程度的颅脑外伤(脑挫伤、脑水肿、颅内出血)等神经系统症状。

(2)出血:外耳道后上骨折,耳后软组织水肿,皮下瘀血,鼓膜破裂和鼓室损伤者,血液自外耳道流出。

(3)听力下降:骨折与岩部长轴垂直,主要伤及中耳,极少伤及迷路,故听力下降较轻,多为传音性聋,偶有全聋,一般无耳鸣,若有以低频为主。

(4)脑脊液漏:外耳道和(或)鼻孔流粉红色或清水样液体,如凝固后不呈痂状,提示脑脊液耳鼻漏可能。

(5)周围性面瘫:发生率较低,见于20%～25%的病例。一般损伤较轻,预后好。

2.诊断

X线颅底摄片不易发现纵形骨折,故X线片阴性不能排除骨折。一般说来,凡颅脑外伤合并有脑脊液耳漏者提示有岩骨骨折。CT扫描则可反映颞骨骨折的走向,也可发现颅内血肿积气等。漏出液葡萄糖定量试验、核素扫描(ECT)可协助明确诊断。

3.治疗原则

急性期多合并不同程度的颅内损伤,脑水肿和出血,应及早抢救,如扩创缝合、清除颅内血肿和异物、纠正休克、脱水、控制感染、纠正水电解质和酸碱平衡紊乱。所以早期处理耳部损伤并非主要,临床上常由神经外科先处理,耳鼻喉科的处理应在病情许可后再酌情处理并发症,如治疗脑脊液耳漏、面瘫和听觉障碍等。耳道出血或脑脊液漏一般禁用堵塞,忌擤鼻、喷嚏,也不宜进行腰穿。

### (二)横行骨折

较纵形者少见,占颞骨骨折的15%～20%。暴力作用于枕乳部,骨折线由颅后窝伸向颅中窝,越过骨迷路呈多发性骨折。常见的是从枕大孔、颈静脉孔、前庭、内听道,向前到达或接近破裂孔。可分两类:①外骨折:经全段内听道、耳蜗到面神经管;②内骨折:横越内听道,损伤前庭、耳蜗和面神经。

1.临床表现

(1)全身症状(同纵行骨折)

(2)出血:因骨折较少伤及鼓膜和外耳道软组织,外耳道很少出血,血鼓室常见积血多于1～2周内消退。

(3)听力下降:骨折易伤及内耳的前庭及内耳道,耳蜗和半规管也可累及,但较少伤及中耳,听力损失较严重,呈重度感音性聋;耳鸣严重,多为持续高频耳鸣。

(4)眩晕:有严重的眩晕和自发性眼震,症状可持续2～3周,后期前庭功能检查可表现为功能消失。

(5)面瘫:周围性面瘫可见于50%的病例。多为面神经水平段至内耳道段直接损伤所致,常为永久性面瘫。

(6)脑脊液漏:脑脊液可经咽鼓管流入鼻腔。

2.诊断和治疗原则

基本上同纵形骨折。

### (三)混合骨折

更少见,见于5%的病例,即多发性骨折,外耳、中耳、内耳均有损伤。

### (四)外伤性脑脊液耳漏

脑脊液通过颅骨外伤、缺损流入颞骨的气化空间,再经外耳道或咽鼓管流出体外者称为脑脊液耳漏。多见于颞骨骨折和手术后,先天性自发者少见。

1.临床表现

间歇或持续性地经外耳道向外流脑脊液,如鼓膜或外耳道没有裂孔,脑脊液便可经鼓室、咽鼓管而流入鼻咽部或由鼻孔流出,则为脑脊液耳鼻漏。如脑脊液流出过多,可出现头痛和水电解质紊乱。由于逆行感染,可反复发生化脓性脑膜炎。为了与其他漏出液体鉴别,可将收集的液体进行化验,检测糖和蛋白的含量。为确定漏孔位置,可行椎管内荧光造影或用同位素进行扫描检查。

2.治疗原则

早期患者应采用头高位或半坐位。颅脑外伤或迷路后手术并发者,应在药物控制感染下进行脱水治疗,观察7~10天,一般多能自愈。如保守治疗无效,应采用手术治疗。

颞骨骨折引起者,应在急性期过后,病情稳定后采用颞部进路开颅探查,首先将硬脑膜从颅中窝底分离向上,在岩锥表面及其前面寻找骨折线;裂隙小者可用小骨片或骨蜡封闭,裂隙大者用颞肌块充填,然后取颞肌筋膜覆盖在断裂面上,脑膜破裂者用丝线缝合。

迷路或迷路后进路手术引起者,应将乳突腔重新打开,找出漏孔进行修补。脑膜缺损较大无法修补时,可采用大块颞肌筋膜或大腿阔筋膜覆盖于脑膜和乳突腔骨面上,凿取附近的骨片覆盖在筋膜上。另外应堵塞鼓窦入口(鼓室未打开)或咽鼓管鼓口(鼓室已打开),术后继续脱水和使用抗生素。

# 第二节　外耳道异物

外耳道异物多见于儿童,儿童玩耍时喜将小物体塞入耳内。成人外耳道异物多为昆虫、挖耳遗留物体或飞溅物(如铁屑等)。

## 一、病因

(1)小儿玩耍时喜将异物塞入耳内。

(2)成人多为挖耳或外伤时遗留小物体或昆虫侵入。

(3)异物种类为动物性(如昆虫)、植物性(如谷粒、豆类、小果核等)及非生物性(石子、玻璃珠等)。

## 二、诊断

1.病史

有异物进入史。婴幼儿常无典型病史。

2.症状

(1)小而无刺激性的非生物性异物可不引起症状。较大异物可引起耳痛、听力下降、耳鸣、反射性咳嗽等症状。

(2)动物性异物可在耳内爬行,引起耳鸣、剧烈耳痛。植物性异物可引起皮肤刺激性炎症,耳道肿胀,疼痛明显。

(3)异物位置越深,症状越明显。严重者引起鼓膜、中耳损伤,出现听力下降、眩晕等。

3.耳镜检查

可见异物存留在耳道内。有时因异物长期刺激外耳道,肉芽增生可掩盖异物。需仔细清除肉芽后,才能发现异物。

## 三、治疗

(1)异物尚未嵌顿在外耳道时,可以直接取出。

(2)有活动性昆虫类异物时,可先向耳道内滴入油类、乙醇或滴耳剂,待其死亡后取出。

(3)儿童异物位置较深时,可在全身麻醉下取出异物。

(4)抗感染治疗。

# 第六章 鼻的先天性疾病

## 第一节 面部及外鼻畸形

面部及外鼻畸形是由于遗传、内外环境等多种因素的影响,所致患者面部以及外鼻形态异常或缺失。大多数的此类患者由先天性发育异常所致,少数为后天性病因引起。

### 一、临床分类

1.面部畸形

(1)唇裂:由遗传因素和环境因素相互作用所致的一种常见的出生缺陷,常伴发其他畸形如腭裂及鼻翼、鼻小柱、鼻中隔等畸形。

(2)先天性小颌畸形:由于妊娠期下颌发育受到障碍,如营养不良、机械压迫、放射损害等,所造成的舌在口腔的异常高位,最终导致小颌畸形,患者常伴有上呼吸道阻塞症状。

2.外鼻畸形

(1)歪鼻:由于先天性因素或者外伤所致的鼻部骨、软骨支架的偏斜,通常伴发鼻中隔偏曲或鼻中隔软骨前脱位。

(2)鞍鼻:由外伤、感染或先天畸形所引起的鼻梁塌陷或凹陷呈马鞍状的畸形。

(3)驼鼻:是一种常见的外鼻畸形,轻度者表现为鼻骨棘状突起,严重者呈鹰钩状。多为先天发育所致,外伤亦可引起。

### 二、诊断

由于此类患者均具有特征性的临床表现,故通常不难诊断。但需注意,对于先天性小颌的婴幼儿患者,应注意与后鼻孔或鼻咽闭锁、下颌面骨发育不全、舌根囊肿、会厌畸形、颈椎前凸、气管食管瘘等进行鉴别。

### 三、治疗

面部与鼻部独特的美学、功能以及解剖学特性,决定了本类型疾病的治疗可覆盖多个学科,如耳鼻咽喉科、口腔科以及烧伤整形科。手术整形修复为改善此类患者症状的最佳治疗选择,但临床医师也应充分认识到整形手术的挑战与风险,严格把握适应证与禁忌证。

1.唇裂

单侧唇裂,宜在3～6个月时手术;双侧唇裂宜在6～12个月时手术。但对于血红蛋白过低或胸腺肥大者应推迟手术。

2.先天性小颌畸形

应根据其所处的不同年龄段,给予相应的治疗措施。新生儿和婴幼儿时期以解除呼吸困难和进食障碍为主;出牙以后的儿童以解除呼吸困难为重点;接近成年以后的患者,则以矫正畸形为主。应当注意的是,由于该病患者常出现吸入性呼吸困难与喘鸣,故必要时可行气管切开术以解除上呼吸道阻塞。

3.外鼻畸形

考虑患者面部骨骼发育,18岁以下患者不宜手术。同时,对瘢痕体质以及对鼻外形改善要求过高者,临床医师应在术前对其进行充分的心理评估和情感支持,不宜积极手术。

# 第二节 鼻前庭囊肿

鼻前庭囊肿是位于鼻前庭底部的皮肤之下、上颌骨牙槽突浅面软组织内的囊性肿块。其成因有二:一是鼻前庭底部皮肤与黏膜交界处黏膜的黏液腺腺管堵塞,腺体分泌物潴留并逐渐积累增多而形成囊肿;二是由于胚胎期球状突和上颌突融合部残留或迷走的上皮细胞及其代谢物发展而成囊肿。后者又称为球颌突囊肿。鼻前庭囊肿发展缓慢,绝大多数为单侧发生。囊肿多呈圆形或椭圆形,大小不一;囊肿较大时,可导致其后下方的骨质吸收,使上颌骨牙槽突表面形成圆盘状的凹陷。囊壁坚韧而富有弹性,囊液为黄色或棕色,浆液性或黏液性(或稀薄或黏稠),若并发细菌感染则变为脓性。

## 一、诊断要点

### (一)症状与体征
(1)囊肿较小时无任何症状或不适,患者发现时一般已有一定的体积(如黄豆或蚕豆大小)。

(2)肿块长大后,使一侧鼻前庭和鼻翼附着处隆起。

(3)较大的囊肿可引起鼻前庭或上唇胀痛,部分患者出现同侧上颌或额部的反射性疼痛。

(4)若并发感染,囊肿迅速增大,并会出现局部红肿热痛的急性炎症表现。

(5)检查时可见一侧鼻前庭和鼻翼附着处隆起;囊肿较大者,鼻唇沟变浅或消失。在鼻前庭底部或唇龈沟处(翻起上唇)可触及肿块,其质感软中偏硬、有弹性,一般无压痛,边界清楚。合并感染时,局部压痛明显。

### (二)特殊检查
用较粗的穿刺针头经唇龈沟向囊肿内穿刺,抽出囊肿液,即可做出临床诊断。

## 二、治疗

手术完整切除囊肿。

### 1.术前

做鼻窦 X 线摄片,了解囊肿与周围组织的关系,以便确定手术方案。如为牙源性囊肿,宜请口腔科会诊。

### 2.手术方法

(1)切口:于唇龈部沟上约 1cm 近鼻前庭处做一横行切口,其长度根据囊肿大小而定。

(2)剥离囊肿:切开黏膜后沿囊壁逐层分离,将其充分暴露后完整取出。

(3)术腔的处理:囊肿摘除后,可切开鼻底黏膜与术腔沟通,以利于引流和伤口愈合。如术腔较大并与上颌窦相通时,可酌情在下鼻道外形成对孔与鼻腔相通。

(4)堵塞止血后,缝合唇龈部伤口。

(5)术后 1～2 日抽出鼻内堵塞物,5～7 日后拆线。

# 第三节　鼻孔畸形

## 一、前鼻孔闭锁及狭窄

胚胎 2～6 个月的时期,前鼻孔为上皮栓块闭塞。正常情况下,此种上皮栓块逐渐吸收消失,出现孔道。如上皮栓块未被吸收而形成膜性或骨性间隔,则将形成先天性前鼻孔闭锁及狭窄,此种畸形少见。临床多见因鼻部各种创伤(化学性腐蚀伤、烧、烫伤等)、特殊感染(梅毒、麻风、鼻硬结症和雅司病等)所致后天性前鼻孔闭锁及狭窄。

### (一)诊断

#### 1.临床表现

(1)鼻阻塞。

(2)前鼻孔闭锁,周围有增生的瘢痕组织。

(3)新生儿因不会呼吸,可窒息,此外因哺乳困难,可致营养障碍,极易误吸,而致吸入性肺炎。

#### 2.临床诊断

多有创伤或炎症史,先天性者出生即已发病。结合以上症状和体征不难做出诊断。

#### 3.鉴别诊断

应与半缺鼻畸形鉴别。前鼻孔闭锁一般不影响鼻窦和鼻泪管的发育。但半缺鼻则否。

### (二)治疗

#### 1."Z"型手术矫正法

适于鼻前庭已有环状狭窄,余组织正常者。沿环状瘢痕边缘切开一段,在此切口的内端斜切至鼻前庭内,形成一个三角形瓣,在切口的另一端做斜切口,与鼻前庭内切口相反,分离此两个三角瓣后做交错缝合,鼻孔得以开大。

**2.单纯切开法**

将前鼻孔的闭锁部做"十"字形切开,形成 4 个皮瓣。切除前鼻孔瘢痕组织。于鼻前庭形成与皮瓣相贴合的创面,至皮瓣无张力后贴合,凡士林纱条包缠硅胶扩张管,置入创面,起压迫皮瓣并扩张前鼻孔作用。瘢痕组织较厚者,则显露鼻前庭内层皮肤时,亦做方向相交叉的切开,交叉缝合皮瓣,覆盖创面后置扩张管,但内层皮肤多难保留完整,需仔细操作。

**3.皮片移植法**

用适宜尖刀沿原前鼻孔边缘做近似三角形或类圆形切口,完整切除瘢痕组织。尽量扩大前鼻孔并止血,取股内侧断层皮片或替尔皮片,将皮片创面向外,包缠于备好的扩张管上并缝合边缘,一端皮片穿 2～3 条牵引线,绕过扩张管上端,通过扩张管引出可防皮片卷曲错位。将带有皮片的扩张管置入新的前鼻孔,皮片四周与切口周缘间断缝合,固定扩张管。

**4.复合组织移植法**

适用于鼻翼、鼻小柱皮肤及软骨缩短而狭窄者。测量狭窄鼻前庭的周长,计算需补充的长度,选择耳廓的取材部位及长度。切开鼻前庭内外壁,将移植物修整缝合,鼻前庭硅胶管扩张,同时可修整鼻小柱。

**5.常规用药**

术后常规应用抗生素及血管扩张药。定时清洁换药。扩张管定期更换,4 个月后停止扩张。

# 二、先天性后鼻孔闭锁

先天性后鼻孔闭锁是胚胎 6 周时鼻颊腔内的间质组织不能吸收穿透而遗留,鼻腔无法与口腔相通,构成原始后鼻孔闭锁的间隔。可为单侧或双侧。

## (一)病因

胚胎期鼻颊膜遗留或颊咽膜遗留;后鼻孔被上皮栓块所堵塞;后鼻孔周围组织增生形成闭锁等。

## (二)临床表现

新生儿出生后不会经口呼吸,后鼻孔闭锁可导致吸气困难,甚至窒息。如能经过大约 4 周的时间,建立吸奶和呼吸交替进行的动作,则可进入童年期。单侧闭锁可无症状。

## (三)诊断

新生儿出生即呼吸困难,啼哭时呼吸可改善,不能正常吸吮者应考虑此病。用细吸痰管尝试经鼻腔插入口咽、棉絮试探前鼻孔、亚甲蓝滴鼻、碘油造影、电子鼻咽镜、鼻内镜及鼻部 CT 检查等方法可帮助诊断,具体要根据医院现有条件及患儿情况确定。

## (四)治疗

对于单侧后鼻孔闭锁可暂时不予处理,而对于双侧后鼻孔闭锁的新生儿,要帮助患儿学会用口呼吸。简单的方法是将橡胶奶嘴的顶端剪去,放入患儿口中,用系带固定。如鼻腔发育有足够的空间,也可经鼻内镜行后鼻孔成形手术,术后用胶管扩张保留一段时间后再拔除。

# 第七章　鼻、鼻窦、颌面外伤及鼻出血

## 第一节　鼻骨骨折和鼻窦骨折

### 一、鼻骨骨折

鼻处于颜面部较突出部位,较易受外伤累及。鼻骨骨折为鼻外伤中最常见者。鼻骨骨折可单独发生,严重者可合并鼻中隔骨折、软骨脱位、眶壁骨折等其他颌面骨折。

**(一)病因**

鼻骨骨折多由直接暴力引起,如运动时的碰撞、拳击、斗殴、交通肇事、生产事故、小儿跌伤等。

**(二)分类**

鼻骨上部厚而窄,下部薄而宽,故多数鼻骨骨折仅累及鼻骨下部。同时由于暴力的大小、方向、着力部位及受伤者年龄不同,因而产生不同程度和类型的骨折。根据皮肤的完整性与否,分为闭合性和开放性;根据鼻骨骨折的程度、对鼻梁外形的影响、累及鼻骨外结构的范围,鼻骨骨折分为:①单纯型,包括单侧鼻骨骨折、双侧鼻骨骨折、鼻骨骨折伴鼻缝分离;②复合型,包括鼻骨骨折伴鼻中隔骨折、鼻骨骨折伴上颌骨额突骨折、鼻骨骨折伴眼眶骨折等。根据骨折线方向也可分为横向骨折、斜行骨折、粉碎性骨折等。

**(三)临床表现**

本病可发生于各个年龄段;男性多见,男女发病率之比约为 2∶1。因外伤原因和骨质类型不同,临床表现也不一。

常见症状有鼻出血、局部及其周围疼痛;如骨质移位,受伤后立即出现鼻梁歪斜或下陷,数小时后因局部软组织肿胀,轻度畸形可被掩盖,消肿后畸形复现。由于鼻腔内有血块积聚、鼻黏膜胀或鼻中隔血肿,可有鼻塞。检查可见外鼻软组织皮下瘀血或裂伤。触诊可发现压痛点、骨质凹陷、移位或骨摩擦感。擤鼻后可出现皮下气肿,触之有捻发感。前鼻镜或鼻内镜检查,可见鼻出血或血块、黏膜肿胀、鼻中隔软骨脱位偏离中线或血肿和黏膜撕裂及骨折片外露。重度复合伤可有严重并发症:头痛、呕吐、意识障碍、脑脊液鼻漏、颅骨骨折等颅脑外伤表现,以及颌面骨骨折、四肢躯干脊柱骨折等。

**(四)辅助检查**

鼻骨 X 线侧位片可显示鼻骨横行骨折线,上下有无移位;鼻颏位显示鼻背有无塌陷。但

X线平片检查受投照体位、曝光条件、组织器官重叠、密度分辨率较差的影响，对诊断有一定的局限。CT冠状位扫描可以很清晰地显示双侧鼻骨及鼻中隔有无骨折及移位。CT水平位扫描能显示鼻骨周围情况。多层螺旋CT三维成像可立体显示鼻骨、上颌骨额突及周围细致结构的正常解剖，明确骨折的部位、类型和周围骨质情况。

### （五）诊断

依据外伤史、鼻部视诊和触诊、影像学检查等，诊断并不困难。交通事故等高速撞击所致鼻骨骨折，可能伴有眼眶、鼻窦、颅底骨折，甚至颅脑损伤。

### （六）治疗

包括止血、清创缝合及骨折复位等。

#### 1.止血

若就诊时有前后鼻孔活动性出血，应先予以止血。可用肾上腺素丁卡因棉片进行鼻腔填塞止血。如仍不止血，可用凡士林纱条行前鼻孔填塞。严重者可行前后鼻孔填塞。但如合并脑脊液鼻漏，是否填塞应取决于出血是否危及生命。

#### 2.创口处理

开放性鼻骨骨折止血后检查鼻部创面。较简单的鼻骨骨折，可先清创缝合后行骨折复位。较复杂的骨折，特别是有鼻骨暴露或需行切开复位者，可先行骨折复位，再予以清创缝合，这样可在直视下复位，保证复位时骨折对位对线良好。

#### 3.骨折复位

鼻骨骨折治疗原则为矫正鼻部畸形和恢复鼻腔通气功能。

对于无移位的单纯性鼻骨骨折不需特殊处理。有外鼻畸形的鼻骨骨折的复位应尽早进行。生命体征平稳、一般情况良好患者应争取早期整复骨折，最好在外伤后2～3小时内处理。如局部肿胀明显，可推迟5～10天，但不宜超过14天，否则因骨痂形成发生错位愈合，难以满意整复。

闭合式鼻骨骨折复位术：适用于大多数鼻骨骨折的复位，在局部或全身麻醉下手术，用鼻骨整复钳或骨剥离子量出鼻翼至双内眦连线的长度，并以拇指标示。然后将其伸入塌陷鼻骨下方，将其抬起复位，拇指仔细将两侧鼻骨对齐复位，鼻骨复位时常能感到或听到骨擦音。双侧骨折时，用鼻骨复位钳伸入两侧鼻腔至鼻骨下方，向上、向外用力抬举复位。复位后仔细观察和触摸，确保鼻骨完全复位。可在鼻内镜下复位，内镜下可准确找到骨折部位，直视下可清晰地看到复位的全过程，减少手术盲目性，且易于掌握深度，避免并发症发生。可以及时发现伴有的鼻中隔骨折而行同期复位，避免了以后再行鼻中隔矫正术，减少发生鼻畸形和鼻中隔穿孔的危险。

开放性鼻骨骨折复位术：严重畸形或经鼻内路径复位不理想者，需采取鼻外开放路径来矫正畸形，如鼻骨与额骨鼻部或上颌骨额突分离、复杂的粉碎性骨折及已经畸形愈合的骨折等。

## 二、鼻窦外伤与鼻窦骨折

### （一）概述

鼻窦外伤、鼻窦骨折多与鼻外伤同时发生。鼻窦中因上颌窦及额窦位置浅在，这两组鼻窦易发生骨折,且多累及颌面部及鼻部。蝶窦、筛窦位置较深,其骨折多与颅底骨折伴发,严重者可出现休克、大量鼻衄和窒息。所以,在诊治鼻窦骨折的同时必须注意有无上述情况发生,以便及时采取治疗措施。

1.诊断

(1)临床表现:主要表现为疼痛、出血、畸形、功能障碍及感染等方面。

①局部疼痛、头痛、头晕,或合并休克表现。

②额面部皮肤裂伤、肿胀、淤血、鼻塞、鼻衄。

③额部、鼻梁、上颌区,眼眶塌陷,眼球移位、复视、咬合错位,颧弓内陷等。

④触诊可摸到骨折凹陷、错位,骨摩擦音或捻发音。

⑤额窦、筛窦、蝶窦外伤时常伴颅底骨折和脑膜撕裂等颅脑外伤,可出现脑脊液鼻漏、休克或昏迷。蝶窦受累尚可发生尿崩症。

⑥创伤继发感染,可引起骨髓炎或鼻窦炎,出现局部红肿、流脓或有死骨形成。

(2)诊断

①有明确外伤史。

②具有上述的临床症状和体征。

③鼻窦及颅骨 X 线正、侧位片或体层摄片显示有骨折情况。

2.治疗

骨折遇有休克、窒息和严重出血情况者,应紧急处理,行抗休克、保持呼吸道通畅、压迫或填塞、结扎止血等。

(1)出血:一般出血可用 1%麻黄碱棉片或肾上腺素棉片压迫局部;顽固或大出血可行相应血管结扎或颈外动脉结扎;有条件者可行血管栓塞治疗。

(2)清创:愈早愈好。清创原则是尽量保留有生命活力的游离骨片及软组织,去除妨碍引流的病变组织,取出异物(对危险部位异物,如不取亦无大碍或不影响功能者,可以不处理)。

(3)整复:一般挫伤不需要特殊治疗,窦内少量出血可借黏膜纤毛运动自行排出。闭合性无错位骨折、不影响功能和外貌者,不予处理;开放性骨折,宜及时施行复位术,术后窦内填塞碘仿纱条固定;有脑膜破裂,颅内出血时,应联系神经外科医生立即手术;有脑脊液鼻漏者应设法同期修复。

(4)抗感染:鼻窦骨折不论有无伤口,都应给予广谱抗生素和破伤风抗毒素。

(5)其他:注意体位、保暖,给予吸氧、输液、输血、镇静、镇痛等处理。

## (二)上颌窦骨折

上颌窦骨折可发生在额窦、眶下孔、内壁及上牙槽突等处。常与鼻骨、颧突及其他的鼻窦骨折联合出现,故可出现复视、呼吸道阻塞、咬合错位、颜面畸形等症状,也可并发颅底骨折。上颌窦以前壁(眶下孔、额窦)塌陷性骨折多见。多由外界暴力直接作用在局部造成,或枪击伤、爆炸伤引起。

1.诊断

(1)临床表现:根据外伤性质、部位和骨壁损伤的程度,上颌窦骨折可有以下表现。

①上颌窦前壁骨折:临床表现较典型,容易诊断,可见骨壁塌陷、骨折移位及运动障碍,触

诊有捻发感。

②上颌窦后壁、翼腭窝、鼻咽骨折:可出现吞咽和言语障碍、大出血(大血管损伤或撕裂),并发颅底骨折时可出现脑膜刺激症状(头痛、呕吐、意识障碍等)。

③上颌窦顶壁骨折:可致眼球内陷和视觉功能障碍比如眼球移位、复视、视力减退等。

④上颌窦下壁损伤:出现咬合错位,咀嚼功能障碍。

(2)诊断:根据病史和临床表现以及 X 线片可确诊,X 线片可明确骨折的走向以及上颌窦本身和邻近结构的情况。

2.治疗

单纯眶底骨折无眼功能障碍者,可先保守治疗;伴有颌面部畸形或合并眼部症状者,伤后24 小时内可行早期整复,已超过 24 小时者,常因软组织肿胀,可于伤后 2 周再予复位。复位固定大块骨片,回填眶内物,修补重建眶底。上牙槽骨折可用钢丝固定。

### (三)额窦骨折

额窦骨折复杂而危险,常与鼻、额、筛、眶复合体骨折同时存在,可分为前壁、后壁、鼻额管骨折,其中每　种骨折又可分为线型、凹陷型、粉碎型 3 种。多由外伤造成,常因交通事故或意外创伤所致。

1.诊断

(1)临床表现:额窦骨折多合并颅脑外伤,故临床表现主要为脑部症状和额窦局部症状。

①早期局部皮肤损伤、淤血、撕裂、血肿、窦内积血。

②前壁单纯性线形骨折可引起鼻出血和球结膜下出血(黑眼);前壁凹陷性骨折常引起额部凹陷性畸形、眶上区肿胀、皮下气肿,晚期可形成额窦黏膜囊肿等。

③后壁骨折损伤比较严重,可伤及硬脑膜发生硬膜外血肿,产生颅前凹气肿和脑脊液漏;波及视神经管可致视力障碍、眼球移位、结膜下出血;动脉破损可有致命性鼻出血。如有脑膜撕裂伤,腰椎穿刺在脑脊液中可有血液;骨折片可压迫、刺激硬脑膜出现脑膜刺激症状;可因感染引起额窦炎、骨髓炎及眶内颅内并发症。

(2)诊断:根据病史和临床表现以及 X 线可确诊。

X 线鼻额位片可显示骨折部位,视力障碍者可行视神经管位拍片,必要时应做视觉诱发电位检查。水平、冠状位鼻窦 CT 可清晰显示出骨折部位。皮肤裂开者不宜用探针探查深度,以免伤及脑膜;颅高压者禁忌腰穿。

2.治疗

原则是保持鼻腔通畅,重建鼻额管通道,恢复鼻窦功能,治疗感染,预防畸形。

(1)前壁单纯线性骨折者,不需特殊处理。

(2)前壁塌陷性骨折,局部无开放性伤者,眶上缘切口整复骨折;局部有开放性伤者,宜先清创取出游离的骨片及异物,再详查窦腔,注意后壁有无骨折。黏膜完好者清洗窦腔后放入抗生素;黏膜已有炎性改变者将黏膜全部刮除,同时开放筛窦、扩大鼻额管引流,或用加有消炎药物的脂肪做额窦填塞术。

(3)合并后壁骨折者,必须手术探查。如有脑膜撕裂应及时缝合修补,以防脑膜炎发生。

### （四）筛窦骨折

筛窦骨折常合并额、眶、鼻根部骨折。常合并视神经管、颅底骨折,亦可发生脑脊液鼻漏,筛前、筛后动脉损伤可致眶内血肿或大量鼻出血,后组筛窦骨折可损伤视神经而致盲。多因鼻部及头面部外伤所致。

**1.诊断**

（1）临床表现:因常合并其他颅骨损伤,故临床表现复杂。鼻畸形伴鼻顶凹陷、肿胀、疼痛和压痛;鼻出血,轻重不一;嗅觉减退或丧失;脑脊液鼻漏常见于有筛板骨折的患者;双侧眶周瘀斑或肿胀,双侧结膜下出血;视力障碍。

（2）诊断要点:根据病史和临床表现以及 X 线可确诊。鼻窦 X 线(鼻额位)、视神经管位可详细显示眶内、筛窦、视神经管病变情况,CT 扫描有助于估计骨折的范围和发现筛板及其他周围组织的损伤。

**2.治疗**

填塞法或筛前、筛后动脉结扎术处理鼻出血;对视力障碍经止血、激素等治疗无效者,或进行性视力减退者应尽早行视神经管减压术。

### （五）蝶窦骨折

为鼻顶后部骨折,单独骨折很少见,多与后组筛窦同时骨折,常伴发颅底骨折。多为额部剧烈冲击伤。

**1.诊断**

（1）临床表现:蝶窦骨折因多合并颅底骨折、后组筛窦骨折、颅内出血,故病情严重,临床表现以颅脑外伤症状为主,如脑震荡、休克、昏迷、视力下降、嗅觉减退、脑脊液鼻漏,鼻出血经鼻咽下流至口腔入胃又复呕出。蝶窦顶骨折可伤及垂体而发生尿崩症。

（2）诊断:X 线颅侧位片、CT 片可观察蝶窦各壁情况,MRI 可显示蝶窦侧壁、颈内动脉海绵窦段的损伤情况。

**2.治疗**

蝶窦骨折的诊断和治疗很复杂,病情危急,需神经外科协同处理。对单纯性蝶窦骨折多无须处理;对严重脑脊液鼻漏者,可行鼻中隔-蝶窦径路寻找漏口,用脂肪或筋膜肌浆填压修补。

# 第二节　颅面骨折

## 一、颧骨及颧弓骨折

颧骨及颧弓骨折多在颧额、颧上颌及颧颞三个骨缝处,常伤及邻近骨部。一般分为颧骨骨折、颧弓骨折、颧骨颧弓联合骨折和颧-上颌骨复杂骨折。

### （一）病因

多因头面部外伤所致。

### （二）诊断

（1）根据病史及面部畸形；触诊可感知眶下缘、眶外缘或颧弓处有断裂。伤侧软组织肿胀，皮下淤血。若肿胀不明显或消退，可出现颧面部畸形。颧骨骨折向内下移位，使突起的颧骨变得平坦。颧弓骨折可在其中部出现凹陷。骨折的颧弓压迫下颌骨喙突，可出现张口困难。

（2）颧骨骨折后眶外侧壁和眶下缘外侧部分及附着眶壁上的眼球悬韧带向下移位，使两侧瞳孔不在同一水平而出现复视。如为颧-上颌骨复杂骨折伴有眶底骨折，眶内容下陷也可出现复视并有鼻出血。

（3）X线摄片能显示骨折部位和移位情况。鼻额位对颧骨显示良好，并可观察上颌窦情况。颅底顶颏位对颧弓显示良好。必要时可做CT扫描。

### （三）治疗

应及早复位，以免错位愈合日后留有显著面部畸形。可选用以下几种方法：

**1.颞部手术巾钳复位法**

适用于单纯颧弓骨折。在局部麻醉下分别将手术巾钳的两锐叶，自颧弓骨折部位上下方刺入皮肤，达骨折段深面，向外牵拉骨折片使其复位。应注意避免损伤面神经的颞支。

**2.经上颌窦复位法**

适用于颧-上颌窦骨折。经柯-陆手术进入上颌窦，以骨膜剥离器将骨片复位，然后窦内以碘仿纱条填塞，两周后经下鼻道窗口取出。

**3.外部切开复位法**

在骨折侧颞部或骨折处附近切开，将骨膜剥离器插入颧骨根部，复位颧骨颧弓，再用钢丝固定。

## 二、面中部骨折

面中部骨折是以上颌骨骨折为主的面部中段颅面骨骨折，骨折范围可波及多处颅面骨，多为开放性骨折。伤势复杂，病情严重，有时须与神经外科、颌面外科、眼科共同处理。

### （一）病因

以交通事故发生者为多。

### （二）诊断

详细了解暴力作用方向和部位，仔细检查体征，并结合X线和CT检查，即可对本病做出明确诊断。但不能忽视严重的颅脑损伤、视神经损伤等严重并发症的存在。

### （三）治疗

应视为急症及时抢救处理。治疗原则：及时止血，保持呼吸道通畅，必要时行气管切开术；待生命体征稳定后，及时对骨折复位和固定，并应与相关科室合作诊治。

# 第三节　脑脊液鼻漏

脑脊液鼻漏是指脑脊液经破裂或缺损的蛛网膜、硬脑膜和颅前、颅中底骨板（使蛛网膜下隙向颅外开放)经鼻腔或鼻旁窦溢出,再经前鼻孔或鼻咽流出的现象。流出脑脊液多自前鼻孔滴出,清澈如水,或经鼻咽咽下,流出量多少不等,患者一般无症状,偶有头痛,主要危险是并发化脓性脑膜炎。

## 一、病因

①前颅底外伤或手术造成的骨折或骨质缺失伴该处脑膜撕裂;②先天性畸形如鼻部脑膜脑膨出;③脑脊液耳漏经咽鼓管和鼻咽流入鼻腔;④颅底肿瘤过量放疗后造成的鼻顶或蝶、筛、额窦的骨和脑膜坏死;⑤颅内肿瘤破坏颅底突入鼻腔,伴脑膜破裂;⑥原发性上组鼻旁窦严重骨折并有硬脑膜破裂时(包括鼻内手术操作不当),可引起外伤性脑脊液鼻漏。中耳乳突天盖或咽鼓管骨部骨折导致脑脊液经咽鼓管流到鼻腔,称为脑脊液耳鼻漏。还有脑肿瘤、脑积水等引起的脑膜及骨质的破坏等。脑脊液鼻漏发生率最高者为筛骨筛板骨折者。

## 二、临床特征

1.症状

外伤时自鼻孔流出血性液体,干后痕迹中心为红色而周边清澈,或鼻孔流出液体,干后不结痂,提示脑脊液鼻漏的可能。

2.脑脊液鼻漏

可为间歇性或持续性,量多少不定,当低头用力、打喷嚏或压迫颈静脉时漏出增加。

## 三、实验室检查

1.葡萄糖定量检查

若漏出液的葡萄糖含量在 1.7 mmol/L(30 mg%)以上即为脑脊液。必须指出,定性分析并不可靠。

2.X 射线片

可显示骨折部位。放射性核素 ECT 检查时瘘孔定位发现率较高。

## 四、治疗

(1)保守疗法,可使大部分脑脊液鼻漏者治愈。患者取头高卧位,静卧两周,预防颅内压增高,限制饮水量和食盐摄入量,控制感染,避免用力咳嗽和擤鼻。

(2)瘘孔位于筛骨筛板前部者,于黏膜表面麻醉下,用 20%硝酸银液涂于瘘孔周围的黏膜上,造成创面,促进愈合。

(3)手术治疗适用于经过两周保守治疗仍漏者。手术方法有颅外法和颅内法,颅外法可经鼻内镜,根据瘘口部位及颅底缺损范围选择自体肌肉、筋膜、软骨、骨、脑膜修补材料等进行修补。颅内法需请脑外科医师协助开颅修补。

# 第四节　鼻出血

　　鼻出血是临床常见症状之一,鼻出血多为单侧,亦可为双侧;可间歇反复出血,亦可持续出血;出血量多少不一,轻者仅鼻涕中带血,重者可致失血性休克;反复出血则可导致贫血。多数出血可自止。多因鼻腔病变引起,也可由全身疾病所引起,偶有因鼻腔邻近病变出血经鼻腔流出者。出血部位多在鼻中隔前下方易出血区(Little区),其原因如下:①鼻中隔前下部有鼻腭动脉、筛前动脉、上唇动脉鼻中隔支及腭大动脉分支相互吻合,形成网状血管丛。②鼻中隔前下部黏膜甚薄,血管极易损伤,且由于这些血管与软骨关系紧密,破裂后不易收缩。③鼻中隔前下部极易因挖鼻而损伤,而且容易遭受空气刺激,使黏膜干燥、结痂,干痂脱落时易发生出血。若鼻中隔有偏曲或距状突,这种情况更为常见。儿童鼻出血几乎全部发生在鼻腔前部;青年人虽以鼻腔前部出血多见,但也有少数严重的出血发生在鼻腔后部。40岁以上的中老年人的鼻出血,常与高血压和动脉硬化有关,出血部位见于鼻腔后部,位于下鼻甲后端附近的鼻咽静脉丛为鼻后部出血的较常见部位。

## 一、病因

　　本病原因复杂,大致可分为以下两类。

### (一)局部原因

**1.外伤**

　　鼻及鼻窦外伤或手术、颅前窝及颅中窝底骨折。如鼻外伤性筛窦骨折可引起筛前动脉破裂;颅底骨折可损伤颈内动脉虹吸部,在颅底发生假性动脉瘤,进而侵蚀蝶窦外侧壁进入蝶窦,可导致严重的鼻出血,甚至危及生命。剧烈咳嗽或喷嚏、擤鼻、挖鼻、经鼻腔插管等也可引起鼻出血。

　　**2.气压性损伤**

　　鼻腔和鼻窦内气压突然变化,可致窦内黏膜血管扩张或破裂出血。

　　**3.鼻中隔偏曲**

　　多发生在嵴或距状突附近或偏曲的凸面,因该处黏膜较薄,易受气流影响,故黏膜干燥、糜烂、破裂出血。鼻中隔穿孔也常有鼻出血症状。

　　**4.炎症**

　　①非特异性炎症,如干燥性鼻炎、萎缩性鼻炎、急性鼻炎、急性上颌窦炎等,常为鼻出血的原因。②特异性感染,如鼻结核、鼻白喉、鼻梅毒等,因黏膜溃烂,易致鼻出血。

　　**5.肿瘤**

　　鼻咽纤维血管瘤、鼻腔、鼻窦血管瘤等,可致长期间断性鼻出血。鼻腔或鼻窦的恶性肿瘤早期常鼻出血症状,出血量一般不多,但可反复发生。晚期破坏大血管者,可引起致命性大出血。

　　**6.其他**

　　鼻腔异物、鼻腔水蛭,可引起反复大量出血。在高原地区,因相对湿度过低、而多患干燥性鼻炎,为地区性鼻出血的重要原因。

## (二)全身原因

**1.血液疾病**

①血小板量或质的异常,如血小板减少性紫癜、白血病、再生障碍性贫血等。②凝血机制的异常,如血友病、大量应用抗凝血药物、纤维蛋白形成受阻、异常蛋白血症和结缔组织病等。

**2.急性传染病**

如流感、鼻白喉、麻疹、疟疾、猩红热、伤寒及传染性肝炎等,多因高热,鼻黏膜严重充血、干燥,以致出血,出血部位多在鼻腔前段。

**3.心血管疾病**

①动脉压过高,如高血压、动脉硬化症、肾炎、伴有高血压的子痫等;其他如用力过猛、情绪剧烈波动、气压急剧改变(如高空飞行、登高山及潜水等),均可因一时性动脉压升高而发生鼻出血。出血前可有预兆,如头昏、头痛、鼻内血液冲击感等。②静脉压增高,如左房室瓣狭窄、胸腔或纵隔和颈部巨大肿块、肺气肿、肺水肿及支气管肺炎等。

**4.维生素缺乏**

维生素 C、K、P 及微量元素钙等缺乏时,均易发生鼻出血。

**5.化学药品及药物中毒**

磷、汞、砷、苯等中毒,可破坏造血系统的功能引起鼻出血。长期服用水杨酸类药物,可致凝血酶原减少而易出血。

**6.内分泌失调**

代偿性月经、先兆性鼻出血常发生于青春发育期,多因血中雌激素含量减少,鼻黏膜血管扩张所致。

**7.遗传性出血性毛细血管扩张症**,肝、肾慢性疾病以及风湿热等,也可伴发鼻出血。

# 二、诊断

(1)鼻出血属于急症,应在最短时间内确定出血部位,判明出血原因,以便及时给予有效治疗。有些病因不明者,需在止血之后,再探查其原因。在询问病史时应迅速问清哪一侧先出血、出血时的情况、过去发生过鼻出血否、此次出血有无自觉病因,根据具体情况进行局部和全身检查。在最短时间内确定出血部位,判明出血原因。出血可发生在鼻腔的任何部位,但以鼻中隔前下区最为多见,有时可见喷射性或搏动性小动脉出血。鼻腔后部出血常迅速流入咽部,从口吐出。一般说来,局部疾患引起的鼻出血,多限于一侧鼻腔,而全身疾病引起者,可能两侧鼻腔内交替或同时出血。

(2)鼻出血多发生于单侧,如发现两鼻孔皆有血液,常为一侧鼻腔的血液向后流,由后鼻孔反流到对侧。出血不剧者,可用 1%~2% 麻黄碱棉片收缩鼻腔黏膜后,从先出血的一侧鼻腔寻找出血点,必须仔细检查,尤其是对鼻中隔前下部位,注意黏膜表面有无充血、静脉曲张、糜烂溃疡等。有的通过前鼻镜检查不能发现出血部位,如出血不剧,可行后鼻镜或光导纤维鼻咽镜检查。若出血较剧,不允许从容地进行检查,应立即采取止血措施;或在吸引器帮助下用鼻内镜检查出血部位,尽快予以处理。鼻窦内出血,血液常自鼻道或嗅裂流出。除了寻找出血点外,并做必要的全身检查(测量血压、血常规检查、出血时间及凝血时间测定、毛细血管脆性试验及血小板计数等)。有时尚须与有关科室共同会诊,寻找病因。

(3)根据全身情况和化验检查结果判断出血量。若出血较剧,不允许从容地进行检查,应立即采取止血措施,并迅速判断是否有出血性休克,同时要注意:

①休克时,鼻出血可因血压下降而自行停止,不可误认为已经止血。

②高血压鼻出血患者,可能因出血过多,血压下降,不可误认为血压正常。应注意患者有无休克前期症状如脉搏快而细弱、烦躁不安、面色苍白、口渴、出冷汗及胸闷等。

③要重视患者所诉出血量,不能片面依赖实验室检查。因在急性大出血后,其血红蛋白测定在短时间内仍可保持正常。有时大量血液被咽下,不可误认为出血量不多,以后可呕出多量咖啡色胃内容物。

## 三、治疗

出血量不大时多可自止或捏鼻后止血,就诊时主要是寻找病因,针对病因进行治疗。出血量大者患者常表现恐惧、紧张,应予以安慰,必要时可给予镇静药,然后尽快找到出血部位,选择适当止血方法,最后再针对病因治疗。

### (一)一般处理

(1)患者取坐位或半坐卧位,嘱患者勿将血液咽下,必要时可给予镇静药。

(2)出现休克症状者应取平卧位,合并呼吸道阻塞者应首保持呼吸道通畅,同时进行有效抗休克治疗。

### (二)局部止血方法

1.指压法

鼻中隔前下部(易出血区)出血可嘱患者用手指压紧出血侧鼻翼10～15分钟,同时冷敷前额、促使血管收缩减少出血。

2.烧灼法

若出血量较大可先用1%麻黄碱滴鼻液或0.1%肾上腺素棉片置入鼻腔收缩鼻腔黏膜,找到出血部位,进行烧灼止血。烧灼的方法有化学药物(30%～50%硝酸银、30%三氯醋酸或铬酸珠等)、电灼、微波、射频或激光凝固法等。烧灼止血的前提是明确出血部位,鼻内镜下进行烧灼处理能提高准确性和治疗效果。

3.填塞法

最有效、最常用鼻腔止血方法,适用于出血剧烈、渗血面大或出血部位不明者。常用鼻腔填塞材料包括可吸收材料和不可吸收材料:前者如淀粉海绵、明胶海绵、纤维蛋白棉、止血纱布、止血绫、纳吸棉等;后者如纱条(凡士林油纱条、碘仿纱条或抗生素油纱条)、高分子止血棉、藻酸钙止血棉等。

(1)鼻前孔填塞法:将凡士林油纱条一端折叠沿鼻底填入鼻腔,分开折叠纱条,短端在上,置于鼻腔后上,下端平贴鼻底,形成向外开放的口袋,将长条末端纱条由后向前、由上向下紧紧填满鼻腔。

（2）鼻后孔填塞法：将凡士林纱条做成圆锥形纱球栓子，略大于鼻后孔，利用粗丝线缝扎，纱球尖端留两根粗丝线，纱球底部留一根。自前鼻孔沿鼻腔底部插入导尿管直达咽部，利用止血钳从口腔拉出，将纱球尖端双线系于导尿管头端，回抽导尿管将纱球栓子引入口腔，使用弯止血钳送入鼻咽部，拉紧纱球尖端丝线，使纱球紧塞鼻后孔，再用凡士林油纱条经前鼻孔填塞鼻腔，最后将拉出的丝线缚于前鼻孔处纱布球，口腔端线头可剪短留于口咽部或自口腔引出固定于口角旁，便于取出纱球栓子。

（3）鼻腔或鼻咽部气囊或水囊压迫：将止血气囊或水囊置于鼻腔或鼻咽部，囊内充气或充水以达到压迫止血目的。此法可替代鼻后孔填塞，减轻患者痛苦。

### （三）全身治疗

根据出血原因进行病因治疗。

（1）给予适量镇静药。

（2）给予足够维生素 C、维生素 $K_4$、维生素 P 等。

（3）适当应用止血药如氨甲苯酸、氨基己酸、酚磺乙胺、云南白药等。

（4）注意失血量，若出现贫血或休克应及时纠正。老年患者应注意心、肺、脑功能。

（5）有全身疾病者应请相关科室诊治。

### （四）其他治疗

（1）鼻中隔黏膜下剥离术或划痕术适用于鼻中隔前下方反复出血者。

（2）鼻中隔植皮成形术适用于遗传性出血性毛细血管扩张症者。

（3）颈外动脉结扎术、筛前动脉结扎术、筛后动脉结扎术或超选择性动脉栓塞术适用于鼻部外伤或手术等原因，致大血管破裂、填塞无效者。

# 第八章　外鼻及鼻前庭炎性疾病

## 第一节　鼻前庭炎

鼻前庭炎是鼻前庭皮肤的弥漫性炎症，可分为急性和慢性两种。

### 一、病因

鼻腔内分泌物，尤其是脓性分泌物经常刺激鼻前庭皮肤所致，所以鼻腔内任何急性或慢性、特异性或非特异性炎症、鼻腔异物感染等，都可以并发鼻前庭炎。长期有害粉尘刺激、挖鼻或摩擦致鼻前庭皮肤损伤继发感染也是常见病因。

### 二、诊断

#### （一）临床表现

分为急性和慢性两种。急性者鼻前庭皮肤红肿，疼痛，严重者可扩及上唇交界处，有压痛，表皮糜烂并盖有痂皮。慢性者鼻前庭部发痒，灼热和结痂，鼻毛脱落，皮肤增厚，皲裂或盖有鳞屑样痂皮。

#### （二）辅助检查

分泌物可行细胞学检查。

#### （三）诊断要点

（1）由鼻腔分泌物或粉尘长期刺激引起，不良的挖鼻习惯易诱发或加重。其中，分泌物可来自急慢性鼻炎、鼻窦炎、变应性鼻炎、鼻腔及鼻窦肿瘤、特异性传染病等病变。

（2）急性者，患者感鼻前庭处剧痛，尤以擤鼻涕或挖鼻时明显。可见鼻前庭内及其与上唇交界处皮肤弥漫性红肿或糜烂，鼻毛上附有黏脓块。因患处疼痛，患者常畏惧检查。

（3）慢性者，鼻孔内干痒、灼热、有异物感。可见鼻前庭鼻毛稀疏脱落，局部皮肤增厚或皲裂，揭除痂皮后可有小出血创面。

#### （四）鉴别诊断

本病应与鼻前庭湿疹鉴别，鼻部湿疹常为面部湿疹或全身湿疹的一部分，多见于小儿，与过敏因素有关，属于Ⅳ型变态反应，皮肤病变呈多形性对称分布，常反复发作，瘙痒剧烈，有明显的渗出倾向。抗组胺类药物可减轻症状。

### 三、治疗

(1)去除病因彻底治疗鼻腔疾病以减少分泌物刺激,回避有害粉尘,改正挖鼻习惯,禁止手搔鼻孔。

(2)急性期可用抗生素治疗局部热敷,红外线照射。

(3)局部涂以 1％～2％黄降汞或抗生素软膏皮肤糜烂或皲裂处以 10％～20％硝酸盐烧灼后涂抗生素软膏,常用的如金霉素眼膏、红霉素软膏;渗液较多者,可用 5％氧化锌软膏:慢性结痂者涂药前先用 3％过氧化氢溶液清除痂皮。

## 第二节　鼻疖

鼻疖是鼻前庭毛囊、皮脂腺或汗腺的局限性化脓性炎症,有时也可发生于鼻尖或鼻翼。

### 一、病因

挖鼻、拔鼻毛或外伤致鼻前庭皮肤损伤,继发细菌感染,最常见的致病菌是金黄色葡萄球菌。糖尿病、全身免疫力低者、鼻疖常继发于慢性鼻前庭炎。

### 二、临床表现

鼻前庭、鼻尖、鼻翼处触痛、灼热、红肿,可伴有低热和全身不适。随着病情发展,出现自发性疼痛,日益加重。检查时见一侧鼻前庭内有隆起,周围浸润发硬、发红。疖肿成熟后,顶部出现黄色脓点,溃破则流出脓液。病重者可引起上唇及颊部蜂窝组织炎,由于面部静脉无瓣膜,血液可正、逆向流动。鼻疖如被挤压,感染可由小静脉、面静脉、眼上静脉向上直达海绵窦,形成海绵窦血栓性静脉炎,其临床表现为寒战、高热、头痛剧烈、患侧眼睑及结膜水肿、眼球突出固定、视盘水肿,甚至失明,严重者危及生命。另外,还可并发眶内、颅内感染。

### 三、诊断

鼻尖部或鼻前庭皮肤红肿,肿胀可能侵及面部周围组织,有触痛。晚期有脓头突出,破溃后流出脓液。

### 四、治疗

1.全身治疗

包括酌情使用抗生素,适当的镇痛药,中医中药治疗以消炎解毒消肿为主。如有糖尿病,应控制血糖。

2.局部治疗

(1)疖肿未成熟者:局部热敷,超短波或红外线等物理治疗,以消炎止痛;外敷 10％鱼石脂软膏促其破溃。

(2)疖成熟者:可待其自然破溃或在无菌条件下以刀片或针头挑破脓头取出脓栓以利引流;或以15％硝酸银腐蚀脓头。切开时忌伤及周围部分,严禁挤压疖肿,可辅以吸引器吸尽脓液。

(3)疖破溃者:局部涂以抗生素软膏,保护伤口不使结痂。

3.合并海绵窦血栓性静脉炎

必须住院积极治疗,给予足量有效抗生素,并请眼科、神经内科协同处理。

# 第三节　酒渣鼻

酒渣鼻又名玫瑰痤疮,中医别名赤鼻,俗称红鼻子或红鼻头,是一种发生于面部中央的红斑和毛细血管扩张的慢性皮肤病。男性易患,发病年龄一般较痤疮为晚。常伴有鼻尖和鼻翼痤疮及皮肤充血、肥厚。早期表现为在颜面中部发生弥漫性暗红色斑片,伴发丘疹、脓疱和毛细血管扩张,晚期出现鼻赘。本病常并发脂溢性皮炎。

## 一、诊断

### (一)临床表现

常发于中年人,好发于颜面中部、鼻尖和鼻翼部,还可延及两颊、颌部和额部。轻度者只有毛细血管扩张,局部皮肤潮红,油脂多。进而可出现红色小丘疹、脓疱。严重者鼻端肥大、毛囊哆开而形成鼻赘。

### (二)辅助检查

行毛囊蠕形螨检查、组织病理学检查等可以帮助确诊。

### (三)诊断要点

(1)病因不明。可能与螨虫寄生、局灶性感染、嗜酒及辛辣刺激食物、月经不调、维生素缺乏和内分泌紊乱等诸多因素有关。亦可见于某些心血管病患者。

(2)好发于中老年面部尤其是鼻部,女性多见,但男性病情多严重。自觉症状不明显,主要为皮肤损害影响美观。外观皮肤潮红,血管扩张,丘疹或脓疱。

(3)病程进展分期

①第一期红斑期:外鼻皮肤潮红,皮脂腺开口扩大,分泌物增多,皮肤呈油光状,饮酒、冷热刺激及情绪紧张时加重。

②第二期丘疹脓疱期:皮肤潮红持续不退,毛细血管扩张,并发丘疹和脓疱疮,增厚成橘皮样。

③第三期鼻赘期:毛细血管显著扩张,皮肤色泽改变明显,并呈分叶状肿大,类似肿瘤,称为鼻赘。

### (四)鉴别诊断

1.痤疮

多见于青春期男女。除发生于面部外,胸背部也常受侵犯。有典型的黑头粉刺,无充血性红斑及毛细血管扩张,鼻部常不受侵犯。

**2.油性脂溢**

青春期男女有的皮脂分泌旺盛,眼部尤为明显,毛囊口常扩大,易挤出白色线状皮脂。在进食热饮或冷风刺激后,鼻端部常出现充血性红斑,但为暂时性。无毛细血管扩张及丘疹、脓疱等。

**3.口周皮炎**

多发于青年或中年妇女。于口的周围皮肤包括鼻唇沟、颊、额等处反复发生淡红色小丘疹、丘疱疹、脓疱等,但口唇周围有一狭窄皮肤带不受侵犯。有学者认为本病是不典型的酒渣鼻。

**4.皮质类固醇激素所致毛细血管扩张**

见于面部长期使用高效皮质类固醇激素膏如皮炎平软膏等患者,面部有毛细血管扩张、表皮萎缩、弥漫性红斑及多毛等。

**5.颜面湿疹**

皮损为多形性,剧烈瘙痒,无毛细血管和毛囊口扩张现象,颜面以外的部位也常有湿疹损害。

**6.盘状红斑狼疮**

为境界清楚的桃红或鲜红色斑,中央凹陷萎缩,有毛囊角栓,表面常覆有黏着性钉板样鳞屑,皮损常呈蝴蝶状分布。

## 二、治疗

(1)去除病因,避免刺激性食物,如酒、咖啡、可可。

(2)局部外用5%硫磺霜、复方硫磺洗剂或5%甲硝唑霜剂。

(3)可应用甲硝唑或替硝唑,严重明显或丘疹、脓疱较多者可用四环素或红霉素。中药宜采用清热凉血、活血化瘀制剂。

(4)红斑期可用固体脉冲激光照射,丘疹脓疱期可做紫外线照射,对毛细血管扩张者激光治疗效果好。

(5)鼻赘期可行酒渣鼻鼻赘美容切割术。

# 第四节  鼻前庭湿疹

鼻前庭湿疹是发生在鼻前庭的一种皮肤损害,可蔓延至鼻翼、鼻尖及上唇等处皮肤,瘙痒较剧,多见于儿童,可分为急性和慢性两类。

## 一、临床表现

### (一)症状

**1.急性湿疹**

以局部渗液、瘙痒及烧灼感为主要症状,皮疹为多数密集粟粒大小的丘疹、丘疱疹和小水泡。顶端抓破后呈明显点状渗出及小糜烂,浆液不断渗出,病变以中心较重,可向周围蔓延,外周又有散在丘疹、丘疱疹,故边界一般不甚清楚。当合并感染,可形成脓疱,脓液渗出或结黄绿色或污褐色痂。

2.亚急性湿疹

当急性炎症减轻之后,或急性期未及时处理拖延时间较久而发生亚急性湿疹,皮损以小丘疹、鳞屑或结痂为主,瘙痒较剧。

3.慢性湿疹

可因急性、亚急性反复发作不愈而转为慢性湿疹,但也可疾病初期即为慢性湿疹,主要表现为皮肤增厚,浸润或皲裂,表面粗糙,覆以少许糠秕样鳞屑,或因抓破而结痂,境界一般清楚。瘙痒症状明显。

### (二)体格检查

检查见鼻前庭皮肤增厚、浸润或皲裂,表面粗糙,覆以少许糠秕样鳞屑,或因抓破而结痂,境界一般清楚,病变大多局限。

## 二、辅助检查

一般无须特殊检查。

## 三、诊断

(1)主要根据病史、皮疹形态及病程。急性湿疹以局部渗液、瘙痒及烧灼感为主要症状,时有疼痛。慢性湿疹表现为明显鼻瘙痒,患儿经常以手挖鼻。

(2)检查见鼻前庭皮肤增厚、浸润或皲裂,表面粗糙,覆以少许糠秕样鳞屑,或因抓破而结痂,境界一般清楚,病变大多局限。

(3)应注意与鼻前庭炎相鉴别。

## 四、治疗

1.全身治疗

抗过敏药对减轻瘙痒症状有一定效果,包括具有镇静作用的氯苯那敏、苯海拉明和无镇静作用的氯雷他定、西替利嗪等。也可使用10%葡萄糖酸钙10mL缓慢静脉注射,每日1次。

2.局部治疗

急性湿疹有渗出者,以3%硼酸或0.1%依沙吖啶溶液冷湿敷;无明显渗出者,可选用炉甘石洗剂或氧化锌油外涂。亚急性湿疹,可选用糊膏或乳剂,如氧化锌糊剂或糖皮质激素乳剂,每日2~3次外涂。慢性湿疹,以软膏剂型为主,如氟轻松、曲安西龙、恩肤霜等。皮损肥厚时用曲安西龙尿素霜。当湿疹继发感染时,选用含抗细菌、抗真菌药及糖皮质激素的混合霜剂外用,如皮康霜、复方康纳乐霜、派瑞松,必要时选用有效抗生素口服、肌内注射或静脉滴注。

# 第九章　咽的先天性疾病

## 第一节　鼻咽囊肿

鼻咽囊肿系指位于鼻咽部黏膜下,蝶骨体、枕骨基底部、第1、2颈椎浅面软组织内的囊性肿物,临床上很少见。鼻咽囊肿根据胚胎组织来源不同可分为以下3种类型:①垂体囊肿,也叫潴留囊肿,位于鼻咽顶部中线,位置较高,在腺样体的上缘,由垂体组织或鼻咽垂体遗留组织发生的囊肿;②咽中线隐窝囊肿,又称腺样体内囊肿,在胚胎发育过程中,中线合拢时可在腺样体内形成囊肿;③咽囊囊肿,位于鼻咽顶部在咽颅底筋膜深部,为脊索顶端退化回缩时,咽部上皮向内凹陷形成囊性盲隐窝,隐窝外口堵塞形成囊肿。

### 一、诊断要点

#### (一)症状与体征

鼻咽囊肿体积小时,大多数情况下无明显症状,产生临床症状后一般体积较大。主要表现为:

**1.鼻咽部异物感**

吞咽时较明显,鼻咽部可有压迫胀满感。

**2.头痛**

头痛部位位于枕后部,与蝶窦炎头痛的位置相似,囊肿一旦破裂,头痛症状则迅速减轻。

**3.脑神经症状**

囊肿较大者可压迫舌下神经,引起舌肌震颤,影响说话发音。

**4.其他症状**

囊肿较大堵塞后鼻孔,则引起鼻塞。其囊液自溢或一旦引起鼻窦炎所致鼻腔脓涕流向口咽部时,引起晨起干呕,并能自嗅出鼻腔臭味。当囊肿位置或其分泌物堵塞咽鼓管咽口时,可出现耳闷、耳鸣和听力下降。

#### (二)特殊检查

**1.鼻内镜或纤维鼻咽镜检查**

可见鼻咽部圆形隆起肿物,表面光滑,黏膜充血,探针探入囊内有落空感,伴褐色或淡黄色液体流出。囊肿合并感染时可以有脓痂附着,常可因炎症、手术或外伤阻塞咽囊开口而形成咽囊囊肿或脓肿,清理后可见瘘口和脓性物溢出。

2.影像学检查

鼻咽部 CT 和 MRI 扫描对诊断意义较大,且 MRI 有较高的软组织分辨率和清晰的三维成像的特点,可以多方位从不同角度观察病变,为手术、穿刺提供良好的依据并能做出准确的定位,如果不考虑经济因素,MRI 当是首选。

## 二、鉴别诊断

随着鼻内镜和影像学技术的发展,鼻咽囊肿漏诊率降低,对经常鼻后部流脓及枕部持续性头痛,尤其是有腺样体手术史的患者,在排除了鼻窦炎症状和鼻咽部肿瘤后,应考虑鼻咽囊肿的可能。本病应与下列疾病相鉴别。

1.脊索瘤

低度恶性肿瘤,较少见,好发于中年男性,可有鼻塞、耳鸣、耳闷等症状,查体见肿物表面覆有正常黏膜,CT 检查可见蝶骨区、上部颈椎有广泛骨质破坏。

2.鼻咽癌

发于咽隐窝,可有涕中带血、耳鸣、听力减退、颈部淋巴结肿大等症状,查体见肿物表面粗糙不平,易出血,但也可表现为黏膜下隆起,表面光滑,病理可资鉴别。

3.鼻咽纤维血管瘤

常见于青年男性,多表现为阵发性鼻出血、鼻塞、闭塞性鼻音、嗅觉减退等,纤维鼻咽镜见鼻咽部圆形或分叶状肿瘤,表面光滑且富有血管。

4.颅咽管瘤

好发于儿童,临床多表现为内分泌失调、视力下降、视野缺损,颅内压增高。颅底 CT 扫描可现实鞍区骨质破坏,瘤内可见钙化点,其中近半数出现沿肿瘤边缘壳状钙化影,是诊断颅咽管瘤的重要依据。

## 三、治疗

1.药物治疗

穿刺抽吸并向囊内注入硬化剂,但此方法容易复发,目前已不被广泛采用。

2.手术治疗

手术治疗以彻底切除囊体及其囊内黏膜,防止复发为原则。手术径路有经口、经腭及经鼻3 种方式,鼻内镜下经口、经鼻径路较常用。如体积小尚未侵犯重要组织结构,并未引起打鼾、呼吸困难等症状时可暂不手术,但要定期进行鼻内镜检查。经口腔进路适用于切除咽后侧壁近口咽部的囊肿,经腭进路创伤较大已基本不采用。应用内镜经鼻切除鼻咽囊肿术野清晰,创伤小,对位于鼻咽顶后壁的囊肿较经口进路切除更为方便。

# 第二节　咽囊炎

咽囊炎是指咽囊感染,脓肿破溃后可形成脓性瘘管。本病又叫作咽黏液囊炎、鼻咽部正中瘘或鼻咽囊肿,由 Thornwaldt 于 1885 年首次报道此病,故又称桑汶地病,是一种少见疾病。流行病学调查显示,发病率低,多见于儿童,成人极少见。

其病因与先天发育不良有关。咽囊是鼻咽顶后壁脊索残余和咽外胚层之间由于呼吸上皮长入而形成的上皮囊。咽囊位于鼻咽顶部中央,开口于咽扁桃体下端,向后上扩展,成袋状或憩室状,囊的深浅大小不一,内被覆黏膜,其分泌物引流到鼻咽部,该部位若发生感染,则形成咽囊炎。

## 一、诊断要点

### (一)症状与体征

(1)患者多有黏稠或脓性分泌物经口或经鼻排出,偶可见干酪样分泌物,以清晨居多,可伴有异味或腥臭味,患者可自觉呼吸有臭味。少量患者可自觉头痛、咽部异物感、单侧耳部闷胀感,偶有涕中带血。

(2)查体可见黏性或脓性分泌物经咽后壁向下流出,通过间接鼻咽镜见鼻咽部正中黏膜局限性隆起,表面皮肤充血水肿。但由于患者配合不佳,或软腭较低,多不用此项检查。

### (二)特殊检查

鼻内镜检查可见鼻咽部正中黏膜局限性隆起,可见咽囊开口,咽囊表面黏膜可呈慢性充血或水肿,部分患者咽囊开口处可见到脓性分泌物,挤压咽囊见分泌物排出,可通过此方式来确诊。

## 二、鉴别诊断

**1.慢性鼻炎**

可见鼻腔黏膜慢性充血,患者有长期病史,鼻腔可有黏性或脓性排出但较少经口排出。可以通过病史及查体相鉴别。

**2.蝶窦炎**

患者可有枕后痛病史。可通过影像学检查或鼻内镜检查相鉴别。

**3.腺样体肥大**

患者多仅有打鼾病史,无脓性分泌物排出。可通过病史相鉴别。

## 三、治疗

彻底切除或破坏咽囊内壁黏膜,以防复发。手术刮除囊肿,微波治疗也可取得满意疗效。腺样体残留者一并切除腺样体。

# 第三节　舌及头颈部异位甲状腺

异位甲状腺是指在甲状腺正常位置以外出现的甲状腺组织,系由于胚胎时期部分或者全部甲状腺胚基离开原位发育而成,通常位于中线部位。多见于女性,男女比例约为1:4.5。

在胚胎发育时期的第4周,于第1与第2咽囊之间的咽腹侧,中线部位的内胚层增生,形成甲状腺中位始基。该始基随心脏和大血管下降时,其仍借甲状舌管与咽底(相当于舌盲孔)相连。人胚第7周始基尾断,到达气管前面,逐渐发育成甲状腺峡部及左右两侧叶。随后,甲状舌管开始退化在胚胎,甲状腺下移过程中发生异常,是发生异位甲状腺的主要原因。

# 一、临床分类

按部位大致分为以下4种类型。

1.下降不良型

多位于中线甲状腺的下降路上,此型最多,如舌根部、舌内、舌下、喉前、喉咽或口咽后壁。

2.内侧迷走型

较少见,包括气管内、气管旁、食管旁。

3.外侧迷走型

出现于颈部甲状腺外侧部位的甲状腺组织。

4.远处

包括纵隔腔、甚至隔膜以下部位与甲状腺下降无关的异位甲状腺。

# 二、诊断要点

## (一)症状与体征

本病是先天性疾病,但多数是在性成熟期、经期、妊娠、哺乳时甲状腺代偿性增大时发现,多见于27~37岁女性,约占95%。早期肿块较小时无自觉症状,肿块发展到一定大小可随位置不同表现相应症状。

1.阻塞性症状

吞咽不畅、咽异物感、呼吸不畅等。气管内、气管旁异位可表现为呼吸困难,大的舌根部或气管内异位甲状腺可突然阻塞呼吸道而致命。

2.咽痛及出血

大的舌根异位甲状腺表面可溃烂而致咽痛,有时首发症状为出血。

3.甲状腺样疾病表现

主要为甲状腺功能减退,有少部分患者表现为甲状腺功能亢进。

4.其他

约70%的舌根甲状腺患者表现为不同程度的甲状腺功能减退,表现为慢性便秘、发育和生长延迟。约10%的年轻人有黏液性水肿或克汀病。

## (二)特殊检查

对于没有任何症状的异位甲状腺,难以检查,即使有症状也往往被忽视,极易误诊因此,对可疑的病例,可考虑进行下列检查。

1.X线片

颈胸部的正侧位X线摄片,可显示纵隔及气管内的肿块,为进一步的检查提供依据。

**2.B 超检查**

可显示正位甲状腺及直径＞1.0cm 的异位包块的部位、大小及部分性状。位于颈区的异位甲状腺，超声对其形态学诊断具有快速、简便、无创伤、无辐射危害的优越性，检出率高，可作为一种筛查的方法，发现异常后再做核素扫描证实。

**3.CT 检查**

可明确肿块的部位、大小、实质及毗邻关系等；由于含碘量高，异位甲状腺 CT 表现为较高密度软组织肿块，增强扫描肿块可明显强化，有时单凭 CT 表现难以与其他疾病鉴别。

**4.放射性核素扫描**

具有诊断特异性，既能显示是否存在正位甲状腺及其状况，又能提供鉴别诊断。

**5.穿刺抽吸组织细胞学检查**

可明确肿块的性质。

# 三、鉴别诊断

异位甲状腺与舌根、颈侧区、纵隔等位置的包块如甲状舌管囊肿、颈部皮样囊肿、颈部血管瘤、颌下淋巴结炎、胸腺瘤、纵隔囊肿等鉴别。需要注意的是，当怀疑包块为异位甲状腺时应首先仔细检查正常位置甲状腺是否有肿瘤病变，以排除分化性甲状腺癌的转移灶。

**1.甲状舌管囊肿**

甲状舌管囊肿为耳鼻咽喉科常见病，颈前异位甲状腺尤其是副甲状腺极易被误诊为甲状舌管囊肿。甲状舌管囊肿多位于舌骨与甲状腺之间的颈正中部，呈圆形或类圆形肿物，有囊性感，边界清楚，无压痛，并可随吞咽上下移动，但继发感染后其表现可不典型。颈前异位甲状腺亦可随吞咽上下移动，多为实性肿块，但亦可因变性或出血而有囊性感，但不如甲状舌管囊肿明显，其穿刺液多为深棕色血性液，而甲状舌管囊肿则通常为黄色液体。放射性核素扫描异位甲状腺具有吸碘功能而甲状舌管囊肿则缺少吸碘功能。

**2.甲状腺癌**

肿瘤早期可发生顶淋巴结转移；颈前区可扪及包块或结节，质地硬、可浸润周围组织以致包块比较固定；侵犯周围器官可引起吞咽障碍、呼吸困难、声嘶以及霍纳综合征等；肿瘤可经血转移到肺或骨骼；同位素扫描常为冷结节；病理片可发现细胞形态改变或甲状腺真囊消失，血管、淋巴结侵犯转移，甲状腺丧失其正常滤泡结构。

**•3.鳃源性囊肿与瘘管**

胚胎发育过程中，咽沟闭合受阻，留有残余的上皮组织，形成囊肿或瘘。可位于自下颌角至胸骨上缘及胸锁乳突肌前缘的任何位置，可反复发生感染、造影可显示囊肿或痰管的部位与走向。如未发生感染，仅凭临床表现很难和位于颈侧的囊性额外甲状腺组织相鉴别，但有时可查明内孔的存在。

**4.囊状淋巴管瘤**

90%的病例 2 岁前发病，常见于颈侧部颈后三角区，囊壁很薄，囊液清亮、能透过光线。

## 四、治疗

### (一)治疗原则

没有功能障碍和肿瘤的异位甲状腺,尤其是颈部正常位甲状腺缺如的病例,一般可不予处理。对于有症状的异位甲状腺或肿瘤,手术切除是有效的治疗方法。具体原则可依不同部位而定:①颈部无甲状腺者宜行异位甲状腺次全切除或单纯腺瘤摘除术;反之,则行异位甲状腺全切除术。②异位甲状腺肿瘤早期手术切除是最有效的方法。如有正位甲状腺可行甲状腺瘤全切除术,而正位甲状腺缺如者,要行腺瘤包膜内切除术以保留部分甲状腺组织,避免引起甲状腺功能减退。③对于异位甲状腺癌,则要根据病理类型和患者全身情况做局部清扫或扩大手术切除范围,术后再选择化学治疗、放射治疗、免疫治疗或激素治疗以达到根治的目的。

### (二)手术进路

手术进路主要分为经口进路和经颈进路两种。异位甲状腺良性肿瘤则视其部位不同而采取相应的手术进路切除:①舌根部甲状腺瘤,如果位置较浅,可经口内进路切除。②位于口底或面部按颌面外科的常规切口和操作规程进行手术。③对于颈上部的异位甲状腺瘤,以采用舌骨水平横切口为宜。此处正是颏颈部的移行皱折,愈合后瘢痕不明显。④舌根深部的肿瘤,手术时暴露欠佳而出血较多,特别是对于需保留舌根部分甲状腺组织者,可以考虑切开下唇、下颌骨颏部和舌体的正中进路。该法进路术野暴露良好,不涉及大血管和重要神经,是一种安全可靠的方法。

# 第十章　咽外伤及异物

## 第一节　咽外伤

### 一、咽部灼伤

咽部为吞咽和呼吸的必经之路,咽部灼伤多同时累及喉,进入食管则出现食管灼伤,除局部症状外,还可引起全身复杂的病理变化和中毒症状,应早期诊断,及时处理。

**(一)病因学**

咽喉灼伤可分热灼伤和化学灼伤两类。咽部烫伤绝大多数发生于儿童,多因对小儿顾不周,误饮沸水或进食烫热的食物而致,成人多见于火焰、高热蒸气或其他高温液体致伤,故常伴有头、面、颈部的严重灼伤。化学灼伤多因误服苛性化学物质如强酸、强碱,重金属盐、稀氨溶液等物质引起,同时常有口腔及食管的灼伤、黏膜接触碱性腐蚀剂后,使脂肪皂化,蛋白质溶解,引起组织液化坏死,病变穿透性强,易向深层发展。黏膜接触酸性腐蚀剂后,其病理改变主要是水分吸收、蛋白质凝固,局部组织呈凝固性坏死改变,穿透力稍弱,高浓度者也可引起严重损伤。

**(二)病理改变**

咽喉组织损伤的程度,视致伤物的温度(热灼度)和腐蚀剂的性质、尝试、进入的容量以及停留的时间而定。致伤物在咽喉生理狭窄区停留时间较长,所以在舌腭弓、腭垂、会厌舌面、杓状软骨及其皱襞、咽食管交界处的损害多较严重。咽喉灼伤按其损伤程度轻重分为三度。一度灼伤较多见,表现为咽黏膜弥散性充血,然后出现水肿,发生于喉部者多较严重,创面愈合后无瘢痕形成,二度灼伤病变累及黏膜层及肌层,黏膜水肿更为显著,黏膜表面覆有坏死性假膜或痂皮,因其致病原因不同可为白色、黄色或灰色等,三度灼伤最为严重。常见于化学性灼伤(如稀氨溶液、苛性钠)。苛性钠灼伤可致黏膜深度坏死,炎症持久,坏死性假膜需经3~4周才消失。轻者可恢复,但重度灼伤,继脱痂和坏死组织形成之后,后遗瘢痕性结缔组织增生,致并发各种畸形。

**(三)临床表现**

伤后的主要症状为口腔、咽喉疼痛,吞咽痛,咽下困难,流口水等。继有高热、流涎、咳嗽、发音障碍、喘鸣或呼吸困难等症状。化学伤由于化合物的毒性,可有昏睡、失水、高热、休克等,可导致死亡。在儿童伴有吸吮困难及烦躁不安等,此外,可有精神不振、嗜睡、食欲很差、体温增高,并有轻重不等的中毒症状。呼吸困难为喉水肿及咽喉部分泌物潴留,堵塞呼吸道所致,为咽喉灼伤致死的主要原因。呼吸困难多数见于伤后 5～10 小时,在此期间应密切观察,24 小时后未出现呼吸困难,即可认为脱离呼吸困难的危险期。

### (四)检查

可见软腭、腭垂、咽后壁、会厌舌面等处黏膜起泡、糜烂或覆有白膜。化学灼伤后的黏膜有比较典型的表现,误咽碱性物,其呕吐物为黏性、油腻样,含有黏膜碎片。苛性碱作用于组织,溶解和破坏蛋白质,成为凝胶状的肿块,痂皮软而深,为混浊的灰色膜。硝酸灼伤的结痂常呈黄色、褐色或棕色,硫酸致伤则为黑色痂,醋酸和碳酸的痂为白色。碘、稀氨溶液、醋酸中毒时患者常呼出明显的气味。

许多毒物可导致肾脏、肝脏、中枢神经系统的损害及电解质紊乱,表现有肾功能减退、衰竭、出血倾向等。咽灼伤严重的患者,在晚期可引起相应器官的瘢痕狭窄、粘连,出现呼吸和吞咽障碍。

### (五)诊断

根据病史、临床表现及口腔、咽喉检查诊断多无困难。小儿咽喉烫伤有时病史不详,容易误诊,在诊断上应与咽喉部挫伤、白喉、喉气管异物、急性喉梗阻等相鉴别。呼吸道灼伤死亡率很高,应早期诊断,及时治疗,密切注意有无呼吸困难的表现,化学物腐蚀伤余下的毒物和容器应保存送检,有时必须检测呕吐物及尿、粪便中的毒物,以协助诊断。合并食管灼伤者,应早期确诊、治疗,以防食管瘢痕狭窄或闭锁。

### (六)并发症

受伤后的主要症状为疼痛、吞咽痛、咽下困难、流口水等,如伴有喉水肿,将出现呼吸困难。重度灼伤常有发热或中毒症状。许多毒物可导致。肾脏、肝脏、中枢神经系统的损害及电解质紊乱,表现有肾功能减退、衰竭、出血倾向等。咽灼伤严重患者,在晚期可引起相应器官的瘢痕狭窄、粘连,出现呼吸和吞咽障碍。

### (七)治疗

局限于口腔和咽部的一度灼伤,无继发感染,3～5 日后白膜可自行消退,伤口愈合。如二、三度灼伤,或有喉咽、喉部灼伤,应根据具体情况,由有关科室密切协作,采取相应的救治措施。

1.急性期的处理

(1)呼吸困难的处理:并发喉水肿及喉及阻塞者,将危及患者生命,因此,应密切注意有无呼吸困难,以免延误抢救时机。广泛性头、面、颈部三度灼伤,呼吸道有明显灼伤的病例,应在呼吸道梗阻症状出现之前,先行气管切开术。二度以内灼伤,无呼吸阻塞表现者可暂时观察。咽喉烫伤者呼吸困难发生有一定的规律。据报道烫伤愈重,呼吸困难出现愈早。呼吸困难出现在烫伤 12 小时以内的病例,就诊时呼吸困难虽轻,但多属进行性,应早期施行气管切开术。呼吸困难发生在烫伤 12 小时以上者多不至于发展到严重程度,可暂时严密观察。

(2)中和治疗:强酸、强碱所致的咽喉灼伤,在伤后 3～4 小时内就诊者,应视其所服毒物的不同给予中和剂。服强碱者可用食醋、橘子汁、柠檬汁、牛乳、蛋清等中和。对酸类用氢氧化铝凝胶、肥皂水或稀氧化镁乳剂等中和。但忌用碳酸氢钠、碳酸钙中和,防止其产生的二氧化碳使受伤的食管和胃发生破裂。口服毒物较多者,可慎用洗胃,许多学者认为酸碱腐蚀伤洗胃应为禁忌。

(3)抗生素的应用:选用足量广谱抗生素,以预防和控制感染。

(4)肾上腺皮质激素类药物的应用:激素具有抗休克、消除水肿、避免气管切开以及抑制肉芽及结缔组织生长的作用,减少瘢痕性狭窄,其缺点则为易致食管穿孔及使感染扩散。咽喉灼伤宜早期使用,量要足,如口服有困难时可静脉应用。

(5)全身疗法:如保暖、输血、输液抗休克、纠正电解质紊乱等,给予镇静止痛药物、维生素等。

(6)局部治疗:保持口腔清洁。伤口表面喷撒碱式碳酸铋或涂布甲紫等,或吞服橄榄油、液状石蜡油,使伤口干燥,并具有防腐、润滑和保护作用。饭前口服1%普鲁卡因15mL可以缓解吞咽困难,对增加营养、水分及改善全身情况有利。

2.瘢痕狭窄期的处理

伤后1~3周的急性期过后,对咽食管损伤较重者,应继续应用抗生素、激素,并应用阿托品、地巴唑预防痉挛,或行预防性扩张,以避免瘢痕狭窄的出现。轻度瘢痕狭窄可以用扩张术治疗,对扩张无效或多发的、范围广泛的狭窄或闭锁可手术整复。

# 二、咽部贯通伤

咽部贯通伤多发生于战时,如枪伤、炸伤或玻片伤等,损伤范围广,常伴有颈部大血管、颈椎气管或食管的外伤,在战场上大都来不及救治而死亡。

## (一)诊断

### 1.临床表现

因伤口的深浅、范围而定。贯通伤涉及咽腔,一般情况较重,可因频繁咳嗽而使局部疼痛加重,伴有声嘶或失声,常发生大出血、休克和呼吸困难。有时发生吞咽困难。

### 2.检查

首先要注意患者一般情况,如呼吸、脉搏、血压等;咽内部伤至口咽后壁或软腭者,咽部可见出血及血肿,黏膜破裂,悬雍垂黏膜下淤血、肿胀。严重的咽喉开放性外伤者,常可通过伤口见到咽壁及喉内组织。枪伤、炸伤等外伤的范围广泛,常伴有颈部大血管、颈椎、颈段气管或食管外伤。伤口位于颈部大血管附近者,需在准备良好的照明设备及抢救止血器械的前提下慎重检查,否则不可贸然取出伤口内的凝血块或异物,也不宜用探针探查伤口,以免引起致命性大出血。

## (二)治疗

通过迅速而仔细地检查,及时抓住主要矛盾(如出血、休克、窒息、颈椎外伤等),首先进行抢救处理。

### 1.出血的处理

颈部较大的血管受损可发生大出血,紧急处理为指压颈总动脉暂时止血。伤口局部压迫可止血,但应防止填塞物进入咽部引起呼吸困难,待患者一般情况好转后或止血条件具备时,详细检查伤口,查清活动性出血点,较小的血管以血管钳止血并结扎,较大的动静脉裂口可以细丝线缝合,必要时可行血管吻合术。

2.解除呼吸道梗阻

情况紧急时可将气管套管插入伤口或以吸引器导管进入咽腔,吸除呼吸道内的分泌物及血块,保持呼吸道通畅,若外伤范围较广,有喉、胸腹部外伤时应行紧急气管切开术。

3.防治休克

失血过多时,应立即输血、输液,应用强心药等,注意保暖,采取头低脚高位。

4.伤口处理

以生理盐水或过氧化氢反复冲洗伤口,清创缝合,根据解剖学关系应尽可能恢复其结构。咽部黏膜应尽可能对位缝合,缺损较大者可以邻近组织修复,然后分层对位缝合,后期出现咽部瘢痕性狭窄者可经口扩张、激光烧灼、药物注射或咽侧切开整复。

5.营养供给

咽部伤口影响进食者,应插鼻胃管鼻饲流质。

6.异物的处理

表浅易取的异物,或远离主要血管的异物可于术中取出,异物位于大血管附近或异物随颈动脉搏动者应考虑到手术的危险性和复杂性,在充分准备下予以取出。

7.其他

应用抗生素防止感染,预防瘢痕性狭窄,处理并发症等。

# 第二节　咽部异物

咽部异物是耳鼻喉科常见急症之一,易被发现和取出,不致严重后果。但若处理不当,常延误病情,发生严重并发症而尖锐的异物多刺入腭扁桃体或咽侧索,同时腭扁桃体上隐窝亦为多发部位。大而硬、边缘尖锐的异物常嵌顿于梨状隐窝中。而舌根和会厌谷各种类型异物均易嵌顿。儿童鼻咽腔狭窄,也有利于异物存留。

## 一、诊断

### (一)临床表现

1.症状

(1)鼻咽异物较少见。多见于小儿、外伤或手术中的意外。病史多不详,常有鼻阻塞症状,鼻涕带臭味,可并发咽鼓管炎、中耳炎、耳鸣及重听等,检查易疏忽而漏诊。

(2)口咽异物常见。异物多存留于腭扁桃体及其上隐窝、舌根或会厌谷,常为细小的异物。症状因异物种类及刺入部位不同而异,常自觉咽喉刺痛、异物感,吞咽时加剧,患者通常能指出疼痛所在部位。

(3)喉咽异物多见于梨状窝或环后区。症状同口咽异物,因异物较大,多有吞咽困难;刺激喉黏膜,可有发痒、咳嗽,甚至引起喉黏膜水肿、血肿、脓肿等;如阻塞喉入口,可导致喉梗阻。有时因呛咳、吞咽、呕吐等动作使异物被吐出或咽下。

(4)深部异物继发感染时,可出现吞咽疼痛、咽下困难,检查见颈部肿胀、压痛;如已形成脓肿,则有波动感。炎症可经咽后间隙扩展到纵隔,患者有胸背部疼痛,全身症状明显。

2.并发症

有喉水肿、咽颈部脓肿、吸入性肺炎、纵隔炎、败血症、大出血、转移性脑脓肿等严重并发症。咽后壁损伤可并发咽后壁脓肿或环咽部脓肿。枪弹或弹片贯穿咽壁嵌入周围组织,可并发大出血、颈部蜂窝织炎、颈深部脓肿、颈椎骨髓炎、纵隔炎、吸入性肺炎及晚期的脑膜炎。

### (二)诊断要点

患者有咽下异物病史,详细检查咽部,一般可确立诊断。颈部X线透视、摄片和吞钡检查对于检查未发现异物者可作为辅助,以判断有无异物及并发症的存在。

婴幼儿的鼻咽部异物,因长期存留,常发出恶臭及鼻部症状,应做触诊,必要时行电子鼻咽喉镜多可查到异物。口咽部异物一般易于诊断,注意不要遗漏腭扁桃体上隐窝及腭扁桃体下极。喉咽部异物需用间接喉镜或在电子鼻咽喉镜下取出。长期存在的异物,刺入处可能有肉芽生长,异物被包裹或遮盖,遇此情况需详细检查分析,必要时行影像学检查以求确诊。

### (三)鉴别诊断

部分患者开始有刺痛,检查时未见异物,可能是黏膜擦伤所致,此症状一般在24小时后逐渐消退。对于疼痛部位不定,自觉咽部有异物存留,发生数日后来就诊者,应注意与咽异感症或慢性咽炎相鉴别。

## 二、治疗

(1)口咽异物,如扁桃体窝内鱼刺,可用镊子取出。

(2)位于舌根、会厌谷、梨状窝等处异物,可用间接喉镜、纤维喉镜或直接喉镜取出。

(3)若异物穿入咽壁而并发咽后或咽旁脓肿时,经口或颈侧切开排脓,取出异物。

(4)已继发感染者,可应用抗生素控制炎症后再取出异物。

# 第三节  咽狭窄及闭锁

各种原因引起软腭、腭咽弓、舌根与咽后壁粘连、挛缩而使咽部变窄称为咽狭窄,若完全不通,则称为咽闭锁。

## 一、病因

### 1.外伤

咽部重度灼伤,黏膜广泛坏死和溃疡形成,愈合后形成瘢痕性狭窄甚至闭锁。腺样体切除术、扁桃体切除术及鼻咽部肿瘤切除术等咽部手术中,若损伤黏膜及软组织过多,可继发术后瘢痕狭窄。

2.特异性感染

结核、梅毒、硬结病及麻风等均可引起咽部狭窄。

3.先天性异常

多为先天性鼻咽闭锁,常与后鼻孔闭锁并存。

## 二、临床表现

鼻咽狭窄或闭锁患者轻者可无症状,重者表现为鼻阻塞、呼吸困难、张口呼吸、发声时有闭塞性鼻音,睡眠时有鼾声,嗅觉减退,鼻腔分泌物常潴留鼻腔,不易擤出。若咽鼓管阻塞可有听力下降和耳闷等症状。口咽和喉咽狭窄者,常有吞咽和进食困难,呼吸不畅和吐字不清,病程长者有营养不良的表现。

## 三、诊断

经询问病史、临床表现、咽部视诊、鼻咽镜或间接喉镜、纤维鼻咽镜或纤维喉镜,结合 X 线片及碘油造影可明确闭锁范围及程度。电子喉镜可直视狭窄的部位及程度,而影像学(CT 或 MRI)检查可显示狭窄的部位、程度及其与周围组织的关系。疑为特异性感染者,需行血清学、病原学和病理学检查。

## 四、治疗

(1)特异性感染者先治疗原发病,待病情稳定后,再进行手术修复。

(2)根据病情可选用咽部黏膜瓣修复术、舌组织瓣修复术、软腭瓣修复术、胸锁乳突肌皮瓣修复术和颈阔肌皮瓣修复术等手术修复。

# 第十一章　咽的炎性疾病

## 第一节　急性鼻咽炎

急性鼻咽炎是鼻咽部黏膜、黏膜下组织和淋巴组织的急性感染性炎症。本病多为病毒感染，也可由细菌感染引发。在成人与较大儿童多表现为上呼吸道感染的前驱症状，也可继发于急性鼻炎或鼻窦炎。

### 一、诊断要点

#### （一）症状与体征
(1)常有发热、畏寒等上呼吸道感染症状，多呈自限性。

(2)同时可伴有鼻塞、咽痛、鼻咽部干燥和灼热感等症状。

(3)颈部淋巴结肿大并有压痛。

(4)炎症如累及咽鼓管，可并发急性中耳炎，伴有不同程度的耳痛、耳闷胀感以及听力减退。

#### （二）特殊检查
电子鼻咽喉镜检查见鼻咽部黏膜弥漫性充血肿胀，黏(脓)性分泌物增多，并可流入口咽部，附着于咽后壁。儿童常伴有腺样体组织充血肿大，表面附着炎性渗出物。

### 二、鉴别诊断

需与流行性感冒、急性鼻窦炎、急性咽炎以及麻疹、猩红热、百日咳等呼吸道急性传染病等鉴别。

### 三、治疗

(1)如为病毒感染，属于上呼吸道感染的一部分，以对症治疗为主。注意休息，多饮水。鼻塞严重者，可短期应用局部减充血药滴鼻或鼻腔喷雾，疗程不超过5天。对高热者酌情予以解热药，辅以物理降温。

(2)如合并细菌感染，给予口服或静脉应用足量、敏感的广谱抗菌药物进行治疗，疗程一般为5～7天。

(3)如有急性鼻窦炎、急性中耳炎等并发症，应按相关疾病的治疗原则进行处理。

# 第二节　慢性鼻咽炎

慢性鼻咽炎是鼻咽部黏膜、黏膜下组织和淋巴组织的慢性炎症。本病发展缓慢,多为急性鼻咽炎反复发作、鼻腔鼻窦炎性分泌物刺激以及环境粉尘、烟雾和刺激性气体等引起。机体抵抗力下降、内分泌功能障碍、胃肠功能失调等因素也可诱发。

## 一、诊断要点

### (一)症状与体征

主要症状为鼻咽部干燥、不适感,有黏稠分泌物不易咳出,表现为经常清嗓、咳嗽、吸痰,多伴有恶心和作呕,严重者有声嘶、咽痛、头痛、头晕、乏力、消化不良、低热等局部或全身症状。可伴下颌下淋巴结肿大、压痛。

### (二)特殊检查

电子鼻咽喉镜检查见鼻咽部黏膜慢性充血、增生、肥厚,覆以黏稠分泌物或干痂。并可见咽侧索红肿,咽后壁淋巴滤泡增生,有黏(脓)性分泌物自鼻咽部流下。

## 二、鉴别诊断

可与咽囊炎(鼻咽脓肿)相鉴别,后者鼻内镜检查可见咽囊开口,部分患者可有脓性分泌物。

## 三、治疗

(1)找出致病原因或诱因,进行病因治疗最为重要。

(2)增强体质,营养均衡,提高机体抵抗力。

(3)鼻咽部干燥者可应用生理盐水鼻腔冲洗,有助于缓解症状。也可酌情选用中药治疗。

# 第三节　急性腺样体炎

急性腺样体炎是腺样体急性非特异性的炎症,是儿童常见的呼吸道炎症性疾病,以 3～10 岁儿童最为常见,成人因腺样体组织已萎缩、退化,很少罹患此病。

## 一、病因

(1)细菌及病毒的感染是主要病因,与急性扁桃体炎病原体类同。

(2)儿童局部解剖空间狭小,在发病中起有很重要的作用。

(3)着凉、感冒、急性胃肠炎等机体抵抗力下降时易发病。

## 二、临床表现

**1.症状**

多为急性起病,似急性鼻炎,鼻塞、张口呼吸、睡眠可出现打鼾或原有打鼾症状加重,吞咽疼痛,炎症波及咽鼓管或腺样体肿大,影响咽鼓管均可出现耳闷、听力下降,甚至耳痛等症状,严重可引发急性中耳炎。因鼻塞及炎症的影响,可引起急性鼻炎、鼻窦炎,出现相应的症状,如流清涕或脓涕等。患儿可有不同程度的全身症状、发热、食欲缺乏及其他全身症状。

**2.体征**

发热、倦怠、烦躁、进食差,鼻腔可见黏膜充血、水肿、清涕或脓涕,张口呼吸,咽部黏膜可有充血,耳部可见鼓膜充血,严重时鼓室积液等。

**3.辅助检查**

(1)小儿电子鼻咽镜:可见鼻黏膜充血、清或脓涕、腺样体充血、肿胀,表面可覆有渗出物,阻塞后鼻孔,影响咽鼓管咽口等。

(2)鼻咽 X 线侧位片:多提示腺样体肥大。

(3)纯音测听:多提示轻度传导性聋。

(4)声导抗:可有不同程度中耳负压存在,常呈 B 型或 C 型曲线。

## 三、诊断

病史及体征可明确诊断,但要注意是否合并的急性鼻炎、急性咽炎、中耳炎,甚至气管、支气管炎,需有完整诊断,来指导治疗。

## 四、治疗

患儿应注意休息,对症治疗。对于发热、白细胞增高,症状较重的患儿,需选用足量有效抗生素,同时针对不同的并发症采用不同的治疗方法及措施,进食差伴高热患儿需注意维持体液平衡,必要时请小儿科医师共同诊治。

# 第四节 舌扁桃体肥大与悬雍垂过长

## 一、舌扁桃体肥大

舌扁桃体肥大又称慢性舌扁桃体炎。多发生在 40 岁以上,儿童少见,与喜食刺激性食物及烟酒过度有关。病理表现为舌扁桃体淋巴滤泡增生,淋巴细胞、浆细胞增多。本病病因常为舌扁桃体炎及腭扁桃体慢性炎症反复发作。临床上行腭扁桃体切除术后,更易出现舌扁桃体肥大的现象,此被认为是舌扁桃体代偿性增生所致。舌扁桃体肥大还与过度烟酒、好用刺激性食物及发声过度有关。

## （一）诊断要点

症状与体征：

（1）主要为局部刺激症状，如咽部异物感、阻塞感，且舌扁桃体较大时，症状明显。为缓解其症状，患者常做吞咽动作。同时可有刺激性干咳、声嘶症状，说话多时，上述症状可能加重。

（2）如舌扁桃体肥大感染急性发作，则可出现吞咽困难或并发舌根脓肿。

（3）舌扁桃体肥大也可无任何特殊症状，仅在检查口腔时发现舌扁桃体肥大。

（4）可直接用压舌板压迫舌部，或在间接喉镜下检查，可见舌根部有较多颗粒淋巴组织隆起，分布于舌根及两侧，可一侧较大或两侧对称。肥大较重时，可充满会厌谷，并向两侧延伸，甚至可与腭扁桃体下极相连。

## （二）鉴别诊断

### 1.舌甲状腺肿块

多位于舌盲孔与会厌之间的舌根中线上，呈半圆形隆起，表面为正常黏膜覆盖，质地实而有弹性，可行同位素扫描以确定是否为甲状腺组织。

### 2.舌根囊肿

多位于舌盲孔处，为甲状舌管上端发育异常所致，可见舌根正中线上有一半圆形隆起，呈半透明状，质地较软，有波动感，穿刺可抽出液体。

### 3.舌根部恶性肿瘤

舌根部恶性肿瘤多呈团块状，与周围组织边界不清，必要时可行组织病理检验以明确性质。

## （三）治疗

### 1.病因治疗

积极治疗腭扁桃体炎及慢性咽炎等呼吸道疾病。禁烟酒、少吃或不吃刺激性食物。

### 2.药物治疗

在舌扁桃体局部涂抹 5％～10％硝酸银或 1％碘甘油，或用复方硼砂溶液含漱，口服抗生素等，均可缓解其症状。

### 3.手术治疗

舌扁桃体肥大较重并引起明显症状者，可施行舌扁桃体切除术。术前用 1％丁卡因口咽及舌根表面麻醉，可用舌扁桃体切除刀、圈套器或长弯剪刀切除肥大的舌扁桃体。条件允许的情况下也可用低温等离子射频技术行舌扁桃体消融术，具有安全、痛苦小、出血少、疗效好等特点，值得推广。亦可用电凝固术、激光、微波及冷冻等方法进行治疗。

# 二、悬雍垂过长

正常的悬雍垂与舌根不接触，悬雍垂过长是指由于各种原因使悬雍垂变长，与舌根接触。悬雍垂过长的病因多系口咽及扁桃体慢性炎症长期刺激所致；而鼻咽及鼻窦慢性炎症，因其炎性分泌物由后鼻孔流下，刺激悬雍垂，亦可引起悬雍垂过长。上述原因可使悬雍垂发生慢性炎症，悬雍垂肌发生变性，黏膜可水肿并向下垂，致使悬雍垂变长或有增粗，长期刺激可使其纤维化。另外可见先天发育异常者，但极少见。

### （一）诊断要点

（1）多为咽部不适感或异物感，并常有恶心、呕吐，特别是在检查咽部及进食时明显。张大口腔并做深呼吸时（此时软腭上抬，咽峡扩大）异物感可消失，闭口时又出现。

（2）患者还常有阵发性咳嗽和声音改变，咳嗽于平卧时较易发生，多为悬雍垂刺激咽后壁所致。少数患者可无任何症状。

（3）检查：可直接用压舌板压迫舌部，悬雍垂较松弛，细长，有时亦较粗，其末端肥大呈球形，与舌根接触，较长时，软腭上举时也不离开舌根。间接喉镜下可见咽部常有慢性炎症。

### （二）治疗

（1）忌烟酒及刺激性食物。

（2）治疗咽部及鼻部慢性炎症。

（3）对于症状显著者可施行悬雍垂部分切除术。但不可切除过多，以免术后瘢痕收缩，使其过短，又影响软腭功能。

手术方法：悬雍垂根部黏膜下浸润麻醉，用组织钳挟持悬雍垂下端并向前下牵引，在相当于切口处（横行切口）用血管钳钳夹出一印痕，沿此印痕剪去过长部分。切口斜面向后，以免术后进食时刺激创面引起疼痛。如需切除悬雍垂肌，则先切除多余的黏膜，然后钳住肌肉的顶端，向上分离黏膜，肌肉部分切除后，将黏膜切缘盖住肌肉残端缝合。

# 第五节　急性咽炎

急性咽炎是咽黏膜、黏膜下组织及其淋巴组织的急性炎症，是最常见的上呼吸道感染性疾病，可单发，也可继发于急性鼻炎等呼吸道感染。季节交替，秋冬、冬春及寒冷季节多发。

## 一、病因

### 1.病毒感染

以柯萨奇病毒、腺病毒、副流感病毒为主，鼻病毒及流感病毒次之。病毒可通过飞沫以及密切接触传播。

### 2.细菌感染

以链球菌、葡萄球菌及肺炎双球菌为主，其中 A 组乙型链球菌引发感染症状较重。

### 3.物理化学因素

高温、粉尘、刺激性气体等均可诱发急性咽炎。

各种因素间可相互协同，共同作用诱发疾病，另外，烟、酒过度，着凉、疲劳等因素也是发病的重要诱因。此外，某些经呼吸道传播的传染性疾病，如麻疹、猩红热、流感、重症急性呼吸道综合征（SARS）等的前驱症状也可表现为急性咽炎的症状。

## 二、病理

为咽部黏膜的急性炎症改变：表现为咽黏膜的充血、黏膜及黏膜下的水肿、血管的扩张、各种炎症细胞的浸润、腺体分泌亢进、黏膜下淋巴组织、淋巴滤泡的肿大,若为急性化脓性炎症,病理除以上描述外,还可见大量的白细胞浸润、黏膜表现可有渗出物形成等。

## 三、临床表现

多为急性发病,发病初期咽干、咽痒,继而咽痛,多为烧灼感,疼痛的程度可有较大的差别,吞咽时疼痛加重,影响进食,疼痛还可向耳部放散,常因炎症波及喉部而引起急性喉炎,出现声嘶。全身症状一般较轻,多表现为低热、乏力、头痛、食欲差等,少数重症多见于幼儿或老年患者,可出现较重的全身症状,如寒战、高热、恶心、呕吐、全身不适等症状。

局部查体多可见咽部黏膜的急性弥漫性充血、肿胀,咽侧索受累时可见咽侧索肿胀。咽后壁淋巴滤泡可见充血、肿胀,严重时可出现黄白色点状渗出物。悬雍垂及软腭可见水肿,内镜下检查鼻咽部及喉咽部也可呈充血、水肿等表现,部分病例可出现颌下淋巴结肿大。

## 四、并发症

急性咽炎随着炎症的波散可引发邻近器官的炎症,如急性鼻炎、鼻窦炎、急性中耳炎、急性喉炎、气管炎。尤其老人及婴幼儿,甚至可引起下呼吸道的急性炎症性疾病,如急性气管、支气管炎、肺炎、风湿热、败血症等。

## 五、诊断

急性咽炎属常见病,据病史、症状及体征,包括化验室的检查,如血细胞分析、咽部分泌物细菌培养等,都有助于诊断。需注意某些急性传染病,尤其多见于经呼吸道传播的疾病,如麻疹、猩红热、流感等,前期症状可以是急性咽炎的表现,随病情的进展逐渐出现其他症状与体征。疑似该类疾病,需观察病情的发展,完善各项相应的化验检查,以免误诊或漏诊。诊断过程中,还需注意有无出现相关并发症,予以及时、全面诊断。

## 六、治疗

(1)一般嘱患者多休息,多饮水并且进食容易消化食物,注意大便通畅。咽部局部可以使用复方硼砂液或者温生理盐水含漱,碱性含漱剂可以稀释黏稠分泌物。发病初期可以使用碘甘油或者硝酸银涂擦咽壁,以帮助炎症消退。如果炎症累及喉部,可以采用药物雾化吸入疗法。选用激素急性雾化吸入治疗可以改善患者的症状和生命质量。

(2)抗生素治疗:一般首选青霉素,因为其对溶血性链球菌疗效较佳。对于咽喉部黏膜坏死性炎症,最好及时做细菌培养,选择适当的抗生素。首选青霉素,大剂量静脉滴注。或根据药物敏感试验选用相应抗生素。

(3)对于急性坏死性咽炎,可以在口咽局部使用高锰酸钾溶液进行冲洗,但是局部禁止搔刮或者清除坏死组织,避免出现大出血,禁用药物烧灼。

(4)对于过敏所致急性水肿性咽炎,确诊后应静脉注射地塞米松及给予抗组胺药物,可获得缓解并需严密观察呼吸情况。必要时给予吸氧。若已累及喉部,则按喉血管神经性水肿处理。必要时需行气管切开术。

# 第十二章 喉外伤及异物

## 第一节 喉闭合性外伤

喉闭合性外伤包括喉挫伤、软骨骨折及脱位。喉挫伤,又名单纯性喉外伤,属颈前皮肤无伤口的喉部闭合性外伤。引起喉挫伤的原因多系暴力直接打击的结果,如交通事故的撞伤、工伤事故的扎伤、自缢或被扼伤、拳击或钝器的打击伤等。按外力作用的方向可发生不同程度的挫伤。如外力来自侧面,因喉可向对侧移动,伤情较轻,常无骨折,仅出现喉黏膜损伤,环杓关节脱臼,当受到来自正前方的外力撞击时,伤情常较严重,产生甲状软骨中部的纵行骨折,环状软骨后部的骨折和喉内黏膜的损伤。

### 一、诊断

#### (一)临床表现

喉挫伤易致喉黏膜下水肿、血肿、黏膜撕裂、软骨骨折和脱位等。常见的症状:呼吸道阻塞引起呼吸困难和喉喘鸣;发音改变或失音;咳嗽、咯血、颈部疼痛和吞咽疼痛。喉软骨脱位有环甲关节脱位及环杓关节脱位两种:前者甲状软骨下角常位于环甲关节面后方,患侧颈痛可向耳部放射,经过环甲关节的喉返神经经常受损伤而致失音,有些患者虽无喉返神经损伤,仍可发生声音改变;后者则有声嘶、局部疼痛、吞咽困难、甚至呼吸困难、检查可见杓区和杓会厌皱襞肿胀,声带可被隐没,当肿胀消退之后可见杓状软骨向前内移位,声带松弛呈弧形,发音时声门不能紧闭。喉软骨骨折后易有颈部皮下气肿;呼吸道阻塞:触诊有骨折征如甲状软骨喉结或环状软骨弓状突消失;喉腔内有黏膜撕裂。

1.症状

具体因受伤轻重程度的不同而可出现下列症状。

(1)喉痛:患者常感喉部疼痛,有时放射至耳内。

(2)声嘶:声音变嘶哑或失音。

(3)出血:如仅有喉腔黏膜破裂,则出血较少,常为痰中带血;若软骨断裂,伤及血管时可有较严重的咯血。

(4)吞咽困难:每做吞咽动作,患者则感喉痛加剧,亦有因伤及喉咽而发生吞咽困难者。

(5)呼吸困难:如喉部软骨断裂,喉内黏膜有出血、水肿时,均可造成呼吸困难;如出血不止,血液流入下呼吸道,能引起窒息。由于喉外伤的呼吸困难在外伤后48小时达到高峰,故应对喉外伤进行仔细观察并引起重视。

（6）休克：严重的喉挫伤可导致外伤性或者出血性休克。

（7）干咳：喉部闭合伤患者中绝大部分由于黏膜水肿、撕裂、炎症反应等刺激引起刺激性干咳，干咳由于气流的冲击又可加重喉部黏膜的撕裂、水肿而导致恶性循环。

2.体征

查体可见颈部肿胀、压痛、瘀斑伴颈部皮下气肿；喉气管环标志消失；甲状软骨变形。间接喉镜检查发现声带充血、水肿、瘀斑、黏膜下出血伴喉部血肿；一侧声带固定；喉软骨骨折后易有颈部皮下气肿；呼吸道阻塞；触诊有骨折征如甲状软骨喉结或环状软骨弓状突消失；喉腔内有黏膜撕裂。

### （二）辅助检查

1.X 线检查

X 线平片及体层摄片可大致了解气道的情况，但不能明确喉挫伤的性质与程度。

2.间接喉镜检查或者纤维喉镜检查

间接喉镜检查可评价喉返神经功能，并可观察咽、喉情况，是以往进行确诊的一项重要手段，近来则主张用纤维喉镜，因为患者更易适应此项检查，而且视野也更好。应注意观察声带运动功能、气道通畅程度、有无喉内血肿及黏膜撕裂。

3.CT 检查

为早期做出诊断，应及时进行 CT 检查，可提供喉软骨、喉内软组织、喉关节以及喉周软组织等诸多信息，还能清楚显示颈部筋膜间隙，颈动静脉鞘及喉腔、气管、食管等组织结构，准确确定喉、气管损伤的位置、程度和类型。CT 扫描不仅可证实皮下及组织间隙气肿，而且清楚地显示了声门下软组织肿胀、气管旁气肿以及喉外伤的位置和程度，为外伤的处理提供了依据。

### （三）诊断

闭合性喉外伤多见于撞伤、扼颈、砸伤等，根据有明显的喉外伤史、症状及检查所见，诊断不难。颈喉部疼痛、声嘶、喘鸣、呼吸困难和吞咽障碍是喉挫伤的重要症状，应引起注意，而咯血、皮下气肿及喉返神经麻痹是喉内结构挫伤的可靠诊断依据。但有时颈前唯一可见的体征可能只是瘀斑，若不警惕。可能会造成漏诊。因此，凡是有颈部钝性伤伴声嘶、咯血者均应怀疑喉外伤，评价其损伤的程度可根据间接喉镜、纤维喉镜、动态喉镜来观察喉内损伤情况，颈、胸部 X 线可以帮助发现有无喉软骨骨折、气管损伤及气胸等。对于一些严重的喉外伤确定其软骨移位，明确复位范围时喉部 CT 检查有很大的临床实用价值。必要时应尽早手术探查。

## 二、治疗

1.按一般外科挫伤治疗

适于仅有软组织损伤，无咯血、无喉软骨移位或骨折及气道阻塞的喉部外伤。让患者保持安静、颈部制动、进流质或软食、减少吞咽动作。疼痛剧烈者可给予止痛剂、喉黏膜水肿、充血者可给予抗生素及糖皮质激素。严密观察患者呼吸及皮下气肿变化情况，做好气管切开术准备。

## 2.气管切开术

有较明显吸气性呼吸困难者应行气管切开术。极危急情况下可行喉内插管术或环甲膜切开术,但要尽快施行标准的气管切开术。

## 3.直接喉镜下喉软骨固定术

适用于中度喉挫伤、有喉软骨骨折及轻度移位的患者。先行气管切开术,然后行直接喉镜或支撑喉镜检查,将移位的喉软骨复位,最后经喉镜放入塑料或硅胶制的喉模,上端用丝线经鼻腔引出固定,下端经气管造口固定于气管套管。

## 4.喉裂开喉软骨复位术

适用于喉挫伤严重、喉软骨破碎移位、颈部气肿、呼吸困难及直接喉镜下复位固定术失败的患者。先行气管切开术,然后行喉裂开术,将破裂的软骨尽量保留,复位、仔细缝合黏膜。局部组织瓣或会厌、颊黏膜游离黏膜瓣、颈前肌肌膜瓣均可用于修复喉内黏膜缺损。如果一侧杓状软骨完全撕脱并移位,可予以切除。部分杓状软骨撕裂可行复位并用黏膜修复之。将喉软骨骨折进行复位,用钢丝或尼龙线固定,喉内放置喉模,其上端丝线经鼻腔引出,下端经气管切开口引出,并分别加以固定,以扩张喉腔,防止术后喉狭窄的发生。术后8～12周经口取出喉模,继续随访。如有狭窄趋势,可行喉扩张术。

## 5.鼻饲饮食

伤后10d内应给予鼻饲饮食,以减少喉部活动,减轻疼痛及呛咳,以利于创面愈合。

# 第二节　喉开放性外伤

开放性喉外伤指喉部皮肤和软组织破裂,喉气管伤口与外界相通的喉外伤。可伤及喉软骨、软骨间筋膜,穿通喉内,包括切伤、刺伤、炸伤、子弹伤等。开放性喉外伤易累及颈动脉及颈内静脉,发生大出血,枪弹伤则易形成贯穿伤,且可伤及食管及颈椎,战时较多见。

## 一、病因

(1)战时火器伤,包括枪炮伤、弹片及刺刀伤、子弹所致喉部贯通伤等。

(2)工矿爆破事故或车间工作时为碎裂物击伤。

(3)交通事故中,破碎风挡玻璃及铁器等物撞伤。

(4)匕首、砍刀等锐器伤。

(5)精神病患者或自杀者用刀剪等锐器自伤。

## 二、临床表现

### 1.出血

因颈部血运丰富,出血较凶猛,易发生出血性休克。若伤及颈动脉、颈内静脉,因出血难以控制,多来不及救治而立即死亡。

2.皮下气肿

空气可通过喉内及颈部伤口进入颈部软组织内,产生皮下气肿,若向周围扩展,可达面部及胸腹部,向下可进入纵隔,形成纵隔气肿。

3.呼吸困难

其成因:①喉软骨骨折、移位,喉黏膜下出血、肿胀所致喉狭窄、梗阻;②气肿、气胸;③喉内创口出血流入气管、支气管,造成呼吸道阻塞。出血、呼吸困难、休克是开放性喉外伤的三个危机现象,应给予高度重视。

4.声嘶

声带损伤、环杓关节脱位、喉返神经损伤均可导致声嘶乃至失声。

5.吞咽困难

喉痛、咽损伤所致吞咽疼痛,使吞咽难以进行。若伤口穿通咽部、梨状窝或颈部食管,吞咽及进食时则有唾液和食物自伤口溢出,造成吞咽障碍。

6.休克

若伤及颈部大血管,将在极短时间内丢失大量血液而引起失血性休克。

## 三、检查

1.常规检查

患者的意识、呼吸、脉搏、血压等情况。

2.伤口情况

注意观察伤口部位、大小、形态、深浅及数目。如果伤口未与喉、咽相通,则与一般颈部浅表伤口相同。若伤口与咽喉内部相通则可见唾液从伤口流出。由伤口可见咽壁、喉内组织及裸露的血管及神经。伤口内的血凝块及异物不可轻易取出,以免发生大出血。

## 四、治疗

开放性喉外伤作为耳鼻咽喉科的急重症,其处理救治突出一个"急"字。因而在入院后应争分夺秒。抓紧时间重点突出进行检查判断。密切注意呼吸、神志和生命体征的监测,对是否伴有复合伤、大出血、休克、颅脑损伤应心中有数。

处理原则:开放性喉外伤的治疗原则以挽救生命为主。保持呼吸道通畅,快速建立静脉通道,迅速止血和防治休克是救治成功的关键,应及时防止并发症的出现。

治疗方法:具体的治疗方法包括以下几类。

1.止血

颈部血供丰富,有重要的大血管、神经走行。开放性喉外伤患者多伴有严重的血管、神经损伤。对于大出血危及生命的患者,及时止血是抢救成功的第一步,为伤口检查、精细手术修复神经、血管和创伤提供了保证。抢救重症开放性喉外伤患者大出血时,应因地制宜,采用快捷、简便的方法,应详查出血点,迅即采用指压探查、血管钳夹等方法寻找出血点,缝扎或吻合血管。对颈内静脉或者小血管断裂者采用结扎止血。当动脉血管回缩厉害而一时难以寻找时则先行纱布填压。

**2.解除呼吸困难**

在急救中对所有患者的呼吸困难程度均应预先进行估计,对于Ⅲ～Ⅳ度喉阻塞者,均可给予紧急低位气管切开术或环甲膜穿刺术;对已有下呼吸道贯通伤者,先行插管,待全身情况好转后或伤情稳定处理妥当后再于他处低位切开气管,建立呼吸通道。而Ⅰ～Ⅱ度喉阻塞患者根据其他伤情缓急稍推后行低位气管切开术。所有患者使用带气囊硅胶气管导管,以防血液和分泌物下流入肺或下呼吸道分泌物向上污染伤口。目前多数学者主张行气管切开术抢救重症开放性喉外伤患者,也有学者认为对于喉和喉咽部伤势较轻,无明显呼吸困难的患者,手术与否无显著性差异。低位气管切开术不仅能解除呼吸困难,还有利于患者喉咽部伤口休息、气道管理和监护、经气道给药、节省体力等,以促进局部和全身伤势的缓解与愈合,因而治疗性或预防性手术实属必要。对行气管切开术后呼吸困难仍无明显改善者,考虑有合并肺不张、血气胸等可能,可请胸外科紧急会诊,予以胸腔闭式引流、开胸手术等处理。

**3.失血性休克的救治**

患者入院时密切观察生命体征,遇有脉搏快而弱、血压下降、皮肤发冷者多为休克状态。对于休克患者,积极抗休克应放在首要位置,可与大出血止血、呼吸窘迫等急症同时施救。

**4.局部创面的处理**

急救时喉开放性创伤伤口处理是否得当与后遗瘢痕、喉狭窄、咽瘘关系密切。而术前纤维喉镜检查对发现喉、喉咽内隐匿伤口帮助甚大。也有报道,患者外伤侧与喉内裂伤侧不在同侧者。部分患者伤势严重或不具备纤维喉镜检查条件时,急诊颈部 CT 对伤情判断也有较大价值,而且还可同时行其他部位 CT 检查。在全面了解伤情后,即可按部就班、有条不紊地进行创面处理。清创时要注意保留黏膜和软骨,缝合修复中宜仔细对位,尤其是处理喉咽腔内黏膜时更为重要。在关闭创口前经鼻置入胃管,7～10 天的鼻饲饮食可保证伤口的休息和营养的供给。对于软骨创伤严重而简单复位不能支撑喉腔、气管形状时,应以钢丝吻合固定。另外,还需放入直型或 T 型硅胶管,6 个月左右取出。目前镍钛记忆合金支架因其具有形状记忆特性和超弹性,其中裸支架置入喉腔后黏膜可长入网格内,支架与组织相容,起到良好支撑作用,而附膜支架能阻止喉黏膜肉芽向支架内生长 3 个月后便可取出,因而受到推广。若有严重组织缺损时,可利用创面周围组织转位填补,以防畸形或无效腔过大而难以愈合。此外,重点探查喉返、迷走、副神经等有无损伤并显微手术修复可减少术后并发症的发生。对于甲状腺损伤出血可简单予以"8"字缝扎。

**5.抗感染及对症处理**

大剂量敏感抗生素足疗程使用相当重要,严重水肿者可短时应用大剂量糖皮质激素,痰黏稠且量多者使用沐舒坦。

# 第三节　喉烫伤及烧灼伤

喉、气管、支气管黏膜受到强的物理因素刺激或接触化学物质后,引起局部组织充血、水肿,以至坏死等病变,称为喉部与呼吸道烧伤。它包括物理因素所致的喉烧灼伤、喉烫伤、放射损伤及化学物质腐蚀伤。呼吸道烧伤占全身烧伤之 2%～3%。由于声门在热气、有毒烟雾或化学物质刺激下反射性关闭因而上呼吸道烧灼伤较下呼吸道者多见且伤情较重。

## 一、病因

(1)咽、喉与气管直接吸入或喷入高温液体、蒸汽或化学气体。

(2)火灾时吸入火焰、烟尘及氧化不全的刺激物等。

(3)误吞或误吸化学腐蚀剂,如强酸、强碱、酚类等。

(4)遭受战用毒剂如芥子气、氯气等侵袭。

(5)放射线损伤,包括深度 X 线、$^{60}$Co、直线加速器等放射治疗时损伤及战时核武器辐射损伤。

## 二、发病机制

上呼吸道黏膜具有自然冷却能力,可吸收热气中的热能。当上呼吸道受热力损害时,声门可反射性关闭,保护支气管和肺。蒸气在声门反射未出现前即进入下呼吸道,故下呼吸道受损害较重。烧伤后表现为鼻、口、咽、喉及下呼吸道黏膜充血、水肿及坏死,可累及黏膜下层、软骨,引起窒息、肺不张、肺感染。放射性损伤早期有炎症反应,数月后可发生纤维化、放射性软骨炎、软骨坏死。

## 三、临床表现

**1.轻度**

损伤在声门及声门以上。有声音嘶哑、喉痛、唾液增多、咽干、咳嗽多痰、吞咽困难等。检查可见头面部皮肤烧伤,鼻、口、咽、喉黏膜充血、肿胀、水泡、溃疡、出血及假膜形成等。吞食腐蚀剂及热液者可见口周皮肤烫伤,食管、胃黏膜烧灼伤及全身中毒症状。

**2.中度**

损伤在隆突以上。除上述症状外,有吸气性呼吸困难或窒息,检查除轻度烧灼伤所见外,还可有喉黏膜水肿和糜烂,听诊肺呼吸音粗糙,闻及干啰音及哮鸣音。常伴有下呼吸道黏膜烧伤,易遗留喉瘢痕狭窄。

**3.重度**

损伤至支气管,甚至达肺泡。除有上述喉烧伤的表现外,有下呼吸道黏膜水肿、糜烂及溃疡,甚至坏死。患者呼吸急促、咳嗽剧烈,可并发肺炎或膜性喉气管炎,可咳出脓血痰和坏死脱落的气管黏膜。误吞腐蚀剂者可致喉、气管、食管瘘。若烧伤范围广泛,可导致严重而广泛的阻塞性肺不张、支气管肺炎、肺水肿,进而出现呼吸功能衰竭。

## 四、治疗

**1.急救措施**

(1)早期处理:热液烫伤可口含冰块或冷开水漱口、颈部冷敷。强酸、强碱烧伤者应立即用清水冲洗口腔、咽部并采用中和疗法。强酸烧伤者可给予牛奶、蛋清或 2%~5% 苯酚氢钠溶液;强碱烧伤者可给予食醋、1% 稀盐酸或 5% 氯化氨等涂布伤处或吞服、用中和药物雾化吸入。

(2)全身治疗:充分补液,维持水、电解质平衡,吸氧。重度者需行紧急气管插管,也可给予高压氧治疗。纠正休克、保护心肺功能。全身应用抗生素预防感染,糖皮质激素防止呼吸道黏膜水肿。

2.保持呼吸道通畅

(1)上呼吸道阻塞、分泌物多而咳出困难者,为防止窒息,可行气管内插管或气管切开术。

(2)应用解痉药物,以解除支气管痉挛。

(3)每日雾化吸入,气管内滴入抗生素生理盐水,以防气道被干痂阻塞。

3.放置胃管

给予鼻饲饮食,改善营养。在强酸、强碱烧伤时,放置胃管可防止下咽和食管因瘢痕挛缩而封闭。

# 第四节　喉插管损伤

喉插管损伤多发生于全身麻醉、危重患者抢救等需要经口、经鼻行喉气管插管术情况下。因此,近年来此类喉部损伤日渐增加;长期留置鼻饲管亦可造成环后区黏膜损伤。其发病率国内外报道在 10%~60%。

## 一、病因

(1)插管技术不熟练,操作粗暴,声门暴露不清时盲目的强行插入;清醒插管时,表面麻醉不充分,致使患者频频咳嗽或声门痉挛;插管过程中过多地搬动患者头部;插管过浅,气囊压迫声带黏膜;经鼻腔盲目插管时,更易造成喉腔内损伤。

(2)选用插管型号偏大、过长;套管外气囊充气过多。

(3)插管时间久、喉黏膜受压迫、摩擦时间过长。

(4)插管质量不佳,质地过硬,或管壁含有对黏膜有害的成分,压迫、刺激喉气管黏膜。

(5)鼻饲管留置时间过长,摩擦环后区黏膜,造成局部损伤。

(6)患者呕吐物或鼻咽分泌物吸入喉腔,对喉黏膜产生刺激。

(7)患者自身有过敏体质,对外界刺激反应敏感而强烈。

## 二、临床表现

1.溃疡及假膜形成

由于插管损伤乃至撕裂喉黏膜,上皮剥脱并继发感染而形成溃疡,多见于声带后部,位于杓状软骨声带突处,继而发生纤维蛋白及白细胞沉积,形成假膜。表现为喉部不适、声嘶、喉痛、咳嗽及痰中带血。喉镜检查可见喉黏膜水肿、充血、局部溃疡及假膜。

2.肉芽肿

系在上述喉黏膜溃疡及假膜基础上发生炎症及浆细胞浸润,大量成纤维细胞及血管内皮细胞增生而形成的。喉镜检查可见声带突肉芽肿,表面光滑、色灰白或淡红,如息肉样。患者感喉部不适,有异物感,发声嘶哑,经久不愈。若肉芽肿过大,可阻塞声门,引起呼吸困难。

3.环杓关节脱位

患者拔管后即出现声嘶,说话无力,咽部疼痛,且长期不愈。多为一侧脱位,双侧同时脱位者罕见。杓状软骨可向前或向后移位,但以向前并向外侧移位者多见。喉镜检查可见一侧杓状软骨和杓会厌襞充血、水肿,且突出于声门上,掩盖声门的后部。声带运动受限,发声时杓状软骨多不活动,使声门不能完全闭合。

4.声带瘫痪

由于膨胀的气囊位于喉室部而未完全到达气管内,因而压迫喉返神经前支所致。患者术后即出现声嘶。喉镜检查见一侧声带固定于旁正中位。

## 三、治疗

(1)插管术后发现喉黏膜有溃疡及假膜形成时,应嘱患者少讲话,禁烟酒,不要作用力屏气动作。给予抗生素、糖皮质激素等超声雾化吸入。

(2)肉芽肿形成者,有蒂者可于喉镜下钳除;无蒂者可于全麻下行支撑喉镜下切除;若采用纤维内镜或支撑喉镜下激光切除,效果更佳。

(3)环杓关节脱位者,应尽早于间接喉镜下行环杓关节复位术,以免形成瘢痕后不易复位。

(4)声带瘫痪者,可行音频物理疗法并给予神经营养药物,以促进其恢复。长期单侧声带麻痹而声嘶严重者,可考虑行声带注射术或甲状软骨成形声带内移术以改善声嘶症状。

# 第五节　喉异物

咽部异物是耳鼻喉科常见急症之一,易被发现和取出,不致严重后果。但若处理不当,常延误病情,发生严重并发症而尖锐的异物多刺入腭扁桃体或咽侧索,同时腭扁桃体上隐窝亦为多发部位。大而硬、边缘尖锐的异物常嵌顿于梨状隐窝中。而舌根和会厌谷各种类型异物均易嵌顿。儿童鼻咽腔狭窄,也有利于异物存留。

## 一、诊断

### (一)临床表现

1.症状

(1)鼻咽异物较少见。多见于小儿、外伤或手术中的意外。病史多不详,常有鼻阻塞症状,鼻涕带臭味,可并发咽鼓管炎、中耳炎、耳鸣及重听等,检查易疏忽而漏诊。

(2)口咽异物常见。异物多存留于腭扁桃体及其上隐窝、舌根或会厌谷,常为细小的异物。症状因异物种类及刺入部位不同而异,常自觉咽喉刺痛、异物感,吞咽时加剧,患者通常能指出疼痛所在部位。

(3)喉咽异物多见于梨状窝或环后区。症状同口咽异物,因异物较大,多有吞咽困难;刺激喉黏膜,可有发痒、咳嗽,甚至引起喉黏膜水肿、血肿、脓肿等;如阻塞喉入口,可导致喉梗阻。有时因呛咳、吞咽、呕吐等动作使异物被吐出或咽下。

(4)深部异物继发感染时,可出现吞咽疼痛、咽下困难,检查见颈部肿胀、压痛;如已形成脓肿,则有波动感。炎症可经咽后间隙扩展到纵隔,患者有胸背部疼痛,全身症状明显。

2.并发症

有喉水肿、咽颈部脓肿、吸入性肺炎、纵隔炎、败血症、大出血、转移性脑脓肿等严重并发症。咽后壁损伤可并发咽后壁脓肿或环咽部脓肿。枪弹或弹片贯穿咽壁嵌入周围组织,可并发大出血、颈部蜂窝织炎、颈深部脓肿、颈椎骨髓炎、纵隔炎、吸入性肺炎及晚期的脑膜炎。

**(二)诊断要点**

患者有咽下异物病史,详细检查咽部,一般可确立诊断。颈部X线透视、摄片和吞钡检查对于检查未发现异物者可作为辅助,以判断有无异物及并发症的存在。

婴幼儿的鼻咽部异物,因长期存留,常发出恶臭及鼻部症状,应做触诊,必要时行电子鼻咽喉镜多可查到异物。口咽部异物一般易于诊断,注意不要遗漏腭扁桃体上隐窝及腭扁桃体下极。喉咽部异物需用间接喉镜或在电子鼻咽喉镜下取出。长期存在的异物,刺入处可能有肉芽生长,异物被包裹或遮盖,遇此情况需详细检查分析,必要时行影像学检查以求确诊。

**(三)鉴别诊断**

部分患者开始有刺痛,检查时未见异物,可能是黏膜擦伤所致,此症状一般在24小时后逐渐消退。对于疼痛部位不定,自觉咽部有异物存留,发生数日后来就诊者,应注意与咽异感症或慢性咽炎相鉴别。

## 二、治疗

(1)间接喉镜或纤维喉镜下取出术:适用于异物位于喉前庭以上,能合作的患者。喉黏膜表面麻醉后,间接喉镜下取出异物,细小异物亦可在纤维喉镜下取出。

(2)直接喉镜下取出术:成人、少儿均可采用。可给予全身麻醉,术前禁用镇静剂,因其可抑制呼吸、导致通气不足加重呼吸困难。

(3)异物较大、气道阻塞严重、有呼吸困难的病例,估计难以迅速在直接喉镜下取出时,可先行气管切开术,待呼吸困难缓解后,施行全身麻醉,再于直接喉镜下取出。

(4)喉异物取出后,应给予抗生素、糖皮质激素雾化吸入以防止喉水肿、支气管炎、肺炎的发生。

# 第十三章 喉炎性疾病

## 第一节 喉部急性炎性疾病

### 一、急性会厌炎

急性会厌炎是一种特殊的、主要累及喉部声门上区的会厌及其周围组织(包括会厌谷、杓会厌襞等)的急性炎症病变,以会厌高度水肿为主要特征。可分急性感染性会厌炎和急性变态反应性会厌炎二类。

#### (一)急性感染性会厌炎

急性感染性会厌炎为以会厌为主的声门上区喉黏膜急性非特异性炎症。Woo 利用纤维喉镜观察,炎症不仅累及会厌,同时或多或少地波及声门上区各结构,因此称为"急性声门上喉炎"。成人、儿童皆可发生,男性多于女性,男女之比(2~7):1,早春、秋末发病者多见。

1.病因

(1)细菌或病毒感染:最常见的原因,以 B 型嗜血流感杆菌最多,血培养阳性率儿童为 80%~90%,成人为 16%~70%。身体免疫力降低,喉部创伤、年老体弱者均易感染细菌而发病。其他常见的致病菌有金黄色葡萄球菌、链球菌、肺炎双球菌、奈瑟卡他球菌、类白喉杆菌等,也可与病毒混合感染,如呼吸道合胞病毒、鼻病毒及 A 型流感病毒。各种致病微生物可由呼吸道吸入,也可由血行感染,或由邻近器官蔓延。

(2)创伤、异物、刺激性食物、有害气体、放射线损伤:这些都可引起声门上黏膜的炎性病变。

(3)邻近病灶蔓延:如急性扁桃体炎、咽炎、口腔炎、鼻炎等蔓延而侵及声门上黏膜。亦可继发于急性传染病后。

2.病理

声门上区如会厌舌面与侧缘、杓会厌襞、声门下区等黏膜下结缔组织较疏松,炎症常从此处开始,引起会厌高度的充血肿胀,有时可增厚至正常的 6~10 倍。炎症逐渐延及杓状软骨或室带,严重可向杓会厌皱襞、咽侧邻近组织及颈前软组织蔓延。因声带黏膜附着声带黏膜下层较紧,故黏膜下水肿常以声带为界,声门上区炎症一般不会向声门下扩展。

病理组织学的改变可分 3 型:

(1)急性卡他型:黏膜弥散性充血、水肿,有单核及多形核细胞浸润,会厌舌面之黏膜较松弛,肿胀更明显,可增厚到正常的 6～10 倍。

(2)急性水肿型:会厌显著肿大如圆球状,间质水肿,炎性细胞浸润增加,局部可形成脓肿。

(3)急性溃疡型:较少见,病情发展迅速而严重,病菌常侵及黏膜下层及腺体组织,可发生化脓、溃疡。血管壁如被侵蚀,可引起糜烂出血。

3.临床表现

(1)症状

①发病情况:起病急骤,常在夜间突然发生,病史很少超过 6～12 小时。多数患者入睡时正常,半夜突感咽喉疼痛或呼吸困难而惊醒。

②畏寒、发热:成人在发病前可出现畏寒发热,多数患者体温在 37.5～39.5℃,少数可达40℃以上。患者烦躁不安,精神萎靡不振,全身乏力。发热程度与致病菌的种类有关,如为混合感染,体温大多较高。幼儿饮水时呛咳、呕吐。

③咽喉疼痛:为其主要症状,疼痛剧烈,吞咽时加重。

④吞咽困难:吞咽动作或食团直接刺激会厌,导致咽喉疼痛,口涎外流,拒食。疼痛时可放射至下颌、颈、耳或背部。如会厌及杓状软骨处黏膜极度肿胀,可发生吞咽困难。

⑤呼吸困难:因会厌黏膜肿胀向后下移位,同时杓状软骨、杓会厌襞、咽后壁等处黏膜也水肿,使喉入口明显缩小,阻塞声门而出现吸气性呼吸困难。如病情继续恶化,可在 4～6 小时内突然因喉部黏痰阻塞而发生窒息。患者虽有呼吸困难,但发音多正常,声音低钝、含糊,很少发生嘶哑。

⑥昏厥、休克:患者可在短时间内出现昏厥或休克,表现为呼吸困难、精神萎靡、体弱、四肢发冷、面色苍白、脉快而细、血压下降等。因此要密切观察,做好抢救准备,一旦出现上述情况,应立即抗休克治疗。

⑦颈淋巴结肿大:一侧或两侧颈深淋巴结肿大、压痛,有时向耳部放射。

(2)检查

①喉外部检查:先观察颈部外形,再进行触诊。急性会厌炎严重者炎症可向邻近组织扩散,出现颈前皮下红肿、甲状舌骨膜处压痛。一侧或两侧颈深上群淋巴结肿大伴压痛。手指触压颈部舌骨和甲状软骨上部时压痛明显。

②咽部检查:由于幼儿咽短、会厌位置较高,张大口时稍一恶心,约 30％可见红肿的会厌。压舌根检查时宜轻巧,尽量避免引起恶心,以免加重呼吸困难而发生窒息。切勿用力过猛,以免引起迷走神经反射发生心跳停止。卧位检查偶可引起暂时窒息。

③间接喉镜检查:可见会厌舌面弥散性水肿,重者如球形,如有脓肿形成,常于会厌舌面的一侧肿胀,急性充血,表面出现黄色脓点。室带、杓状突黏膜充血肿胀。由于会厌明显肿胀,使声带、声门无法看清。

④硬质喉内镜或纤维喉/电子镜检查:一般可以看到会厌及杓状软骨,检查时应注意吸痰、吸氧,减少刺激。最好在有立即建立人工气道的条件下进行,以防意外。

⑤实验室检查:白细胞总数增加,常在 1.0 万～2.5 万/mm³,中性粒细胞增多,有核左移现象。

⑥影像学检查:必要时可行影像学检查,CT 扫描可显示会厌等声门上结构肿胀,喉咽腔

阴影缩小,界线清楚,喉前庭如漏斗状缩小,会厌谷闭塞。CT 扫描还有助于识别有无脓肿形成。

4.诊断

对急性咽痛、吞咽时疼痛加重,口咽部检查无特殊病变,或口咽部虽有炎症但不足以解释其症状者,应考虑到急性会厌炎,应行间接喉镜检查。咽痛和吞咽困难是成人急性会厌炎最常见的症状,呼吸困难、喘鸣、声嘶和流涎在重症患者中出现。成人急性会厌炎亦有缓慢型和速发型之分。呼吸道梗阻主要见于速发型,在病程早期出现,一般在起病后 8 小时内。可危及生命,因而早期诊断十分重要。

5.鉴别诊断

此病易与其他急性上呼吸道疾病混淆,必须与以下疾病鉴别。

(1)急性喉气管支气管炎:多见于 3 岁以内的婴幼儿,常先有轻微咳嗽,随后出现哮吼性干咳、喘鸣、声音嘶哑及吸气性呼吸困难。检查可见鼻腔、咽部和声带黏膜充血,声门下及气管黏膜亦显著充血肿胀,会厌及杓状软骨正常。

(2)喉白喉:常见于儿童,约占白喉的 20%,起病较缓慢,全身中毒症状较重,常有"空空"声咳嗽,进行性呼吸困难,声嘶或失声。白喉杆菌外毒素可致上皮坏死,白细胞浸润,渗出的大量纤维蛋白和细菌一起在咽喉部形成片状灰白色白膜,不易擦去,强行剥离易出血。颈部淋巴结有时肿大,重者呈"牛颈"状。咽喉部拭子涂片及培养可找到白喉杆菌。

(3)会厌囊肿:发病缓慢,无咽痛、无全身症状。检查会厌无炎症或水肿表现,多见于会厌舌面。会厌囊肿合并感染时,局部有脓囊肿表现。

6.治疗

成人急性会厌炎较危险,可迅速发生致命性呼吸道梗阻。欧美国家均将急性会厌炎患者安置在监护病房内观察和治疗,必要时行气管切开或气管插管取半坐位。治疗以抗感染及保持呼吸道通畅为原则。门诊检查应首先注意会厌水肿程度、声门大小和呼吸困难程度等。患者应急诊收入住院治疗,床旁备置气管切开包。

(1)控制感染

①使用足量强有效的抗生素和糖皮质激素:一旦确诊为急性会厌炎,应首先选择足量的糖皮质激素,可在第一时间予以肌内注射地塞米松 5~10mg,应用黏膜表面激素、布地奈德混悬液 2mg 雾化吸入,快速建立静脉输液通路后,持续使用激素静脉滴注。因其致病菌常为 B 型嗜血流感杆菌、葡萄球菌、链球菌等,故首选头孢类抗生素。

②局部用药:局部用药的目的是减轻水肿、保持气道湿润、稀化痰液及消炎。用喷雾器喷入咽喉部或氧气、超声雾化吸入,每日 2 次。

③切开排脓:如会厌舌面脓肿形成,可在吸氧、保持气道通畅的前提下,切开引流。体位多采用仰卧头低位。感染病灶尚未局限时,不可过早切开,以免炎症扩散。不能合作者应用全麻,成人可用表面麻醉。

(2)保持呼吸道通畅:建立人工气道(环甲膜切开、气管切开或气管插管)是保证患者呼吸道通畅的重要方法,应针对不同患者选择不同方法。有下述情况者,应考虑行气管切开术:

①起病急骤,进展迅速,且有Ⅱ度以上吸气性呼吸困难者。

②病情严重,咽喉部分泌物多,有吞咽功能障碍者。

③会厌或杓状软骨处黏膜高度充血肿胀,经抗炎给氧等治疗,病情未见好转者。

④年老体弱、咳嗽功能差者。

出现烦躁不安、发绀、三凹征、肺呼吸音消失,发生昏厥、休克等严重并发症者应立即进行紧急气管切开术。

实施气管切开术时,注意头部不宜过于后仰,否则可加重呼吸困难或发生窒息。因会厌高度肿胀,不易插管。进行气管切开也有一定危险,在有限的时间内也须做好充分准备。环甲膜位置表浅而固定,界限清楚,对于严重呼吸困难高龄的喉下垂,颈短肥胖,并有较重的全身性疾病的患者,选用环甲膜切开具有快速、反应轻等优点。

(3)其他:保持水、电解质酸碱平衡,注意口腔卫生,防止继发感染,鼓励进流汁饮食,补充营养。

## (二)急性变态反应性会厌炎

1.病因

急性变态反应性会厌炎属Ⅰ型变态反应,当抗原进入机体后,产生相应的 IgE 抗体,再次接触相同的抗原时,发生肥大细胞和嗜碱细胞脱颗粒,释放大量血管活性物质,引起血管扩张,通透性增加。抗原多为药物、血清、生物制品或食物。药物中以青霉素最多见,阿司匹林、碘或其他药物次之;食物中以虾、蟹或其他海鲜多见,个别人对其他食物亦有过敏。多发生于成年人,常反复发作。

2.病理

会厌、杓会厌襞,甚至杓状软骨等处的黏膜及黏膜下组织均高度水肿,有时呈水泡状,黏膜苍白增厚,甚至增厚达正常的 6～7 倍。活体组织检查可见黏膜水肿、增厚,嗜酸性粒细胞浸润,其基底膜破坏,嗜碱性粒细胞和肥大细胞增多。

3.临床表现

(1)症状:发病急,常在用药 0.5 小时或进食 2～3 小时内发病,进展快。主要症状是喉咽部堵塞感和说话含混不清,但声音无改变。无畏寒发热,亦无疼痛或压痛,全身检查多正常。间接喉镜、硬喉内镜和纤维/电子喉镜检查可见会厌明显肿胀。本病虽然症状不很明显,但危险性很大,有时在咳嗽或深吸气后,甚至患者更换体位时,水肿组织阻塞声门裂,突然发生窒息,抢救不及时可致死亡。

(2)体征:检查可见会厌水肿明显,有的成圆球状,颜色苍白,组织疏松。杓会厌襞以及杓状软骨处亦多呈明显水肿肿胀。声带及声门下组织可无改变。

4.辅助检查

实验室检查可见:末梢血或会厌分泌物涂片检查嗜酸性粒细胞增多至 3％～7％,其他血细胞均正常;变应原皮内试验多呈阳性。

5.诊断

询问有无变态反应性疾病的过去史和家族史。诊断不难,但症状不典型时易漏诊或误诊(表 13-1)。

表 13-1　急性感染性会厌炎与急性变态反应性会厌炎的鉴别诊断

| 鉴别点 | 急性感染性会厌炎 | 急性变态反应性会厌炎 |
|---|---|---|
| 病因 | 细菌或病毒感染 | 过敏反应 |
| 症状 | 喉部疼痛 | 喉部堵塞感 |
| 压痛 | 舌骨及甲状软骨处有压痛 | 无压痛 |
| 体温 | 升高 | 正常 |
| 实验室检查 | 白细胞总数增多 | 白细胞总数正常或略低 |
|  | 中性粒细胞增多 | 嗜酸性粒细胞增多 |
| 局部检查 | 会厌红肿 | 会厌水肿 |
| 治疗 | 抗生素为主 | 糖皮质激素为主 |
| 预后 | 积极抗感染治疗,预后较好 | 可突然窒息,抢救不及时可致死亡 |

6.治疗

首先进行抗过敏治疗,成人皮下注射 0.1％肾上腺素 0.1～0.2mL,同时肌内注射或静脉滴注氢化可的松 100mg 或地塞米松 10mg,或氟美松 5mg。会厌及杓会厌襞水肿非常严重者,应立即在水肿明显处切开 1～3cm,减轻水肿程度。治疗中及治疗后应密切观察。1 小时后,若堵塞症状不减轻或水肿仍很明显,可考虑作预防性气管切开术。因声门被四周水肿组织堵塞而较难找到,可用喉插管或硬管支气管镜使气道通畅,也可选择紧急气管切开术或环甲膜切开术,如窒息应同时进行人工呼吸。

7.预防及预后

采用嗜血流感杆菌结合菌苗接种可有效地预防婴幼儿急性会厌炎及其他嗜血流感杆菌感染疾病(脑膜炎、肺炎等)。

预后与患者的免疫力、感染细菌的种类及治疗方法密切相关。如能及时诊断、治疗,一般预后良好。

# 二、急性喉炎

急性喉炎,指以声门区为主的喉黏膜的急性弥漫性卡他性炎症,亦称急性卡他性喉炎,是呼吸道常见的急性感染性疾病之一,占耳鼻咽喉头颈外科疾病的 1％～2％。

## (一)病因

1.成人急性喉炎

(1)感染:为其主要病因,多发于受凉感冒后,在病毒感染的基础上继发细菌感染。常见感染的细菌有金黄色葡萄球菌、溶血性链球菌、肺炎双球菌、卡他莫拉菌、流感杆菌等。成人急性喉炎分泌物培养卡他莫拉菌阳性率为 50％～55％,嗜血流感杆菌阳性率为 8％～15％。

(2)喉创伤:吸入有害气体(如氯气、氨、硫酸、硝酸、二氧化硫、一氧化氮等)及过多的生产性粉尘,可引起喉部黏膜损伤,导致炎性物质渗出,使喉部黏膜肿胀、充血。有报道空气中灰尘、二氧化硫、一氧化氮浓度高的地区急性喉炎发病率较其他地区高。如异物或器械直接损伤喉部黏膜,黏膜组织可水肿。

(3)职业因素:如使用嗓音较多的教师、演员、售货员等,发声不当或用嗓过度时,该病发病率常较高。

(4)其他:烟酒过多、受凉、疲劳致机体抵抗力降低易诱发急性喉炎。空气湿度突然变化,室内干热也为诱因。有研究认为该病还与地区及种族因素有关。

2.小儿急性喉炎

(1)常继发于急性鼻炎、咽炎。大多数由病毒引起,最易分离的是副流感病毒,占 2/3。此外,还有腺病毒、流感病毒、麻疹病毒等。病毒入侵之后,为继发细菌感染提供了条件。感染的细菌多为金黄色葡萄球菌、乙型链球菌、肺炎双球菌等。

(2)小儿营养不良、抵抗力低下、变应性体质、牙齿拥挤重叠,以及存在上呼吸道慢性病,如慢性扁桃体炎、腺样体肥大、慢性鼻炎、慢性鼻窦炎,极易诱发喉炎。

(3)小儿急性喉炎亦可为流行性感冒、肺炎、麻疹、水痘、百日咳、猩红热等急性传染病的前驱症状。

(二)临床表现

1.成人急性喉炎

(1)声嘶:是急性喉炎的主要症状,多突然发病,轻者发声时音质失去圆润和清亮,音调变低、变粗,响度降低。重者发声嘶哑,发声困难,甚至仅能耳语或完全失声。

(2)喉痛:患者喉部及气管前有轻微疼痛,咳嗽或发声时喉痛加重,另可伴有喉部不适、干燥、异物感,咳嗽时可加剧。

(3)咳嗽及喉分泌物增多:起初干咳无痰,呈痉挛性,夜间明显。稍晚伴有细菌感染时则有黏脓性分泌物,因较稠厚,常不易咳出,黏附于声带表面而加重声嘶。

(4)全身症状:一般成人全身症状较轻,小儿较重。重者可有畏寒、发热、疲倦、食欲缺乏等症状。

(5)鼻炎、咽炎症状:因急性喉炎多为急性鼻炎或急性咽炎的下行感染,故常有鼻、咽的相应症状。

2.小儿急性喉炎

(1)起病较急,多有发热、声嘶、咳嗽等。

(2)早期以喉痉挛为主,声嘶多不严重,表现为阵发性犬吠样咳嗽或呼吸困难,继之有黏稠痰液咳出,屡次发作后可能出现持续性喉阻塞症状,如哮吼性咳嗽,吸气性喘鸣。也可突然发病,小儿夜间骤然重度声嘶、频繁咳嗽、咳声较钝。

(3)严重者吸气时有锁骨上窝、肋间隙、胸骨上窝及上腹部显著凹陷,面色发绀或烦躁不安,呼吸变慢,10~15 次/分,晚期则呼吸浅快。如不及时治疗,进一步发展,可出现发绀、出汗、面色苍白、呼吸无力,甚至呼吸循环衰竭、昏迷、抽搐、死亡。

(三)诊断

1.成人急性喉炎

根据病史及喉镜所见,诊断不难。

2.小儿急性喉炎

根据病史、发病季节及特有症状,如声嘶、喉喘鸣、犬吠样咳嗽声、吸气性呼吸困难,可初步诊断。对较大年龄能配合的小儿可行间接喉镜检查。如有条件可行纤维喉镜或电子喉镜检查,观察清醒、自然状态下的喉黏膜和声带活动等可确定诊断。血氧饱和度监测对病情判断亦有帮助。

### (四)治疗

1.成人急性喉炎

(1)及早使用足量广谱抗生素,充血肿胀显著者加用糖皮质激素。

(2)给氧、解痉、化痰,保持呼吸道通畅,可用水氧超声雾化,吸入或经鼻给氧。黏膜干燥时,加入薄荷、复方安息香酊等。0.04％地喹氯铵气雾剂喷雾。

(3)声带休息:不发声或少发声。

(4)护理和全身支持疗法:随时调节室内温度和湿度,保持室内空气流通,多饮热水,注意大便通畅,禁烟、酒等。

2.小儿急性喉炎

(1)治疗的关键是解除喉阻塞,及早使用有效、足量的抗生素控制感染。同时给予糖皮质激素,常用泼尼松口服,1~2mg/(kg·d);地塞米松肌内注射或静脉滴注 0.2~0.4mg/(kg·d),布地奈德混悬剂 2mL 吸入。有研究报道单纯使用多种抗生素治疗的 64 例小儿急性喉炎中,10 例(15.6％)需做气管切开术,而加用糖皮质激素的 87 例中,仅 5 例(5.7％)需行气管切开术。

(2)给氧、解痉、化痰,保持呼吸道通畅,可用水氧、超声雾化吸入或经鼻给氧。若声门下有干痂或假膜及黏稠分泌物,经上述治疗呼吸困难不能缓解,可在直接喉镜下吸出或钳出。

(3)对危重患者应加强监护及支持疗法,注意全身营养与水电解质平衡,保护肺功能,避免发生急性心功能不全。

(4)安静休息,减少哭闹,降低耗氧量。

(5)重度喉阻塞或经药物治疗后喉阻塞症状未缓解者,应及时做气管切开术。

# 第二节　喉部慢性炎性疾病

## 一、慢性喉炎

慢性喉炎是指喉部黏膜的非特异性病菌感染所引起的慢性炎症。本病是最常见的喉科疾病之一,主要表现为双侧声带黏膜炎性病变,发病率有增加趋势。根据病变程度、特性的不同,一般可分为慢性单纯性喉炎、慢性萎缩性喉炎和慢性增生性喉炎。

### (一)慢性单纯性喉炎

慢性单纯性喉炎,是主要发生在喉黏膜的慢性非特异性炎性病变,可累及黏膜下组织,临床常见,多见于成人。

1.病因

(1)鼻炎、鼻窦炎、慢性扁桃体炎、慢性咽炎等邻近部位炎症直接向喉部蔓延或炎性分泌物的刺激,下呼吸道分泌物的刺激也是常见的病因,在慢性喉炎的发病中起重要作用。

(2)鼻腔阻塞,张口呼吸,使咽喉黏膜易干燥、充血。

(3)有害气体(如氯气、氨、硫酸、硝酸、二氧化硫、一氧化氮等)及烟、酒、灰尘等长期刺激。

(4)胃食管咽反流及幽门螺杆菌感染。

(5)用声过多或发音不当。

(6)全身性疾病如糖尿病、肝硬化、心脏病、肾炎、风湿病、内分泌紊乱等使全身免疫力下降。

2.病理

喉黏膜血管扩张,炎细胞浸润,上皮及固有层水肿及以单核细胞为主的炎性渗出。继而黏膜肥厚,腺体肥大。多数患者喉内肌亦呈慢性炎症。黏液腺受刺激后,分泌物增加,有较稠厚的黏痰。

3.临床表现

(1)症状

①不同程度的声音嘶哑为其主要症状,初为间歇性,逐渐加重成为持续性,如累及环杓关节,则在晨起或声带休息较久后声嘶反而显著,但失声者甚少。

②喉部微痛及紧缩感、异物感等,常做干咳以缓解喉部不适。

(2)体征:间接喉镜检查可见喉黏膜弥散性充血,两侧对称。声带失去原有的珠白色而呈浅红色,声带表面常见扩张的小血管,与声带游离缘平行。黏膜表面可见有稠厚黏液,常在声门间形成黏液丝。杓间区黏膜充血增厚,在发音时声带软弱,振动不协调,两侧声带闭合不好。

根据病变的轻重不同,电声门图和动态喉镜检查可出现相应的改变:电声门图(EGG)在声带病变较轻时可保持基本波形,声带慢性充血时可见闭相延长,开相缩短。动态喉镜又称喉闪光镜或频闪喉观察仪,在声带水肿时振幅、黏膜波、振动关闭相可增强,对称性和周期性不定。

4.诊断及鉴别诊断

根据上述症状及体征可做出诊断,但应考虑鼻、咽、肺部及全身情况,查出病因。对声嘶持续时间较长者,应与喉结核、早期喉癌等鉴别,必要时行纤维/电子喉镜检查或活检。

5.治疗

(1)积极治疗鼻炎、鼻窦炎、咽炎、肺部及全身疾病,对发音不当者,可进行发音训练。

(2)局部使用抗炎药物。

(3)改变不良的生活习惯,去除刺激因素,包括戒除烟酒、声休。

(4)氧气或超声雾化吸入,黏膜表面激素雾化,必要时加用抗生素。

(5)直流电药物离子(碘离子)导入或音频电疗、超短波、直流电或特定电磁波等治疗。

(6)发声矫治包括有声练习和发声练习等,不少国家具有专业语言矫治师、言语疾病学家进行矫治。

（7）有胃食管咽反流者,成人给予:①西咪替丁 0.8g 静脉滴注 4 次/天;②奥美拉唑 20mg 睡前服用;③西沙必利 5～10mg,3 次/天。剂量可酌情增减。

6.预防

（1）锻炼身体,增强体质,提高对外界气候的适应能力。

（2）积极治疗全身疾病。

（3）注意休息,尤其是嗓音休息。

### （二）慢性萎缩性喉炎

萎缩性喉炎亦名干性喉炎或臭喉症,因喉黏膜及黏液腺萎缩,分泌减少所致。中老年女性多见,经常暴露于多粉尘空气中者更为严重。

1.病因

分为原发性和继发性两种。

（1）原发性:目前病因仍不十分清楚,多数学者认为是全身疾病的局部表现,可能与内分泌紊乱、自主神经功能失调、维生素及微量元素缺乏或不平衡有关。或因各种原因导致黏膜及黏膜下组织营养障碍,分泌减少。

（2）继发性:多为萎缩性鼻炎、萎缩性咽炎、咽喉部放疗及长期喉部炎症引起。也可为 Sjogren 综合征的一部分。

2.病理

喉黏膜及黏膜下层纤维变性,黏膜上皮化生,柱状纤毛上皮渐变为复层鳞状上皮,腺体萎缩,分泌减少,加之喉黏膜已无纤毛活动,故分泌液停滞于喉部,经呼吸空气蒸发,可变为脓痂。除去痂皮后可见深红色黏膜,失去固有光泽。可有浅表的糜烂或溃疡。病变向深层发展可引起喉内肌萎缩。炎症向下发展可延及气管。

3.临床表现

（1）症状

①喉部有干燥不适,异物感,胀痛。

②声嘶,因夜间有脓痂存留,常于晨起时较重。

③阵发性咳嗽为其主要症状。分泌物黏稠、结痂是引起阵发性咳嗽的原因,常咳出痂皮或稠痰方停止咳嗽,咳出的痂皮可带血丝,有臭气。咳出脓痂后声嘶稍有改善,但常使喉痛加剧。

（2）检查:间接喉镜检查可见喉黏膜慢性充血、发干,喉腔增宽,黄绿色脓痂常覆于声带后端、杓间区及喉室带等处,去除后可见喉黏膜呈深红色,干燥发亮如涂蜡状。如喉内肌萎缩,声带变薄、松弛无力,发音时两侧闭合不全,故发声漏气,声音沙哑,说话费力。少数患者气管上端亦显相同病变。继发于萎缩性鼻炎、咽炎者可见鼻腔、咽腔增宽,黏膜干燥。也可进一步用纤维喉镜、电子喉镜或频闪喉镜观察。

4.诊断

根据以上特点,常易诊断,但应积极寻找病因。

5.治疗

一般治疗可予碘化钾 30mg,3 次/天,或氯化钾口服,刺激喉黏液分泌,减轻喉部干燥。蒸气雾化或用含有芳香油的药物,口服维生素 A、维生素 E、维生素 $B_2$ 等。有痂皮贴附时可在喉镜下湿化后取出。

### (三)慢性增生性喉炎

慢性增生性喉炎,为喉黏膜一种慢性炎性增生性疾病。

1.病因

病因与慢性单纯性喉炎相同,多由慢性单纯性喉炎演变发展。有人认为慢性喉炎,尤其是增生性喉炎可能与 EB 病毒、单纯疱疹病毒和肺炎支原体的感染有关。

2.病理

黏膜上皮不同程度增生或鳞状化生、角化,黏膜下淋巴细胞和浆细胞浸润,喉黏膜明显增厚,纤维组织增生、玻璃样变性导致以细胞增生为主的非炎性病变。增生性改变可为弥散性或局限性。

3.临床表现

(1)症状:同慢性喉炎,但声嘶较重而咳嗽较轻,急性或亚急性发作时喉痛明显。

(2)体征:除慢性喉炎的表现外,喉黏膜广泛增厚,杓状软骨处黏膜及杓会厌襞常增厚,以杓间区显著,其中央部隆起或呈皱褶,常有稠厚的黏液聚集。声带充血,边缘圆厚,表面粗糙不平,可呈结节状或息肉样。如病变发展至声门下区,两侧声带后端靠拢受阻而出现裂隙。室带亦常肥厚,粗糙不平,有时轻压于声带上,掩蔽声带。

4.辅助检查

电声门图多表现为闭相延长,开相缩短。动态喉镜观察可见对称性和周期性差,严重者振幅和黏膜波消失,声带闭合差。

5.诊断及鉴别诊断

根据以上症状和体征,一般诊断不难,但应与喉癌、梅毒、结核等鉴别,活检有助于鉴别。

6.治疗

治疗原则同慢性喉炎。对声带过度增生的组织早期可加用直流电药物离子(碘离子)导入或音频电疗,局部理疗有助于改善血液循环、消炎、软化消散增生组织。重者可在手术显微镜下手术或激光烧灼、冷冻治疗,切除肥厚部分的黏膜组织,但注意勿损伤声带肌。

### (四)反流性咽喉炎

反流性喉炎,以往称为酸性喉炎,是因食管下端括约肌短暂松弛,导致含有胃酸的胃液向食管反流达到喉部所致,可能与胃酸的直接刺激和通过迷走神经反射引起慢性咳嗽有关。

1.病因

(1)直接刺激:反流液直接刺激咽喉黏膜引起损伤及不适主诉。正常的喉部上皮中具有保护作用的物质在喉咽反流患者中缺失,共同减弱了黏膜防御机制。同时,咽部黏膜缺乏食管的运动廓清能力及唾液中和作用,故较后者明显对反流刺激更敏感。

(2)迷走反射:反流的物质可以刺激远端食管,引起迷走反射,引发的慢性咳嗽和清嗓可以对声带黏膜造成损伤,同时可以引起食道上括约肌的松弛反射,而使反流物进入到咽喉部引起损伤。

2.临床表现

(1)症状:咽异物感;慢性咳嗽:多为刺激性干咳;还有清嗓、咽痛、发音困难、口臭、咽部黏性分泌物增多、咽干等症状,其中前两者被认为尤其常见。

(2)体征:喉咽反流患者在喉镜下有一些特定表现,杓间水肿、假声带沟、环后区水肿红斑、黏膜肥厚、声带息肉和溃疡、喉室变浅或消失、咽部卵石样改变、弥散性喉炎、喉肉芽肿等被认为在喉咽反流患者中经常出现。但目前尚缺乏公认的可用于明确诊断的特异性镜下表现。

3.辅助检查

(1)pH 监测和阻抗监测:目前认为,可活动多通道腔内阻抗和 pH 监测设备是对喉咽反流较好的诊断方法,因为其可以对两个金属电极之间不同的流动物质(气体、液体、团块)的阻抗变化及 pH 监测结合,能对酸反流、非酸反流、液体、气体等有一个完整的描述和较为客观真实的记录。

(2)行为改变及经验治疗有效:有学者认为质子泵抑制剂的经验性治疗诊断喉咽反流有较高的敏感性,但对抑酸治疗无反应的患者,不能就此认为不存在喉咽反流疾患。

(3)无线 Bravo 胶囊 pH 监测器:通过鼻腔将胶囊探测器置入环咽肌下方,可以避免导管置入引发的鼻出血、咽喉部不适、吞咽困难等并发症,尤其适于无法耐受置管的患者。对正常活动影响较小,为诊断提供了新的方式。

(4)嗓音学分析:可以提供重要的辅助信息:专业的嗓音功能评估主要包括声带振动特征评价,发音质量的主、客观评估,气流动力学喉功能评估,喉神经肌肉电功能评估等。嗓音喉咽反流的患者常有声嘶、间断的发音困难或发音易疲劳等,因为炎症和声带水肿增加了声带的质量,张力减低,僵硬度增加,减弱了其运动,患者声音质量和发音功能受限,测量嗓音学参数可有异常。所以,嗓音学分析可以为喉咽反流的诊断提供有效地辅助信息。

4.诊断及鉴别诊断

根据患者的症状以及辅助检查可以对喉咽反流患者进行诊断。目前喉咽反流的诊断仍然需要依靠综合上述多种方法做出。

与胃食管反流的鉴别:喉咽反流虽然常和胃食管反流并存,但目前仍然倾向于认为喉咽反流和胃食管反流是两个不同的整体。譬如,喉咽反流常发生于白天,站立或坐位,常以发音困难、声嘶、清嗓、咽异物感、长期咳嗽、喉部分泌物多、吞咽不畅感等为主要症状,纤维喉镜有相应的杓区及声带的特异表现,和上食管括约肌功能不良有关,而胃食管反流常发生于夜间平卧时,以反酸、烧心、胸痛、吞咽困难等为主要不适,胃镜可见食管炎、胃食管疝、Barrett 食管等相应表现,主要与下食管括约肌功能异常有关。

5.治疗

(1)抑酸治疗联合生活方式改变:仍然是目前主流的治疗方法:后者主要包括避免睡前进食、抬高床头、减少晚餐摄入、避免过食、戒烟酒浓茶咖啡及高脂类食物、甜食、酸性水果(橘子,杨梅等)、减重等,前二者被认为尤为重要,甚至研究发现单纯生活方式改善即可以使咽喉部不适症状获得明显缓解,从而提出把生活方式的改善作为主要治疗的观点。

①质子泵抑制剂:质子泵驱动细胞内 $H^+$ 与小管内 $K^+$ 交换,质子泵抑制剂阻断了该交换途径,抑酸作用强且时间长、服用方便。因此,在喉咽反流的抑酸治疗中占据主导地位,治疗有效后应逐渐减量。

②$H_2$ 受体阻滞剂:用于拮抗组胺引起的胃酸分泌,主要有西咪替丁、雷尼替丁、法莫替丁

等。常在睡前应用。

（2）复发或疗效不佳病例的治疗：对质子泵抑制剂疗效不佳的病例，需要考虑是否存在非酸反流，可添加组胺受体阻滞剂、促胃动力剂等，并调整生活方式。

（3）嗓音治疗：最近的研究发现，对于喉咽反流的患者，加用嗓音治疗，可以增强喉咽反流的治疗效果，声嘶、气短等症状以及部分嗓音学参数可以获得令人满意的改善。

嗓音治疗包括间接嗓音治疗和直接嗓音治疗。其中前者指以嗓音教育为目的，为患者讲授正常声带解剖和嗓音病理的知识以及嗓音卫生相关知识。直接嗓音治疗的目的是提高患者的说话技巧，以达到增加发声效率和改善嗓音质量的目的。包括嗓音休息、共鸣训练、腹式呼吸、增加软起声、减少硬起声、气流训练、咬音训练以及局部的喉部按摩等方法。

（4）外科治疗：有症状的非酸反流（在职业用声者中常见）、药物及生活方式联合疗效不佳、反流严重、下食管括约肌功能不良、不良反应严重、年轻患者避免长期用药或经济原因等均作为外科治疗的适应证。胃底折术是最常见的术式，现在多采用在腹腔镜下进行操作。将胃底部的黏膜折叠环绕于下端食管，从而加强食管括约肌，来达到控制反流的目的。

## 二、声带小结

声带小结发生于儿童者称为喊叫小结，是慢性喉炎的一型更微小的纤维结节性病变。

### （一）病因

#### 1.用声不当或用声过度

声带小结多见于声带游离缘前中 1/3 交界处，因为该处是声带膜部的中点，振动时振幅最大而易受伤，还可产生较强的离心力，发声时此处频繁撞击致使疏松间质血管扩张，通透性增强，渗出增多，在离心作用下渗出液随发声时声带震颤聚集至该处形成突起，继而增生、纤维化；该处存在振动结节，上皮下血流易于滞缓；该处血管分布与构造特殊，且该处声带肌上下方向交错，发声时可出现捻转运动，使血供发生极其复杂的变化。

#### 2.上呼吸道病变

感冒、急慢性喉炎、鼻炎、鼻窦炎等可诱发声带小结，尤其是在此基础上的不当"用嗓"。

#### 3.胃食管反流

有研究报道声带小结患者中胃食管反流明显高于正常人。

#### 4.内分泌因素

儿童男性较女性多见，至青春期有自行消退倾向。成年女性发病率高于男性。50 岁以上较罕见，可能与内分泌因素有关。

### （二）临床表现

主要症状为声嘶。早期程度较轻，声音稍粗糙或基本正常，主要是发声易疲劳，用声多时发生，时好时坏，呈间歇性声嘶；经常于发高音时出现声嘶，并伴有发声延迟、音色改变等；有些患者可能日常交谈中未见明显声音改变，但在唱歌时则可出现音域变窄、发声受限等较明显表现。病情继续发展，声嘶加重，可由间歇性发展为持续性，且在发较低声音时也会出现。因为声嘶而导致演员不能唱歌或教师无法讲课。声嘶程度与声带小结的大小及部位有关。

### （三）诊断

根据症状、局部检查可做出初步诊断。喉镜检查初期可见声带游离缘前、中 1/3 交界处发声时有分泌物附着,此后该处声带逐渐隆起,形成明显小结。小结一般对称,也有一侧较大、对侧较小或仅单侧者。声带小结可呈局限性小突起,也可呈广基梭形增厚。

### （四）治疗

主要是声带休息、发声训练、手术和药物治疗。

#### 1.声带休息

早期声带小结,经过适当声带休息、声带周围封闭,常可变小或消失。较大的小结即使不能消失,声音亦可改善。若声带休息 2～3 周小结仍未变小者,可采取其他治疗措施。

#### 2.发声训练

早期较小的声带小结经过一段时间的发声训练,常可自行消失。发声训练可以通过调节呼吸气流、改变发声习惯、更好地利用共鸣腔等方法来提高发声的效率,协调呼吸、振动、共鸣、构音等各个器官的功能,改变原来用声不当的错误习惯,缓解喉部的紧张状态,最终达到科学发声。

#### 3.手术切除

较大的小结、声嘶明显或并有喉蹼者,可考虑手术切除。在手术显微镜下用喉显微钳剥除;亦可激光气化。操作时应特别小心,切勿损伤声带肌。术后仍应注意正确的发声方法,否则可复发,适当使用糖皮质激素。儿童小结慎重手术,坚持正确的发声方法至青春期可以自然消失。

此外,应限制吸烟、饮酒和食用辛辣及刺激性食物,避免咖啡、浓茶等,还要避免接触刺激性气体、粉尘等致病因素辅以声带周围封闭。

## 三、声带息肉

喉息肉发生于声带者称为声带息肉,喉息肉绝大多数都为声带息肉。以下主要讨论声带息肉。

### （一）病因

目前声带息肉发病机制尚未明确,主要有以下几种发病学说。

#### 1.机械创伤学说

过度、不当发声的机械作用可引起声带血管扩张,通透性增加导致局部水肿,局部水肿在声带振动时义加重创伤而形成息肉,并进一步变性、纤维化。

#### 2.循环障碍学说

动物实验表明,声带振动时黏膜下血流变慢,甚至停止,长时间过度发声可致声带血流量持续下降,局部循环障碍并缺氧,使毛细血管通透性增加,局部水肿及血浆纤维素渗出,严重时血管破裂形成血肿,炎性渗出物最终聚集、沉淀在声带边缘形成息肉;若淋巴、静脉回流障碍则息肉基底逐渐增宽,形成广基息肉或者息肉样变性。

#### 3.炎症学说

有研究认为声带息肉是局部慢性炎症造成黏膜充血、水肿而形成。

4.代偿学说

声门闭合不全可引起声带边缘息肉状肥厚,以加强声带闭合,此多为弥漫性息肉样变。近年的临床观察也证实了代偿性息肉的存在。

5.其他学说

声带黏膜中超氧化物歧化酶的活性降低可能与息肉形成有关;副交感神经兴奋性亢进的自主神经功能紊乱可能与息肉形成有关;也有学者认为声带息肉的发生与局部解剖因素有关,舌短、舌背拱起及会厌功能差者易发生喉息肉。此外,还有血管神经障碍学说及先天遗传学说等。

### (二)临床表现

主要表现为声嘶,因声带息肉大小、形态和部位的不同,音质的变化、嘶哑的程度也不同。轻者为间歇性声嘶,发声易疲劳,音色粗糙,发高音困难,重者沙哑甚至失声。息肉大小与发音基频无关,与音质粗糙有关。声门大小与基频有关。巨大息肉位于声带两侧者,可完全失声,甚至导致呼吸困难和喘鸣。息肉垂于声门下者常因刺激引起咳嗽。

### (三)诊断

根据症状、局部检查可做出初步诊断,若需明确诊断需要做纤维喉镜或电子喉镜检查。喉镜检查可见声带游离缘前中部表面光滑、半透明带蒂或不带蒂的新生物。息肉多成灰白色或淡红色,偶有紫红色,常呈绿豆或黄豆大小。声带息肉单侧多见,亦可两侧同时发生。带蒂的声带息肉可随呼吸气流上下活动,有时隐匿于声门下腔,检查时容易忽略。动态喉镜下可见声带周期性差,对称性、振幅、黏膜波减弱或消失,振动关闭相减弱。诊断注意与声带囊肿、声带白斑、声带附着黏稠分泌物以及声带癌鉴别,依靠病理确诊。

### (四)治疗

以手术切除为主,辅以糖皮质激素、抗生素、维生素及超声雾化,声门暴露良好的带蒂息肉,可在间接喉镜下切除。若息肉较小或有蒂且不在前连合,可在电视纤维喉镜下行声带息肉切除术。局部麻醉不能配合者,可在全身麻醉气管插管下经支撑喉镜、悬吊喉镜切除息肉,有条件者可行显微切除或激光显微切除。年老体弱者、颈椎病及全身状况差者,可在纤维喉镜下切除或行射频、微波治疗。

术中避免损伤声带肌,若双侧声带息肉样变,尤其是近前连合病变,宜先做一侧,双侧同时手术后,应多做深呼吸以防粘连。早期肿瘤和初起的息肉样变肉眼难以辨别,切除后应送病理检查。偶有声带息肉与喉癌并存者。

## 四、任克水肿

任克水肿为慢性喉炎特殊形式,曾命名息肉样声带炎、息肉样喉炎、息肉样退行性变、慢性肥厚性喉炎等。水肿位于声带黏膜下任克间隙,多位于声带上表面或喉室,常为双侧非对称性。

### (一)病因

过度发音、吸烟影响最大,常发生于女性吸烟者。另外,与咽喉反流因素有关。

### (二)病理

固有层表面广泛、弥漫性肿胀。水肿影响固有层浅层,声韧带、肌层、基底膜不受影响。声带鳞状上皮下细微蜂窝状网状结构内可发现凝胶状液体沉积,早期沉积物清亮,相对稀薄;随着病程进展,沉积物变得黏稠,近似胶耳。病变最初位于声带上表面、喉室,进而累及声带游离缘上唇、下唇,水肿严重时可导致吸气时声膜部完全闭合。

### (三)临床表现

(1)水肿范围不同引起不同的临床症状,可有声音低沉伴或不伴有声音嘶哑,水肿范围大者可以有活动时气短。

(2)检查:双侧声带梭形膨胀性水肿,表面光滑、黏膜透明,毛细血管网清晰可见或黏膜呈红色、血管瘤样。依据水肿范围和严重程度分为三度:Ⅰ度,吸气时声带前 1/3 闭合;Ⅱ度,吸气时声带前 2/3 闭合;Ⅲ度,吸气时声带膜部全长闭合。

### (四)治疗

喉显微外科手术附加发音矫治,$CO_2$ 激光及显微缝合技术的应用有利于声带振动功能的恢复和有效避免粘连等并发症。

# 第三节　小儿急性喉气管支气管炎

急性喉气管支气管炎为喉、气管、支气管黏膜的急性弥散性炎症。多见于 5 岁以下儿童,2 岁左右发病率最高。冬、春季发病较多,病情发展急骤,病死率较高。按其主要病理变化,分为急性阻塞性喉气管炎和急性纤维蛋白性喉气管支气管炎,二者之间的过渡形式较为常见。

## 一、急性阻塞性喉气管炎

急性阻塞性喉气管炎,又名假性哮吼,流感性哮吼,传染性急性喉气管支气管炎。

### (一)病因

病因尚不清楚,有以下几种学说:

**1.感染**

病毒感染是最主要的病因。本病多发生于流感流行期,故许多学者认为与流感病毒有关,与甲型、乙型和亚洲甲型流感病毒以及 Ⅴ 型腺病毒关系较密切。也有学者认为副流感病毒为主要致病因素。除流感外,本病也可发生于麻疹、猩红热、百日咳及天花流行之时。病变的继续发展,与继发性细菌感染有密切关系。常见细菌为溶血性链球菌、金黄色葡萄、肺炎双球嗜血流感杆菌等。

**2.气候变化**

本病多发生于干冷季节,尤其是气候发生突变时,故有些学者认为与气候变化因呼吸道纤毛的运动和肺泡的气体交换均须在一定的湿度和温度下进行,干冷空气不利于保持喉、气管和支气管正常生理功能,易罹患呼吸道感染。

**3.局部免疫力降低**

呼吸道异物取出术,支气管镜检查术,以及呼吸道腐蚀伤后也易发生急性喉气管支气管炎。

**4.体质状况**

体质较差者,如患有胸肺疾病(如肺门或气管旁淋巴结肿大),即所谓渗出性淋巴性体质的儿童易患本病。

### (二)病理

本病炎症常开始于声门下区的疏松组织,由此向下呼吸道发展。自声带起始,喉、气管、支气管黏膜呈急性弥散性充血、肿胀,重症病例黏膜上皮糜烂,或大面积脱落而形成溃疡。黏膜下层发生蜂窝织炎或坏死性变。初起时分泌物为浆液性,量多,以后转为黏液性、黏脓性甚至脓性,有时为血性,由稀而稠,如糊状或粘胶状,极难咳出或吸出。

基于小儿喉部及下呼吸道的解剖学特点,当喉、气管及支气管同时罹病时,症状较成人更为严重。气管的直径在新生儿为4~5.5mm(成人为15~20mm),幼儿每公斤体重的呼吸区面积仅为成人的1/3,当气管、支气管黏膜稍有肿胀,管腔为炎性渗出物或肿胀的黏膜所阻塞时,即可发生严重的呼吸困难。

### (三)临床表现

**1.症状**

一般将其分为3型。

(1)轻型:多为喉气管黏膜的一般炎性水肿性病变。起病较缓,常在夜间熟睡中突然惊醒,出现吸气性呼吸困难及喘鸣,伴有发绀、烦躁不安等喉痉挛症状,经安慰或拍背等一般处理后,症状逐渐消失,每至夜间又再发生。常在夜间发病的原因,可能与常伴有急性或亚急性鼻咽炎,潴留于鼻咽部的黏液夜间向下流入喉,入睡后黏液积聚于声门,引起喉痉挛有关。若及时治疗,易获痊愈。

(2)重型:可由轻型发展而来,也可以起病为重型,表现为高热,咳嗽不畅,有时如犬吠声,声音稍嘶哑,持续性渐进的吸气性呼吸困难及喘鸣,可出现发绀。病变向下发展,呼吸困难及喘鸣逐渐呈现为吸气与呼气均困难的混合型呼吸困难及喘鸣。呼吸由慢深渐至浅快。患儿因缺氧烦躁不安。病情发展,可出现明显全身中毒症状及循环系统受损症状,肺部并发症也多见。

(3)暴发型:少见,发展极快,除呼吸困难外,早期出现中毒症状,如面色灰白,咳嗽反射消失,失水,虚脱,以及呼吸循环衰竭或中枢神经系统症状,可于数小时或一日内死亡。

**2.检查**

局部检查咽部不一定有急性炎症表现。小儿电子喉镜或纤维支气管镜检查,可见自声门以下,黏膜弥散性充血、肿胀,以声门下腔最明显,正常的气管软骨环显示不清楚。气管支气管内可见黏稠分泌物。喉内镜检查不仅可使呼吸困难加重,还有反射性引起呼吸心搏骤停的危险,因此,最好在诊断确有困难并做好抢救准备时使用。血氧饱和度检测对诊断很有帮助。胸部听诊呼吸音减低,间有干啰音。肺部透视有时可见因下呼吸道阻塞引起的肺不张或肺气肿,易误诊为支气管肺炎。同时应行分泌物及血液的细菌培养加药敏试验,以便选用敏感的抗生素。

## （四）诊断

根据上述症状，尤其当高热传染病之后，患儿出现喉梗阻症状，表明病变已向下发展。结合检查，常可明确诊断。

## （五）鉴别诊断

需与气管支气管异物、急性细支气管炎、支气管哮喘、百日咳、流行性腮腺炎、猩红热等相鉴别。

### 1.气管支气管异物

起病急，多有异物吸入史。在异物吸入后，立即出现呛噎，剧烈呛咳，吸气性呼吸困难和发绀等初期症状。气管内活动性异物胸部触诊可有撞击感，听诊可闻及拍击声。对不透 X 线的异物，X 线片可显示异物形状和存留部位。支气管部分阻塞可引起肺叶（段）气肿，完全阻塞可使肺叶（段）不张。

### 2.急性细支气管炎

多见于婴儿，有发热、咳嗽、多痰、气急及呼吸困难，临床症状酷似急性喉气管支气管炎，但一般无声嘶，呼气时相较吸气时相明显增长。可闻及呼气哮鸣音及中小湿啰音，无明显的喉梗阻症状。

### 3.支气管哮喘

患儿有反复发作病史，常突然发作，有哮喘及呼气性呼吸困难，无声音嘶哑，可闻及呼气哮鸣音。麻黄碱、氨茶碱等支气管扩张剂药能使之缓解。

### 4.百日咳

百日咳杆菌侵入呼吸道后，先附着在喉、气管、支气管、细支气管黏膜上皮细胞的纤毛上，在纤毛丛中繁殖并释放内毒素，导致柱状纤毛上皮细胞变性，增殖的细菌及产生的毒素使上皮细胞纤毛麻痹，蛋白合成减少，使黏稠分泌物不易排出。滞留的分泌物又不断刺激呼吸道末梢神经，引起痉挛性咳嗽。临床上以日益加重的阵发性痉挛性咳嗽为特征。咳嗽发作时，连续10 余声至数十声短促的咳嗽，继而深长的吸气以满足肺换气的需要，吸气时空气急速通过痉挛狭窄的声门而发出犬鸣样吸气声，紧接着又是一阵痉挛性咳嗽，如此反复发作，可持续数分钟，直到排出大量潴留的黏稠痰液。咳嗽一般以夜间为多，多为自发，也可因受寒、劳累、吸入烟尘、情绪波动、进食、通风不良、检查咽部等诱发。咳嗽发作前可有喉痒、胸闷等不适，痉挛性咳嗽发作时常使患者恐慌。年龄小、体质弱、咳嗽重者常易并发支气管炎及肺炎、百日咳脑病、心血管损害而危及生命。很少并发急性喉炎。由于咳嗽剧烈，可引起喉部不同程度的损伤。治疗首选红霉素和大环内酯类抗生素，镇静剂能减少因恐惧、忧虑、烦躁而诱发的痉挛性咳嗽。

## （六）治疗

对轻型者，治疗同小儿急性喉炎，但须密切观察。对重症病例，治疗重点为保持呼吸道通畅。

(1)吸氧、解痉、化痰、解除呼吸道阻塞：对喉梗阻或下呼吸道阻塞严重者需行气管切开术，并通过气管切开口滴药及吸引，清除下呼吸道黏稠的分泌物。中毒症状明显者，需考虑早行气管切开术。

(2)使用足量敏感的抗生素及糖皮质激素：开始剂量宜大，呼吸困难改善后逐渐减量，至症状消失后停药。

(3)抗病毒治疗。

(4)室内保持一定湿度和温度(湿度70％以上,温度18～20°为宜)。

(5)忌用呼吸中枢抑制剂(如吗啡)和阿托品类药物,以免分泌物更干燥,加重呼吸道阻塞。

# 二、急性纤维蛋白性喉气管支气管炎

急性纤维蛋白性喉气管支气管炎,也称纤维蛋白样-出血性气管支气管炎,纤维蛋白性化脓性气管支气管炎,流感性(或恶性,超急性)纤维蛋白性喉气管支气管炎,急性膜性喉气管支气管炎,急性假膜性坏死性喉气管支气管炎等。多见于幼儿,与急性阻塞性喉气管炎虽同为喉以下呼吸道的化脓性感染,但病情更为险恶,病死率很高。

## (一)病因

(1)阻塞性喉气管炎的进一步发展。

(2)流感病毒感染后继发细菌感染。

(3)创伤、异物致局部免疫力下降,长时间气管内插管,呼吸道烧伤后易诱发。

## (二)病理

与急性阻塞性喉气管炎相似,但病变更深。主要特点是喉、气管、支气管内有大块或筒状痂皮、黏液脓栓和假膜。呼吸道黏膜有严重炎性病变,但无水肿,黏膜层及黏膜下层大片脱落或深度溃疡,甚至软骨暴露或发生软化。因黏膜损伤严重,自组织中逸出的血浆、纤维蛋白与细胞成分凝聚成干痂及假膜,大多易于剥离。

## (三)临床表现

也如急性阻塞性喉气管炎,但发病更急,呼吸困难及全身中毒症状更为明显。

(1)突发严重的混合性呼吸困难。可伴有严重的双重性喘鸣。咳嗽有痰声,但痰液无法咳出。如假膜脱落,可出现阵发性呼吸困难加重,气管内有异物拍击声,哭闹时加剧。

(2)高热,烦躁不安,面色发绀或灰白。可迅速出现循环衰竭或中枢神经系统症状,如抽搐、惊厥、呕吐。发生酸中毒及水、电解质失衡者也多见。

## (四)检查及诊断

检查参见急性阻塞性喉气管炎,常有混合性呼吸困难,胸骨上窝、肋间隙、上腹部等处有吸气性凹陷,伴以锁骨上窝处呼气性膨出。呼吸音减弱或有笛音,甚至可闻及异物拍击声。气管切开后可咳出大量黏稠的纤维蛋白性脓痰及痂皮,咳出后呼吸困难可明显改善。如行支气管镜检查,可见杓状软骨间切迹、气管及支气管内有硬性痂皮及假膜。

## (五)治疗

同急性阻塞性喉气管炎,应及早进行血氧饱和度监测和心电监护。较严重些,需行气管切开术,术后通过气管套管内点药消炎稀释,一般的吸痰方法常不能将阻塞于下呼吸道的痂皮及假膜顺利吸出。有时需反复施行支气管镜检查,将痂皮及假膜钳出和吸出,才能缓解呼吸困难。

# 第十四章　牙体牙髓疾病

## 第一节　龋病

龋病是在以细菌为主的多种因素影响下,牙体硬组织发生慢性进行性破坏的一种疾病。致龋因素包括细菌、牙菌斑、食物以及牙所处的环境等。就病因角度而言,龋病是牙体硬组织的细菌感染性疾病。

### 一、龋病的临床表现及分类

龋病是一种慢性破坏性疾病,并不累及所有牙面,对牙齿的不同解剖部位具有某种倾向性。根据龋病的临床损害模式,从动力学角度,可以按照龋病发病情况和进展速度分类;从形态学角度,可以根据损害的解剖部位分类;也可以按照病变程度分类。

不论哪种临床类型,引起龋损的微生物和底物大体相同,但在不同个体之间,牙齿的各解剖部位的敏感性和损害进展速度均有很大差异。牙齿解剖外形及其在牙弓中的位置,以及其他因素,如氟、唾液、口腔卫生等,均可对龋病发病造成影响。

#### (一)按发病情况和进展速度分类

1.急性龋

多见于儿童或青年人。病变进展较快,病变组织颜色较浅,呈浅棕色,质地较软而且湿润,很容易用挖器剔除,又称湿性龋。急性龋因病变进展较快,牙髓组织来不及形成修复性牙本质,或者形成较少,牙髓组织容易受到感染,产生牙髓病变。

猖獗龋(猛性龋)是急性龋的一种类型,病程进展很快,多数牙在短期内同时患龋,常见于颌面及颈部接受放射治疗的患者,又称放射性龋。Sogren综合征患者及一些有严重全身性疾病的患者,由于唾液分泌量减少或未注意口腔卫生,亦可能发生猛性龋。

2.慢性龋

进展慢,龋坏组织染色深,呈黑褐色,病变组织较干硬,又称干性龋。一般龋病都属此种类型。

龋病发展到某一阶段时,由于病变环境发生变化,隐蔽部位变得开放,原有致病条件发生了改变,龋病不再继续进行,损害仍保持原状,这种特殊龋损害称为静止龋,也是一种慢性龋。由于相邻牙被拔除,邻面龋的表面容易清洁,牙面菌斑易受到唾液缓冲作用和冲洗力的影响,病变进程自行停止。牙齿咬合面龋损,咀嚼作用可能将龋病损害部分磨平,菌斑不易堆积,病变停止,成为静止龋。

3.继发龋

龋病治疗后,由于充填物边缘或窝洞周围牙体组织破裂,形成菌斑滞留区,或修复材料与牙体组织不密合,留有小的缝隙,这些都可能成为致病条件,产生龋病,称继发龋。继发龋也可因治疗时未将病变组织除净,之后再发展而成,这种继发龋比较隐蔽,单纯临床检查不易查出,需借助 X 线片的检查。

### (二)按损害的解剖部位分类

根据牙齿表面对龋病敏感性分类是最常见和最简单的分类方法。根据牙面解剖形态可以分为两种类型:Ⅰ型为窝沟龋,Ⅱ型为平滑面龋,包括邻面和近颈缘或近龈缘的牙面。

1.𬌗面(窝沟)龋和平滑面龋

牙面窝沟是釉质的深通道,个体之间的形态差异很大,常影响龋病发生。窝沟类型分类为:①V 型,顶部较宽,底部逐渐狭窄,占 34%;②U 型,从顶到底部宽度几乎相同,约占 14%;③Ⅰ型,呈一非常狭窄的裂缝,占 19%;④IK 型,非常狭窄的裂缝但底部带有宽的间隙,占 26%;⑤其他类型占 7%。

窝沟的形态与龋病发病和进展速度密切相关。窝沟龋限指磨牙、前磨牙咬合面、磨牙颊面沟和上颌前牙舌面的龋损。这些不规则的表面,由于先天性特征,缺少自洁作用,对龋病更具敏感性。在窝沟发生龋坏时,损害并非从窝沟基底部位开始,而是首先在窝沟侧壁产生损害,最后扩散到基底。龋损沿着釉柱方向发展而加深,达到牙本质,然后沿釉牙本质界扩散。

有的窝沟龋损呈锥形,底部朝牙本质,尖向釉质表面,狭而深的窝沟处损害更为严重,龋病早期,釉质表面无明显破坏。具有这类临床特征的龋损又称潜行性龋。

除窝沟外的牙面发生的龋病损害均为Ⅱ型,称平滑面龋。平滑面龋损可进一步分为两个亚类:发生于近远中触点处的损害称邻面龋;发生于牙颊或舌面,靠近釉牙骨质界处的损害为颈部龋。釉质平滑面龋病损害呈三角形,其底朝釉质表面,尖向牙本质。当损害达到釉牙本质界时,损害沿釉牙本质界部位向侧方扩散,在正常釉质下方逐渐发生潜行性破坏。

2.根面龋

龋病过程大多从釉质表面开始,但亦有从牙骨质或直接从牙本质表面进入,如牙根面龋。在根部牙骨质发生的龋病损害被称作根面龋。这种类型的龋病损害主要发生于牙龈退缩、根面外露的老年人牙列。在 50~59 岁年龄组中,60% 以上的受检者有根面龋损。根面龋始于牙骨质或牙本质表面,这两种牙体组织的有机成分多于釉质,基于这一原因,引起根面龋的菌群可能有别于产生釉质龋的菌群。在现代人群中,根面龋最常发生于牙根的颊面和舌面;而在古代人群中,根面龋损害主要在邻面。

3.线形釉质龋

线形釉质龋是一种非典型性龋病损害,主要发生于上颌前牙唇面的新生线处,或更确切地说是新生带。新生带代表出生前和出生后釉质的界限,是乳牙具有的组织学特征。乳上颌前釉质表面的新生带部位产生的龋病损害呈新月形,其后续牙对龋病的易感性也较强。

4.隐匿性龋

釉质脱矿常从其表面下层开始,有时可能在看似完整的釉质下方形成龋洞,因其具有隐匿性,临床检查常易漏诊。隐匿性龋好发于磨牙沟裂下方和邻面。仔细检查可发现病变区色泽较暗,有时用探针尖可以探入洞中。X线片可以确诊。

### (三)按病变深度分类

根据病变深度可分为浅龋、中龋和深龋。这一分类方法在临床上最为适用,将在龋病诊断中作详细介绍。

## 二、龋病的诊断

### (一)诊断方法

1.视诊

观察牙面有无黑褐色改变和失去光泽的白垩色的斑点,有无腔洞形成。当怀疑有邻面龋时,可从𬌗面观察邻近的边缘嵴有无变暗的黑晕出现。

2.探诊

利用尖头探针探测龋损部位有无粗糙、勾拉或插入的感觉。探测洞底或牙颈部的龋洞是否变软、酸痛或过敏,有无剧烈探痛。还可探测龋洞部位、深度、大小、有无穿髓孔等。

邻面的早期龋损,探针不易进入,可用牙线自咬合面滑向牙间隙,然后自颈部拉出,检查牙线有无变毛或撕断的情况。如有,则可能有龋病病变。

3.温度刺激试验

当龋洞深达牙本质时,患者即可能述说对冷、热或酸、甜刺激敏感,甚至有难忍的酸痛。医师可用冷热等刺激进行检查,亦可使用电活力测定。

4.X线检查

邻面龋、继发龋或隐匿龋不易用探针查出,此时可用X线片进行检查。龋病在X线片上显示透射影像。检查龋洞的深度及其与牙髓腔的关系,也借助于X线检查。

5.透照

用光导纤维装置进行,对检查前牙邻面龋洞甚为有效,可直接看出龋损部位和病变深度、范围。

### (二)诊断标准

临床上最常使用的诊断标准系按病变程度分类进行,现介绍如下:

1.浅龋

浅龋位于牙冠部时,一般均为釉质龋或早期釉质龋,但若发生于牙颈部,则是牙骨质龋和(或)牙本质龋,亦有一开始就是牙本质龋者。

位于牙冠的浅龋又可分为窝沟龋和平滑面龋。前者的早期表现为龋损部位色泽变黑,进一步仔细观察可发现黑色色素沉着区下方为龋白斑,呈白垩色改变。用探针检查时有粗糙感或能钩住探针尖端。

平滑面上的早期浅龋一般呈白垩色点或斑,随着时间延长和龋损继续发展,可变为黄褐色或褐色斑点。邻面的平滑面龋早期不易察觉,用探针或牙线仔细检查,配合X线片可能做出早期诊断。

浅龋位于釉质内,患者一般无主观症状,遭受外界的物理和化学刺激如冷、热、酸、甜刺激时亦无明显反应。

早期诊断疑为浅龋时,可定期追踪复查,或借助于其他诊断手段,如用荧光显示法检查,以一种氯化烃类染料涂布牙面,让其浸透 2～3 分钟,后用清水洗净,紫外光照射局部,龋损部位发出的荧光有助于早期诊断。还可采用显微放射摄影方法、氩离子激光照射法帮助诊断。最常使用的常规诊断方法是作 X 线片检查,有利于发现隐蔽部位的龋损。

浅龋诊断应与釉质钙化不全、釉质发育不全和氟牙症相鉴别。

釉质钙不全亦表现有白垩状损害,表面光洁,同时白垩状损害可出现在牙面任何部位,浅龋有一定的好发部位。

釉质发育不全是牙发育过程中,成釉器的某一部分受到损害所致,可造成釉质表面不同程度的实质性缺陷,甚至牙冠缺损。釉质发育不全时也有变黄或变褐的情况,但探诊时损害局部硬而光滑,病变呈对称性,这些特征均有别于浅龋。

氟牙症又称斑釉症,受损牙面呈白垩色至深褐色,患牙为对称性分布,地区流行情况是与浅龋相鉴别的重要参考因素。

### 2.中龋

当龋病进展到牙本质时,由于牙本质中所含无机物较釉质少,有机物较多,构造上又有很多小管,有利于细菌入侵,龋病进展较快,容易形成龋洞。牙本质因脱矿而软化,随色素侵入而变色,呈黄褐或深褐色,同时出现主观症状。

中龋的患者对酸甜饮食敏感,过冷过热饮食也能产生酸痛感觉,冷刺激尤为显著,刺激去除后症状立即消失。龋洞中除有病变的牙本质外,还有食物残渣、细菌等。

由于个体反应的差异,有的患者可完全没有主观症状。颈部牙本质龋的症状较为明显,这是由于该部位距牙髓较近之故。中龋时牙髓组织受到激惹,可产生保护性反应,形成修复性牙本质,它能在一定程度上阻止病变发展。

中龋有其典型的临床特征,因此诊断并不困难。

### 3.深龋

龋病进展到牙本质深层时为深龋,临床上可见很深的龋洞,易被探查到。但位于邻面的深龋洞以及有些隐匿性龋洞,外观仅略有色泽改变,洞口很小而病变进展很深,临床检查较难发现,应结合患者主观症状,仔细探查。必要时需在处理过程中除去无基釉质然后再进行诊断。

若深龋洞洞口开放,则常有食物嵌入洞中,食物压迫使牙髓内部压力增加,产生疼痛。遇冷、热和化学刺激时,产生的疼痛较中龋时更加剧烈。

深龋时一般均能引起牙髓组织的修复性反应,包括修复性牙本质形成、轻度的慢性炎症反应,或血管扩张、成牙本质细胞层紊乱等。

根据患者主观症状、体征,结合 X 线片易于确诊,但应注意与可复性牙髓炎和慢性牙髓炎相鉴别。

## 三、治疗方法

### (一)局部涂氟

#### 1.适应证

牙齿初萌、牙齿矿化不良、早期龋、多发龋患者和对龋敏感的个体。对患儿应在初诊时,常规进行牙面涂氟处理。

2.操作方法

(1)氟化物种类

①氟溶液:2%氟化钠溶液;1.23%酸性氟磷酸钠(APF)溶液;4%氟化亚锡溶液。

②氟凝胶:1.23%酸性氟磷酸钠纤维素凝胶,4%氟化亚锡纤维素凝胶。

③氟涂料:以环氧树脂为基质的含氟涂料,可以在牙面上停留24小时以上,增加牙齿吸收氟的量。

④氟化钠甘油糊剂:75%氟化钠甘油。

(2)治疗步骤

①清洁牙面。

②隔湿,吹干牙面。

③将含氟溶液的小棉球从窝沟到邻面压在牙面上,使其湿润约3~4分钟。

④取出隔湿棉球后,30分钟内不漱口、不进食,确保氟与牙面尽可能的长时间接触。

(3)注意事项

①涂氟过程中注意隔湿,应将多余的药液吸出,防止患者咽下。

②涂氟治疗应在1个月内重复4次以上。

③可以与自用低浓度氟化物(例如:氟化物牙膏,氟漱口液)同时进行。

④涂氟必须由专业人员施行。

## (二)再矿化疗法

1.适应证

(1)初期牙釉质龋、牙骨质龋。

(2)牙颈部的牙齿敏感症。

(3)急性龋、猖獗龋在进行充填治疗的同时,辅以再矿化疗法。

(4)进行头颈部放疗患者,应在放疗前、中、后做再矿化治疗以预防放射性龋。

(5)正畸治疗前、治疗中及摘除矫治器后的固定矫治器患者。

2.操作方法

(1)个别牙齿的再矿化

①用橡皮杯清除牙面的菌斑和唾液膜,如有腐质,则用圆钻除净。

②隔湿,棉球擦干牙面。

③用纸片或棉球蘸再矿化液贴于牙面脱矿部位。每日1次,每次15分钟。

(2)全口多个牙齿再矿化

①对口内无龋者

a.含氟再矿化液含漱,每日3次,于三餐饭后,每次含漱2~3口,每口含3~5分钟。

b.含氟牙膏刷牙。

c.含漱持续时间:因人因病情而异,对牙齿敏感症者,待症状消失即可停止含漱。若为预防目的,则应从治疗前1周开始含漱,直至治疗停止后3个月或更长时间。

d.定期复查时间为半年、1年、2年。

②对已发生急性龋或放射性龋的患者

a.先行再矿化治疗:用含氟再矿化液含漱3个月(方法同前),有条件可做 $F^-$ 、$Ca^{2+}$ 交替导入 2～4 疗程。如为牙颈部龋,可在含漱后用棉片浸再矿化液贴敷龋损处,每晚 1 次,至少 20 分钟。

b.用含氟牙膏刷牙。

c.治疗 2 个月后,探诊龋坏区无探痛,术者感觉龋损牙面变硬,即行充填治疗。以玻璃离子水门汀临时充填为宜。若龋已及髓,应做牙髓治疗。

d.治愈龋坏牙后,应继续使用含氟牙膏及矿化液含漱,可减少含漱次数与时间,每日可1～2 次。

e.定期复查:3 个月、半年、1 年、2 年。如龋病已稳定,无放疗史患者,前磨牙和磨牙可行永久充填。

(3)注意事项

①再矿化液含漱前,一定认真刷牙或漱口,含漱后 2 小时内不进食。

②对急性龋、放射性龋患者,再矿化治疗只是整体治疗设计的一部分,必须对全口患牙进行综合治疗,全面设计。

③患有其他疾病的患者,应积极治疗患者的全身疾病。

## (三)窝沟封闭

### 1.适应证

使用于预防窝沟龋,特别是萌出不久且沟裂深、窄、陡的牙齿。一般认为,在牙齿萌出后的 4～5 年内,越早做越好。

### 2.操作方法

(1)清洗牙面:用机用小毛刷或牙刷蘸不含氟的抛光膏或牙膏清洗牙面和窝沟,目的是去除表面和窝沟内的软垢、菌斑和有机物。因氟易与牙齿矿物质形成氟化钙而影响后面的酸蚀效果,故不用。

(2)术区隔湿:推荐使用橡皮障,也可用棉卷。对唾液分泌多者,可在术前 30 分钟,酌情口服阿托品片剂,减少唾液分泌。隔湿的效果决定封闭效果。

(3)酸蚀:使用树脂类封闭剂须用 35％磷酸凝胶对封闭部位酸蚀 30 秒。由于乳牙釉质表层多为无釉柱层并含有较多有机物,对乳牙的酸蚀时间可略延长。酸蚀的范围应包括窝沟两侧各 1.5mm 的牙面。

(4)彻底冲洗干燥:用清水彻底冲洗牙面,不能遗留酸。然后,以气枪吹干。冲洗吹干后的牙面必须重新隔湿,不得再受唾液的污染。

(5)放置封闭剂:光固化类材料可直接涂于窝沟内,然后遵照材料说明书的要求进行光照。玻璃离子体类材料,可调和成浓乳状,以探针导入窝沟,依据材料说明书的要求,让其自然凝固或光固化。初凝的玻璃离子水门汀表面,涂以凡士林软膏可以防止进一步固化过程中丧失或吸收过多的水分。

(6)调整咬合:材料固化后,应适当调整影响咬合的部分。

(7)注意事项

①牙表面的处理是窝沟封闭的必要步骤,没有清洁完全或酸蚀不充分,会妨碍封闭剂的固

位和防龋效果。

②放置封闭剂的关键步骤是术野的绝对干燥,在材料固化以前,绝对不可受唾液或其他水分的污染。万一酸蚀后被唾液污染,需重新酸蚀 10 秒以上。

③严格掌握适应证,注意对窝沟状态进行正确判断,不可将已有浅龋的窝沟不做其他处理而单纯进行窝沟封闭,否则会导致洞底病损继续发展。

④牙齿窝沟封闭后的最初 3 年,尤其对于那些诊断为可疑龋和早期龋的病例应每年复查一次,以便发现龋齿并及时治疗。

### (四)复合树脂粘接修复术

1.适应证

(1)龋病和其他牙体病所致的牙体硬组织缺损,须根据修复部位和厂家说明选用不同的材料。

(2)变色牙(包括四环素牙、严重的氟牙症等)贴面修复。

(3)前牙的小间隙关闭。

(4)畸形牙和扭转牙的改形修复。

2.操作方法

(1)去净腐质。

(2)制备洞斜面:用金刚砂钻,将整个洞缘釉质磨成宽 1～3mm,斜度为 30°～45°的斜面。洞斜面宽度可视缺损大小而定。对变色牙则需磨除唇面釉质厚约 0.2～0.5mm 的薄层,勿破坏近远中接触点。

(3)隔离唾液,擦干牙面。

(4)垫底:洞底透红近髓处必要时可用氢氧化钙间接盖髓,玻璃离子水门汀垫底。为充分利用粘接面积,尽量不垫底或减少垫底面积。

(5)酸蚀:根据患牙和窝洞特点选择酸蚀粘接系统,并根据说明书应用材料。釉质粘结建议使用全酸蚀系统,而牙本质粘结建议使用自酸蚀系统。

(6)涂粘结剂:前牙用聚酯薄膜,后牙用分段式成形片与邻牙隔离。用小毛刷或小块泡沫塑料蘸粘结剂,均匀涂布于整个洞壁,气枪轻吹,使其薄层均匀分布。光照 20 秒。

(7)变色牙可涂遮色剂:根据变色程度选择不同颜色,涂 2～3 层方可遮色,或用不透光的树脂先覆盖一薄层,再用半透明树脂修复唇面。每涂一层应光照 40 秒。

(8)比色:关闭照明灯,利用自然光线;使牙面潮湿,与患牙完整部位或与邻牙比色。还应照顾到患者肤色,选择相应型号的树脂。

(9)充填:将选好的树脂填入窝洞中,并修整外形,光照 40 秒使树脂固化。若洞深超过2mm,则分次充填,分层固化。每层材料厚度不得超过 2mm。对变色牙还可在遮色剂上涂一层树脂,将选好的预成唇面盖于树脂上,使贴面就位。压挤出多余树脂,修整外形后光照 40 秒固化。

(10)修整和抛光:树脂硬固后,用尖细锥形金刚砂钻磨除充填体飞边,调磨咬合高点,去除龈缘的树脂悬突和挤入牙间隙的多余树脂。然后用细砂石修磨充填体的各面,再用磨光砂条磨光邻面。最后用磨光砂片抛光,由粗砂到细砂顺序使用。

(11)注意事项

①充填前,应去除牙石、软垢,消除牙龈炎。

②全酸酸蚀后的釉质必须呈白垩状,严禁唾液、血液污染,否则需再次酸蚀。自酸蚀系统使用前详阅产品说明书,根据材料特点使用。

③固化灯工作端与修复体表面相距小于 3mm 左右为宜,切勿触到未固化的树脂充填体表面。

④术后医嘱切勿用树脂充填的牙切咬硬物。

⑤再次修复,需将旧充填物全部去净,并应磨除薄层釉质,按上述方法同样操作。

## (五)银汞合金充填术

### 1.适应证

(1)因龋病或非龋性牙体硬组织病所导致的牙体缺损,主要用于后牙Ⅰ、Ⅱ、Ⅴ类洞的充填。

(2)各种类型的牙髓炎、根尖周炎经牙髓治疗后的牙体修复。

### 2.操作方法

(1)寻开口,扩大洞口。

(2)去净腐质。以颜色、硬度为标准,必要时配合龋蚀检知液染色观察。

(3)按窝洞预备原则备洞。

(4)深龋洞需要用对牙髓无刺激的材料垫底。

(5)调磨薄壁弱尖及对𬌗高陡的牙尖斜面。

(6)检查窝洞是否包括了可疑窝沟,点线角是否清晰圆钝,是否底平壁直,洞形大小、深浅是否符合固位及抗力的要求。

(7)清洗、隔湿、干燥窝洞。如复面洞应先装置成形片并加用楔子。

(8)用银汞合金输送器逐次将合金送入窝洞中,选用大小合适的银汞充填器,用力加压。先充不易填满处,如龈阶、点线角处,逐层加压充填,使之与洞壁密合,排除多余汞后,使充填材料略高出窝洞表面。

(9)修整充填体首先检查并去除邻面悬突,恢复与邻牙的接触点,修整𬌗面形态与周围牙面协调。恢复与对颌牙的咬合关系,勿增高咬合也勿降低咬合。

(10)小面积充填体,或患者无复诊条件,可在修整外形后用光滑器压光充填体。有条件者,24 小时后至 3 天复诊,磨光充填体。选用适当的磨光车针由牙面向充填体方向打磨,最后可用橡皮轮抛光表面,使表面光洁不易腐蚀。

(11)注意事项

①调和好的银汞合金经揉搓后即刻使用,如已变硬,不应随意加汞调稀,挤出多余的汞不能再用来调制合金。

②取下成形片夹时,应先用探针刮掉贴在成形片上高出𬌗面的多余合金。成形片应从𬌗方取下,此时,切勿将充填体碰掉或掀起。

③修整龈阶处悬突时,应从充填体刮向龈方,再将刮下的合金碎屑取出,以防将邻面充填体折断。

④未修整殆面时,切勿让患者用力咬合,以免充填体受力过大而折断。

⑤若牙冠破坏过大,充填体无固位力或牙冠有劈裂可能,应于充填后做全冠修复。

⑥术后医嘱充填后24小时方可用患牙咀嚼。

⑦复诊磨光时,应进一步检查有无咬合高点,薄壁弱尖、充填体悬突,食物嵌塞等,进一步调磨修整。

⑧对汞过敏者禁用。

### (六)玻璃离子水门汀修复术

1.适应证

(1)所有牙齿的楔状缺损(基牙除外)。

(2)未累及咬合面的邻面龋、根面龋。

(3)冠折未露髓的牙本质断端的覆盖。

(4)复合树脂修复术的垫底材料。

(5)猖獗龋、放射性龋的充填。

2.操作方法

(1)去净腐质,去除无基釉非龋性缺损可用橡皮杯蘸细浮石粉糊剂打磨清洁缺损处及邻近部位,或用球钻磨除缺损处薄层表面。

(2)近髓处可用氢氧化钙制剂间接盖髓。

(3)隔湿、干燥牙面。

(4)充填按比例调和玻璃离子水门汀(30~60秒内完成),即刻用充填器将材料一次性填入缺损处,在1~2分钟内完成外形修整。光固化者不受时间限制,完成充填后光照20~40秒。

(5)涂凡士林油防止材料失水或吸水。光固化者不做此步骤。

(6)磨光24小时后用金刚砂钻精修,磨光杯磨光充填体。光固化者可即刻进行外形修整抛光。

(7)注意事项

①术前洁治,消除牙龈炎症。

②充填和外形修整应尽快完成,材料一旦开始凝固,立即停止修整。

③使用前详细阅读产品说明书,根据材料特点调制和使用。

### (七)复合树脂嵌体修复术

1.适应证

后牙中到大面积缺损,剩余牙体组织可提供足够的粘接面积,牙体预备后无明显倒凹者均适用。

牙龈炎患者应于术前1周进行洁治,牙龈增生影响术区者应行牙龈切除术。

2.操作方法

(1)直接法:以后牙邻殆洞面为例。

①比色同复合树脂粘结修复术。

②牙体制备用裂钻和柱状金刚砂钻进行牙体预备,制洞原则和方法见银汞合金充填术。制备后的洞型要求如下。

a.洞底平,与牙体长轴垂直。近髓洞用氢氧化钙垫底剂和玻璃离子水门汀双层垫底;牙髓治疗后的患牙,去除根管口部分硬固后的糊剂和牙胶,以磷酸锌水门汀或玻璃离子水门汀垫底。

b.壁直,向𬌗面外展 8°～12°,洞边缘不制备洞斜面。邻面洞型的颊舌壁边缘位于自洁区,龈壁不要位于或靠近接触点,𬌗面及邻面洞深大于 1.5mm。

c.洞内点线角清晰而圆钝,从𬌗面可垂直俯视到各点线角。

d.洞形完成后用抛光钻打磨光滑,无倒凹。

③隔湿:建议使用橡皮障。

④涂布分离剂:涂布口内用分离剂于洞内外壁及邻牙上,柔风吹匀。

⑤放置成形片和楔子:建议使用透明成形片和导光楔子。

⑥再次涂布分离剂:涂布口内分离剂于洞内及成形片内侧,轻风吹匀,确认无遗漏点。

⑦树脂充填:用选好颜色的光固化复合树脂充填窝洞,压实,雕刻牙体外形。用可见光固化灯从颊、舌、𬌗面各照射 40～120 秒。

⑧嵌体的取出:取下成形片和楔子,通过修整或添加树脂,调整𬌗面及邻面接触点。在𬌗面用树脂制作用于夹持的小把手,光固化后取出嵌体。

⑨嵌体的口外处理:嵌体各面光照 40 秒,将嵌体放入光/热聚合箱中处理。

⑩嵌体的试戴:冲洗嵌体各面以除去分离剂,口内试戴,使就位顺利。

⑪嵌体的粘固:酸蚀牙釉质,彻底冲洗窝洞,吹干、隔湿,涂布粘结剂。使用粘接用化学固化(或双重固化)复合树脂或水门汀粘固嵌体。双重固化者需光照。

⑫完成去除多余的粘接树脂或水门汀,检查咬合关系,磨光修复体。

(2)间接法

①准备

a.选牙色、牙体预备同直接法。

b.取印模用硅橡胶印模材取工作印模及𬌗印模。

c.暂封牙胶、暂封窝洞。

②技工

a.灌注硬石膏模型,检查有无倒凹,如有应填补;用细铅笔标出洞型边缘。

b.涂布技工室分离剂于工作牙内外及邻牙上,柔风吹匀。

c.逐层堆砌并光照复合树脂各 20 秒,按洞底、洞壁、边缘嵴、牙尖的顺序堆砌,不要超出洞缘标记线。

d.嵌体各面光照 60 秒,调整𬌗面及邻面接触关系,打磨、磨光修复体;取下嵌体,光照组织面;放入光/热聚合箱中处理,在模型上试戴。

③临床:同直接法第⑩～⑫步骤。

(3)注意事项

①非适应证:与年龄不相称的牙齿过度磨耗者;口腔内其他牙齿的原有树脂修复体效果不佳者;牙体预备后有不能消除的明显倒凹者。

②术前 1 周洁治,消除牙龈炎症。

③减少牙体预备时的偏差,避免倒凹的出现。

④邻殆面洞必须放置成形片和楔子,以形成良好的邻间接触。

⑤窝洞边缘不要位于或靠近咬合接触点,殆面功能区厚度不小于1.5mm。

⑥其他同复合树脂粘接修复术。

# 第二节　牙体硬组织非龋性疾病

## 一、着色牙

### (一)四环素牙

**1.概述**

在牙的发育期服用了四环素族药物,该类药物可沉积至牙体硬组织内,使牙着色,亦可影响牙的发育,被四环素族药物着色的牙称为四环素牙。

**2.临床表现**

(1)可发生于乳牙与恒牙,乳牙着色比恒牙明显。

(2)牙冠呈浅黄色并逐步过渡到棕褐色至灰黑色,由于光能促进着色过程,因此前牙染色较后牙严重。

(3)严重的四环素牙可伴有釉质发育不全。

**3.诊断要点**

(1)典型的临床表现。

(2)四环素类药物服用史。

**4.治疗原则及方案**

治疗原则是恢复患牙的美观。

(1)着色浅且没有釉质缺损的患牙可采用漂白法。

(2)对着色较深或有釉质缺损的患牙,可采用复合树脂修复,或贴面修复。

(3)对合并有牙体缺损的患牙,可行全瓷冠或烤瓷冠修复。

(4)为预防此病,妊娠期和哺乳期的妇女以及8岁以下的儿童不宜使用四环素族药物。

### (二)氟牙症

**1.概述**

氟牙症是慢性氟中毒的表现,表现为釉质发育不全症,又称氟斑牙。氟牙症有明显的地域性,一般情况下,在水中的氟浓度超过1ppm(1mg/L)时发病。

**2.临床表现**

(1)常见于恒牙,乳牙少有发生,程度亦较轻。

(2)同一时期萌出的牙,釉质上有白垩色(轻度)到褐色的斑块(中度),严重者还伴有釉质的实质性缺损(重度)。

(3)患牙耐酸,但对磨损的耐受性差。

(4)严重的慢性氟中毒者还可有骨骼、关节的损害。

3.诊断要点

(1)氟牙症患者可有儿童期在高氟区的生活史。

(2)典型的临床表现。

(3)需要与釉质发育不全相鉴别,氟牙症的白垩色斑块呈散在云雾状,边界不明确,其纹线与釉质生长发育线不相吻合;而釉质发育不全的斑块边界比较明确,纹线与生长发育线相平行吻合。

4.治疗原则及方案

治疗原则与四环素牙相同。

(1)轻度患牙可用脱色法。

(2)采用复合树脂或贴面恢复患牙外观。

(3)合并有牙体缺损的患牙,可行全瓷冠或烤瓷冠修复。

(4)为预防此病,在高氟区选择新的饮水水源或用活性矾土或活性炭以去除水源中过量的氟。

# 二、牙发育异常

## (一)釉质发育不全

牙齿发育期间,由于全身或局部不良因素的影响,造成釉质形成和矿化异常而遗留的永久性缺陷。

1.诊断标准

(1)一般无自觉症状,若并发龋病或牙折,可出现相应症状。

(2)同一时期发育的牙齿釉质上有颜色和结构上的改变。轻者,釉质出现白垩状或黄褐色横条状改变;重者,釉质表面出现着色深浅不一的窝状或沟状缺损,缺损部位光滑,坚硬;严重者釉质呈蜂窝状缺损或完全无釉质,牙冠失去正常形态。

(3)患者在婴幼儿牙齿发育期间多有明显的局部不利因素和(或)严重的全身性疾病,患病时间与釉质发育不全的部位相关。

2.治疗原则

(1)无实质性缺损者不需处理,应注意口腔卫生。

(2)牙冠外形无明显改变,釉质缺损可用复合树脂粘接修复。

(3)牙冠外形明显异常,可应用树脂贴面或烤瓷冠修复。

## (二)遗传性牙本质发育不全

遗传性牙本质发育不全是一种常染色体显性遗传病,不分性别,乳、恒牙均可受累,偶见隔代遗传。表现为牙本质发育不全,牙齿外观呈特殊的半透明乳光色,又称遗传性乳光牙本质。

1.诊断标准

(1)全口牙冠呈浅黄色、棕灰色半透明样,光照下呈现乳光。

(2)釉质剥脱,牙本质磨损,重者磨损至龈缘,可伴发牙髓炎或根尖周炎,也可继发颞颌关节功能紊乱等疾病。

(3)X线片显示牙根短,髓腔大部分钙化或完全闭锁。

(4)乳、恒牙均可受累,临床上牙齿一般无明显自觉症状。

(5)有家族遗传史。

*2.治疗原则*

(1)牙冠尚存时,可采用全冠修复牙冠外形。

(2)并发牙髓炎或根尖周炎者需做牙髓治疗。

(3)重度磨损者可用覆盖义齿修复。

(4)继发颞颌关节功能紊乱者应做相应治疗。

### (三)先天性梅毒牙

胚胎发育后期及出生后初期,牙胚受梅毒螺旋体侵犯所造成的牙釉质及牙本质发育不全。10%～30%的先天性梅毒患者有牙表征。

*1.诊断标准*

(1)双亲之一有梅毒史,本人血清康-瓦反应阳性。

(2)恒中切牙和下切牙呈半月形磨牙牙冠呈桑葚状,可伴有牙齿数目和萌出异常。

(3)部分患者可有先天性梅毒的其他症状,如听力或视力差,口周有深色、放散样条纹。

*2.治疗原则*

(1)康-瓦反应阳性者,先做抗梅毒治疗。

(2)对形态异常的切牙可用复合树脂修复,第一磨牙可做高嵌体或全冠修复。

### (四)畸形中央尖

常见的一种牙齿形态发育异常,表现为前磨牙(偶见磨牙)𬌗面中央出现额外的牙尖。

*1.诊断标准*

(1)好发于下颌前磨牙𬌗面中央,也可见于牙尖内斜嵴,呈圆锥形突起,有时可高达2mm,外层包绕牙釉质。

(2)中央尖极易因咬合力而折断,牙本质暴露,暴露的牙本质呈圆形小环。中央尖折断易导致牙髓感染,发展为牙髓炎或根尖周炎。

(3)牙髓组织常可突入中央尖,X线片可见髓室顶突入中央尖内。

*2.治疗原则*

(1)高而锐的中央尖应及早处理。低而圆钝、不影响咬合的中央尖可不予处理。

(2)年轻恒牙X线片显示有髓角突入者可根据活髓切断的原理和方法,一次性磨除突出的牙尖,并深入牙本质,在正常髓室顶的位置行直接盖髓术并充填修复。或者采用复合树脂加固中央尖,并逐步分次调磨刺激形成修复性牙本质。

(3)髓角未突入中央尖者可采用分次调磨的办法,刺激形成修复性牙本质,以封闭突向中央尖的牙髓通道。

(4)对因中央尖折断出现早期牙髓炎症状的年轻恒牙,可行活髓切断术。

(5)对已有根尖感染的年轻恒牙,可行根尖诱导成形术,保护牙乳头,促使牙根的发育。

(6)成人畸形中央尖并发牙髓炎或根尖周炎,应做根管治疗。

### (五)牙内陷

牙齿发育期,造釉器过度卷叠或局部过度增生,深入至牙乳头中所致。临床上分为畸形舌侧窝,畸形舌侧沟,畸形舌侧尖和牙中牙。

*1.诊断标准*

(1)上颌侧切牙多见,中切牙及尖牙偶见。

(2)畸形舌侧窝患牙舌侧窝呈囊状凹陷,深浅不等,窝内常有色素沉着,可继发龋齿。

(3)畸形舌侧沟可见异常发育沟越过舌隆突延伸至舌侧根面,沟的长短深浅不等,重者可达根尖,将牙根分裂为二,可继发牙周组织感染。

(4)畸形舌侧尖舌隆突呈圆锥形突起,有时突起似牙尖,又称指状舌尖,有时内有髓角深入,易磨损折断,可继发牙髓病和根尖周病。

(5)牙中牙的牙齿呈圆锥形,X线片显示内陷的牙釉质似大牙中的小牙。

*2.治疗原则*

(1)无症状而探针尖可探入舌侧窝,应做充填治疗。

(2)出现牙髓炎或根尖周炎的需进行牙髓治疗,出现牙周感染的应做牙周治疗,并发重度牙周炎者需拔除患牙。

(3)根管畸形而无法进行根管治疗者可行根管外科治疗。

### (六)额外牙

牙齿数目多于正常牙数,常见多1个或几个,又称多生牙。

*1.诊断标准*

(1)乳牙列少见额外牙。恒牙列多见,90%以上发生在上颌前牙区,尤其是中切牙之间。男性发生率是女性的2.4倍。

(2)额外牙多呈圆锥形,根短小,也有呈正常牙形态者。

(3)约20%的额外牙埋伏在颌骨内,有的呈逆生状态。埋伏的额外牙本身可形成含牙囊肿。X线检查可以确诊。

(4)额外牙对相邻恒牙的发育常造成影响,如迟萌、牙间隙增大、扭转、错位、牙根外吸收等。

*2.治疗原则*

(1)已萌出的额外牙应及时拔除。

(2)埋伏较深的额外牙,如无任何病理变化可不处理。

(3)埋伏的额外牙若已造成相邻恒牙的牙根外吸收、发育畸形等病理改变,则需手术摘除。

### (七)先天性缺额牙

先天性缺额牙又可分为个别缺牙、多数缺牙和全口缺牙三种情况。后两者又称无牙畸形,常为全身性发育畸形的部分表现。

*1.诊断标准*

(1)个别缺牙多见于恒牙列,多呈对称性,乳牙列少见。第二磨牙缺失最为多见,也见有上颌侧切牙或下颌第二前磨牙缺失者。一般有家族遗传倾向。

（2）无牙畸形表现为部分或全部无牙。有牙时，牙形态常为矮小牙或锥形牙，釉质可有发育不全。常伴有外胚叶发育障碍，如缺少毛发、指（趾）甲、皮脂腺、汗腺等。可有家族史。

2.治疗原则

（1）乳牙列个别缺牙无须治疗。

（2）恒牙列个别缺牙应根据缺牙的部位、数目以及牙列是否拥挤来设计治疗方案，可采用义齿修复、关闭间隙及牙冠整形等方法。

（3）无牙畸形者应在3～6岁行义齿修复，恢复咀嚼功能，改善面形。义齿修复体必须随儿童颌骨发育而适时更换。

# 三、牙外伤

急性牙体组织损伤常为颌面部损伤的一部分，诊治之前必须查明有无颅脑损伤或其他主要部位的损伤，需在排除或控制这些问题之后，再对患牙进行处理。急性牙体损伤在儿童及青少年时期更为常见。

## （一）牙震荡

牙震荡指由于创伤所致的牙周膜轻度损伤，一般无牙体硬组织的缺损。

1.诊断标准

（1）外伤史。

（2）牙体组织无折断或缺损。

（3）患牙可有伸长、不适感或轻度钝痛，可有冷热刺激症状。

（4）患牙可有轻度松动，叩诊不适。牙龈无渗血。

（5）牙髓活力测试时可能出现反应迟钝或敏感。创伤可能改变牙髓的电反应性，因此需注意外伤后近期无反应并不能表示牙髓已坏死。

2.治疗原则

（1）X线片检查排除根折或牙槽突骨折。

（2）症状轻者可不做处理。

（3）疼痛明显者可用0.5%～1.0%盐酸普鲁卡因封闭或理疗，如超短波治疗。

（4）检查时应记录牙髓活力测试结果，按期复查牙髓活力及其他情况，若确定牙髓已坏死或已并发急、慢性根尖周炎时应及时行牙髓治疗。

（5）急性期过后如仍有创伤性殆可适当调磨患牙。

## （二）牙半脱位

牙半脱位指由于创伤所致的牙周膜中、重度损伤。

1.诊断标准

（1）外伤史。

（2）患牙伸长感，牙齿松动Ⅰ～Ⅱ度，有叩痛，可有扪痛，伴有龈缘出血。

2.治疗原则

（1）X线片检查排除牙槽突骨折或根折。

(2)局麻下固定，可适当调𬌗。

(3)测定并记录牙髓活力，定期复查，直至最终明确牙髓状态。

### (三)牙脱位

牙齿受外力作用而偏离或者脱离牙槽窝称为牙脱位。根据外力大小及方向不同，临床分为脱出型牙脱位、侧方牙脱位、嵌入型牙脱位和撕脱伤(完全脱位)。

1.脱出型牙脱位

(1)诊断标准

①有外伤史。

②患牙伸长，牙齿松动Ⅱ～Ⅲ度，有叩痛和扪痛，也可伴有龈缘出血。

③X线片显示根尖牙周膜增宽。

(2)治疗原则

①X线片检查排除牙槽突骨折或根折。

②局麻下复位、固定。

③测定并记录牙髓活力，定期复查，若牙髓坏死应行根管治疗。

2.侧方牙脱位

(1)诊断标准

①有外伤史。

②患牙唇舌向移位，常伴有牙槽窝或牙槽骨骨折。牙齿松动不明显，有叩痛、扪痛和龈缘出血。

③X线片显示根尖牙周膜增宽。

(2)治疗原则

①X线片检查排除牙槽突骨折或根折。

②局麻下复位、固定。

③根尖孔未发育完全的牙定期复查，若牙髓坏死应行根尖诱导成形术。

④牙根发育完成的牙齿多会发展为牙髓坏死，需及早行根管治疗。

3.嵌入型牙脱位

(1)诊断标准

①有外伤史。

②临床牙冠变短或伴有扭转，有叩痛和龈缘出血。

③X线片显示牙周膜间隙消失。

(2)治疗原则

①拍摄X线片排除牙槽突骨折或根折。

②嵌入较轻的年轻恒牙可不做处理，检查并记录牙髓活力，定期复查，并观察自行复位情况。

③成年人嵌入较重的患牙在局麻下复位、固定、调整咬合并在2周内进行根管治疗。

④定期复查时，若发现牙髓坏死或根尖周病变应做牙髓治疗。

4.撕脱伤

(1)诊断标准

①有外伤史。

②牙齿完全脱出牙槽窝。

③可伴有牙槽骨和软组织的损伤。

(2)治疗原则

①争取时间,尽早再植复位固定,并结合患牙在体外滞留的时间,向患者说明预后结果(脱位后1小时内再植的成功率高,再植以后发生牙根吸收的可能性较小)。

②若年轻恒牙完全脱位后1小时内行再植术,可暂不做根管治疗,1~3周后,经观察后确定发生牙髓坏死再做根管治疗。对于脱落时间较长的患牙也可先在体外根管治疗以后再进行植入。

③定期复诊,检查咬合关系,必要时调殆。

### (四)牙折

牙齿外伤后所造成牙体硬组织任何一部分的折断或折裂。临床上可分为冠折、根折和冠根折。

1.冠折

(1)诊断标准

①外伤史。

②根据冠折程度轻重不等,分为牙釉质折断、牙釉质-牙本质折断,和牙髓外露的复杂冠折。

③可伴有牙震荡、半脱位、牙槽突骨折,或伴有可复性牙髓炎、牙本质敏感症等。

(2)治疗原则

①拍摄X线片排除其他损伤,并检查牙齿根尖发育情况。

②仅釉质折断而无牙本质暴露,可调磨锐利边缘或以树脂修复。

③对于牙本质暴露者可用玻璃离子水门汀覆盖断面,8周后复查时患牙无症状,牙髓活力正常可修复缺损。

④牙根发育未完成但已露髓者,可做直接盖髓术或活髓切断术,必要时应先做带环。

⑤对保存活髓的患牙应在治疗后定期复查,若发生牙髓坏死或出现根尖周病变应及时做牙髓治疗。

⑥成人复杂冠折可做根管治疗后再修复缺损牙冠。

2.根折

(1)诊断标准

①外伤史。

②按根折部位可分为颈1/3,根中1/3和根尖1/3根折。折裂线为水平型或斜型。有叩痛和程度不等的松动度。

③X线片显示牙根上的X线透射线,若可疑折断透线不清可变换角度拍摄或2周后重摄X线片,也可以拍摄牙科锥形束CT(CBCT)确诊。

④折断牙根部位相应牙根处有时可有扣痛,患牙与对殆牙咬合时可扣及断端异常动度,可见龈缘出血。

(2)治疗原则

①根折线于根尖 1/3,患牙无症状,可适当调殆观察。

②根折线与口腔相通多应拔除;其余部位根折若根折线与龈沟不相通,可复位固定,一般固定时间不超过 3 个月。

③若残留牙根有一定长度,可摘除断冠后作根管治疗,必要时行龈切术或冠延长术等;或用正畸手段牵拉牙根至龈上,再以桩冠修复。

④对保存活髓的根折牙需定期复查至 2 年,观察牙髓变化和症状以及根折愈合情况,若发生牙髓坏死和根尖病变则做牙髓治疗。

3.冠根折

(1)诊断标准

①外伤史。

②斜向折裂,同时累及牙釉质、牙本质和牙骨质。叩痛,松动度明显,龈缘出血。

③X 线片显示透射线自颈部斜向根部或呈纵向折裂。

(2)治疗原则

①多数需要拔除。

②若根折线距龈缘较近,可按根折处理原则 3 处理。

# 四、牙慢性损伤

牙慢性损伤是指一组由机械、物理、化学或综合刺激作用下形成的牙体组织慢性进行性损伤。

## (一)磨损

单纯机械摩擦作用而造成牙齿硬组织慢性丧失称为磨损。正常咀嚼造成的磨损称生理性磨损或磨耗,其他非咀嚼过程造成的磨损现象称病理性磨损。

1.诊断标准

(1)轻度:切缘或牙尖磨损,牙本质外露,可有牙齿敏感症状或无自觉症状。

(2)中度:牙冠部硬组织大面积磨损,功能尖已磨平或在磨损的牙本质面上又出现凹陷的磨损面。可出现牙齿敏感及食物嵌塞、龈乳头炎及殆创伤。

(3)重度:继发牙本质暴露或髓角暴露,可并发牙髓炎、牙髓坏死或根尖周炎。颌间距离变短,可出现颞下颌关节功能紊乱或损伤。

2.治疗原则

(1)去除病因,改正不良习惯,修复缺失牙。

(2)对症治疗,脱敏、调殆、牙髓或牙周治疗。

(3)殆面有凹陷的可做充填治疗。

(4)颌间距离变短或已并发颞下颌关节疾病者,需进行相关治疗。

### （二）楔状缺损

牙颈部硬组织在某些因素缓慢作用下逐渐丧失，形成由两个光滑斜面组成的缺损称为楔状缺损。

1.诊断标准

（1）牙颈部硬组织缺损，可呈程度不等的楔形、碟形及深而窄的沟状，唇颊面多见，也见于舌、腭侧。

（2）缺损面光滑、坚硬，一般不着色。

（3）可无任何症状或出现牙齿敏感症，亦可并发龋病或继发牙髓炎、根尖周炎。

2.治疗原则

（1）消除病因，改正刷牙方法；矫正口腔内酸性环境，改变喜酸饮食习惯；检查并调整殆关系，注意分散殆力负担。

（2）对症治疗，牙齿敏感者可脱敏治疗，并发龋病者可做充填治疗，出现牙髓炎或根尖炎者应做牙髓治疗。

（3）无症状浅凹形缺损可不处理，对较深的缺损应予以充填治疗。

### （三）牙隐裂

牙齿表面由于某些因素的长期作用而出现的临床不易发现的微细裂纹。

1.诊断标准

（1）中老年人磨牙、前磨牙有长时间咀嚼痛和冷热刺激痛病史，可有咬在某一特定部位疼痛或曾有硬物伤的病史。

（2）殆面隐裂与发育沟融合并延伸越过边缘嵴。

（3）碘酊涂染后出现深染，投照检查时可见深入牙体内的细阴影。一般同名牙对称发生。

（4）患牙殆面多有异常磨损和高陡牙尖，有侧方叩痛和咬合痛。

（5）隐裂处常有色素沉着，可继发龋病、可复性牙髓炎、急慢性牙髓炎、牙髓坏死、根尖周炎。

2.治疗原则

（1）无牙髓症状者可做调殆或隐裂封闭，定期复查牙髓症状。调殆无改善，可按第三条原则处理。

（2）隐裂并发龋病可用复合树脂充填并调殆。

（3）已出现牙髓炎、牙髓坏死或根尖周炎者应做牙髓治疗进行大量调殆。若隐裂已达髓腔壁，应在牙髓治疗前做带环，牙髓治疗后应尽快做全冠修复。

（4）调整全口牙齿殆力负担，治疗对侧牙病，修复缺失牙。

### （四）酸蚀症

牙齿受内源性或（和）外源性化学酸性物质的侵蚀，使牙体硬组织发生进行性丧失的一种疾病。

1.诊断标准

（1）有喜食酸性饮料、食物，长期接触酸雾或胃病反酸的历史。

（2）多数牙遇冷、热、酸、甜等刺激时敏感，或有咀嚼痛。

(3)不同种类的酸蚀形成不同牙齿损害。硝酸、杂酸:口唇与牙面交界处牙齿唇面呈白色或灰褐色斑或缺损;盐酸:前牙唇面呈刀削状的光滑面,严重者牙髓外露,呈残根状;胃酸:牙尖变平、变短,牙面釉质消失,表面光滑。

(4)严重者口腔黏膜可有烧灼感和呼吸道刺激症状,味觉、嗅觉和食欲均可减退,甚至体力减弱。

2.治疗原则

(1)注意防护,用含氟牙膏刷牙或定期用2%苏打水含漱。

(2)矫正喜酸食习惯,改善劳动环境,治疗全身相关疾病。

(3)对牙本质敏感症可用钙或氟离子导入,出现牙髓炎和根尖周炎者应及时做根管治疗。

(4)缺损明显者应修复牙体外形并恢复功能。

(5)对出现全身症状者可用药物治疗。

## (五)牙根纵裂

牙齿根部硬组织在某些因素作用下,发生与牙长轴方向一致的穿通牙髓腔和牙周膜间隙的纵向裂纹。

1.诊断标准

(1)中老年人磨牙牙冠完整无牙体疾患,未经治疗的牙齿出现牙髓炎或根尖周炎症状。

(2)有长期咬合不适,咀嚼疼痛或有反复肿胀病史。

(3)患牙相应冠部叩诊浊音,叩诊疼痛,根裂相应牙龈红肿、扪痛,可有不同程度松动。

(4)可探到深而细窄的牙周袋,可并发牙周脓肿、疼痛。晚期可由牙周袋探到已折断的游离断根和断端。

(5)X线片患根根管影像呈直线状增宽,或根尖部根管影像增宽。晚期可见颈部根折的断片,并有移位或横行折断线;邻近牙周组织破坏。应注意对侧同名牙的X线检查。

(6)患牙多有殆力负担过重,如多个患牙未经治疗或缺失牙较多。

2.治疗原则

(1)多根牙做牙髓牙周治疗后,可行截根术或牙半切除术,保留无病变牙根。

(2)单根患牙松动明显应拔除。

(3)治疗其他患牙,修复缺失牙以减轻殆力负担。

## (六)牙根外吸收

牙根表面发生进行性的病理性吸收。

1.诊断标准

(1)患者多无自觉症状,可能有牙外伤、再植或髓腔内漂白治疗史,一般做常规X线检查时发现。

(2)X线片显示根尖圆钝、变短或根尖区外形有不规则缺损,有时可无根管影像。

(3)外吸收患牙的邻近可发现埋伏牙或阻生牙。

(4)当外吸收涉及牙髓和牙周组织时,可出现牙髓、牙周等相应疾病的症状。

2.治疗原则

(1)对因治疗。

（2）若出现症状做相应治疗，患牙根吸收少于根长 1/2 者可做根管治疗，先以氢氧化钙制剂做根管封药，分别于 3 个月、半年、1 年复查观察患牙临床情况，摄 X 线片并换入新鲜氢氧化钙制剂，待吸收稳定后再做常规根管充填，也可直接用 MTA 行根尖封闭。

（3）多根牙其中一个牙根吸收较多者，可做截根术或牙半切除术。

（4）吸收大于根长 1/2，且临床松动明显或有根尖周病变者，应拔除患牙。

### （七）创伤性根横折

创伤性根横折为承受𬌗力较大的牙根在创伤性𬌗力的作用下所发生的牙根横折。

1.诊断标准

（1）中老年人牙冠完整，无牙体疾病，有长期咬合不适、疼痛史或急性咬合外伤史。

（2）叩诊不适或叩痛，根折侧叩诊浊音，有时可探到根折面。

（3）患牙可有Ⅰ～Ⅱ度松动，以手指扪患牙颊侧面检查功能动度可达Ⅱ～Ⅲ度。

（4）全口𬌗力分布不均，患牙侧方𬌗早接触明显。

（5）X 线片可见患根的横折线，偶见根尖断端移位。

（6）可并发牙髓炎、根尖周炎以及患根的牙周炎。

（7）开髓后在折断线处探诊异常或根尖定位仪反应异常可帮助确诊。

2.治疗原则

（1）牙髓活力正常，无牙周疾患者定期观察。

（2）并发牙髓、根尖周病和牙周疾病者应做相应治疗。

（3）解除𬌗干扰，调整全口𬌗力负担。

（4）断根不与龈袋相通者做根管治疗，相通者做截根术或牙半切除术。

## 五、牙本质过敏症

### （一）临床表现和诊断

牙本质过敏症的主要表现是刺激痛。酸、甜、冷、热等化学和温度刺激可导致酸痛，刷牙、吃硬性食物等机械刺激可导致更为明显的酸痛。检测手段主要有以下三种：

1.探诊

探诊是检查牙 DH 最常用和简单的方法。即用探针的尖端轻轻划过牙齿的可疑部位，观察患者的反应。可根据患者的主观反应将敏感程度分为 4 级：0°、1°、2°、3°，分别表示：无不适、轻微不适、中度痛和重度痛。为了使测量更加客观和精确，探诊手段在不断改进。Smith 等发明了一种装置，探测头是可弯曲的 15mm 长的不锈钢丝，通过调节装置，可改变探测头对牙齿的探诊压力，直到患者感到疼痛为止，那时测到的力值即为敏感阈值。另一种探针可将探诊压力在显示器上反映出来，探诊压力可逐渐增加，出现疼痛感即找到了敏感阈值。当探诊压力达到 80g 时仍无反应时，可认为该牙不敏感。

2.温度试验

（1）空气法：三用枪向待测牙吹气的方法最为简便，但比较粗糙。为此，有学者提出了标准化方案，即：气温为 18～21℃，气压为 60kPa，刺激时间为 1 秒。检查时用手指或棉卷隔离邻牙,将患者的反应分成 4 级(分级标准同探诊)。标准化后,利于不同研究结果间的对比分析。但标准化要求较高,可行性差。

(2)仪器法:是通过仪器对牙齿的温度耐受性进行检测的方法。金属探头内有热敏电偶,探头的温度可在 12～82℃之间变动并可显示。初始温度为 37.5℃。冷测时,温度每次降低1℃,热测时,温度每次升高 1℃,直到患者感觉不适时为止。将该温度值与邻牙、同名牙对比后做出判断。

3.主观评价

迄今为止,疼痛程度的判定主要依据患者的主观感受,确定牙齿敏感程度也是这样。VAS(视觉量表法)是在纸上画一条直线,直线上标有 10 个等距离的刻度,最左端的点为"0",表示"无疼痛",最右端的点为"10",表示"最剧烈的疼痛",要求患者结合以往的经历在两点之间确定一个点,并用笔标出以代表测试时的牙痛(敏感)程度。这种方法将定性资料转变成了定量资料,提高了统计效能,更精确、科学。但受到测试者的知识水平、理解能力等因素影响,测试结果间的重复性差。对受试者要求也很高,难以推广。

**(二)处理原则**

1.有牙本质暴露者,用药物脱敏、激光以及充填修复等方法进行处理。

2.治疗相关疾病包括牙周组织病,咬合创伤等。

3.避免医源性破坏牙体硬组织。

4.注意全身状态的调整。

# 第三节　牙髓病与根尖周病

## 一、牙髓病

### (一)可复性牙髓炎

可复性牙髓炎是牙髓组织以血管扩张充血为主要病理表现的初期炎症表现。若能彻底去除病原刺激因素,同时给予适当的治疗,患牙牙髓可以恢复正常。

1.临床症状

(1)受冷、热、酸、甜刺激时,立即出现瞬间的疼痛反应,对冷刺激更敏感;刺激一去除,疼痛消失。

(2)没有自发性疼痛。

2.检查

(1)患牙常见有接近髓腔的牙体硬组织病损,如深龋、深楔状缺损,深牙周袋,咬合创伤。

(2)患牙对温度测验,尤其是冷测表现为一过性敏感,且反应迅速。去除刺激后,数秒缓解。

(3)叩诊反应同正常对照牙,即叩痛(-)。

3.诊断

(1)主诉对温度刺激一过性敏感,但无自发痛的病史。

(2)可找到能引起牙髓病变的牙体病损或牙周组织损害的原因。

(3)患牙对冷测的反应阈值降低,表现为一过性敏感。

4.鉴别诊断

(1)深龋当冷、热刺激进入深龋洞内才出现疼痛反应,刺激去除后症状不持续。当深龋与可复性牙髓炎难以区别时,可先按可复性牙髓炎的治疗进行安抚处理。

(2)不可复性牙髓炎一般有自发痛病史;有温度刺激引起的疼痛反应程度重,持续时间长,有时可出现轻度叩痛。在临床上,若可复性牙髓炎与无典型自发痛症状的慢性牙髓炎难以区分时,可采用诊断性治疗的方法,用氧化锌丁香油酚黏固剂进行安抚治疗,在观察期内视其是否出现自发痛症状明确诊断。

(3)牙本质过敏症对探、触等机械刺激和酸、甜等化学刺激更敏感。

## (二)不可复性牙髓炎

不可复性牙髓炎是病变较为严重的牙髓炎症,可发生于牙髓的某一局部,也可涉及整个牙髓,甚至在炎症的中心部位已发生了程度不同的化脓或坏死。此类牙髓炎症自然发展的最终结局均为全部牙髓的坏死。几乎没有恢复正常的可能,临床治疗上只能选择摘除牙髓以去除病变的方法。包括急性牙髓炎、慢性牙髓炎、残髓炎、逆行性牙髓炎。

1.急性牙髓炎

急性牙髓炎的临床特点是发病急、疼痛剧烈。病因包括慢性牙髓炎急性发作,牙髓受到急性的物理损伤、化学刺激及感染。

(1)临床症状

①自发性阵发性的剧烈疼痛:初期持续时间短,晚期持续时间长。炎症牙髓出现化脓时,患者可主诉有搏动性跳痛。

②夜间痛,或夜间疼痛较白天剧烈。

③温度刺激加剧疼痛:若患牙正处于疼痛发作期内,温度刺激可使疼痛更为加剧。如果牙髓已有化脓或部分坏死,患牙可表现为所谓的"热痛冷缓解"。

④疼痛不能自行定位:疼痛呈放射性或牵涉性,常是沿三叉神经第 2 支或第 3 支分布区域放射至患牙同侧的上、下颌牙或头、颞、面部,但这种放射痛不会发生到患牙的对侧区域。

(2)检查

①患牙可查及接近髓腔的深龋或其他牙体硬组织疾病,或有深的牙周袋。

②探诊可引起剧烈疼痛,可探及微小穿髓孔,并可见有少量脓血自穿髓孔流出。

③温度测验时,患牙敏感,刺激去除后,疼痛症状持续一段时间。当患牙对热测更为敏感时,表明牙髓已出现化脓或部分坏死。

④早期叩诊无明显不适,当炎症的外围区已波及根尖部的牙周膜,可出现垂直方向的叩诊不适。

(3)诊断

①典型的疼痛症状。

②患牙肯定可找到有引起牙髓病变的牙体损害或其他病因。

③牙髓温度测验结果可帮助定位患牙,对患牙的确定是诊断急性牙髓炎的关键。

(4)鉴别诊断

①三叉神经痛

表现为突然发作的电击样或针刺样剧痛,有疼痛"扳机点",发作时间短,较少在夜间发作,冷热温度刺激也不引发疼痛。

②龈乳头炎

剧烈的自发性疼痛,持续性胀痛,对疼痛可定位,龈乳头有充血、水肿现象,触痛明显。患处两邻牙间可见食物嵌塞的痕迹或有食物嵌塞史。对冷热刺激有敏感反应,但一般不会出现激发痛。

③急性上颌窦炎

持续性胀痛,上颌的前磨牙和磨牙同时受累而导致两三颗牙均有叩痛,但未查及可引起牙髓炎的牙体组织与疾病。同时可伴有头痛、鼻塞、浓涕等上呼吸道感染的症状,以及在跑、跳、蹲等体位变化时,牙痛症状加重。检查上颌窦前壁可有压痛现象。

2.慢性牙髓炎

慢性牙髓炎是临床上最为常见的一型牙髓炎,有时临床症状很不典型,容易误诊而延误治疗。

(1)临床症状

①无剧烈的自发性疼痛,但有时可出现不甚明显的阵发性隐痛或每日出现定时钝痛。

②患者可诉有长期的冷、热刺激痛病史等,对温度刺激引起的疼痛反应会持续较长时间。

(2)检查

①炎症常波及全部牙髓及根尖部的牙周膜,致使患牙常表现为咬合不适或轻度的叩痛

②一般可定位患牙。

(3)分型

①慢性闭锁性牙髓炎

a.无明显的自发痛,有长期的冷热刺激痛病史。

b.可查及深龋洞、冠部充填体或其他近髓的牙体硬组织缺损。洞内探诊感觉迟钝。

c.去净腐质后无肉眼可见的露髓孔。

d.患牙对温度测验的反应可为敏感,也可为热测引起迟缓性痛,多有轻度叩痛或叩诊不适感。

②慢性溃疡型牙髓炎

a.食物嵌入洞内即出现剧烈的疼痛。当冷热刺激激惹患牙时,会产生剧痛。

b.查及深龋洞或近髓的牙体损害。患牙大量软垢、牙石堆积、洞内食物残渣大量嵌入。

c.去净腐质、可见有穿髓孔,深探剧痛并有少量暗色液体流出。

d.温度测试敏感。仅有极轻微的叩诊不适。

③慢性增生型牙髓炎

a.无明显的自发痛,患者可诉每进食时患牙疼痛或有进食出血现象,长期不敢用患侧咀嚼

食物。

b.患牙大而深的龋洞中有红色、"蘑菇"形状的肉芽组织,又称作"牙髓息肉",可充满整个洞内并达咬合面,探之无痛但极易出血。常可见患牙及其邻牙有牙石堆积。

c.牙髓息肉与牙龈息肉、牙周膜息肉的鉴别如下。

牙龈息肉:多是患牙邻𬌗面出现龋洞时,由于食物长期嵌塞加之患牙龋损处粗糙边缘的刺激,牙龈乳头向龋洞所形成的空间增生,形成息肉状肉芽组织。

牙周膜息肉:是在多根牙的龋损穿通髓腔后进而破坏髓室底,根分叉处的牙周膜因外界刺激而反应性增生,肉芽组织由髓底穿孔处长入连通髓腔的龋损内,洞口外观像牙髓息肉。

可通过 X 线片观察患牙根分叉区髓室底影像的连续性,再用探针探查息肉的蒂部及其髓室底的完整性。

(4)诊断

①可以定位患牙,长期冷、热刺激痛病史和(或)自发痛史。

②肯定可查到引起牙髓炎的牙体硬组织疾病或其他原因。

③患牙对温度测验有异常表现。

④叩诊反应可作为很重要的参考指标。

(5)鉴别

①深龋:刺激去除后症状立即消失;对叩诊的反应与正常对照牙相同。

②可复性牙髓炎:患牙对温度测验,尤其是冷测表现为一过性敏感,且反应迅速,去除刺激后,数秒缓解;叩诊反应同正常对照牙,即叩痛(一)。

③干槽症:近期有拔牙史,牙槽窝空虚,骨面暴露,出现臭味。可有温度刺激敏感及叩痛,但无明确的牙髓疾病指征。

3.残髓炎

残髓炎属于慢性不可复性牙髓炎,发生在经牙髓治疗后的患牙,由于残留了少量炎症根髓或多根牙遗漏了未做处理的根管,因而命名为残髓炎。

(1)临床症状

①自发性钝痛、放散性痛、温度刺激痛。

②咬合不适或轻微咬合痛。

③均有牙髓治疗病史。

(2)检查

①牙冠可见牙髓治疗后的充填体或暂封材料。

②对患牙施以强冷、强热刺激进行温度刺激,反应可为迟缓性痛或仅诉有感觉。

③叩诊轻度疼痛(一)或不适感(±)。

④去除患牙充填物,用根管器械探查病患根管至深部时有感觉或疼痛。

(3)诊断

①有牙髓治疗史。

②有牙髓炎症表现。

③强温度刺激患牙有迟缓性疼痛以及叩诊疼痛。

④探查根管有疼痛即可确诊。

4.逆行性牙髓炎

逆行性牙髓炎的感染来源是深牙周袋中的细菌可通过根尖孔或侧支根管进入牙髓,引发牙髓感染。这种由牙周途径导致的牙髓感染成为逆行性感染,所引起的牙髓炎称为逆行性牙髓炎。

(1)临床症状

①急性牙髓炎症状(自发痛、阵发痛、冷热刺激痛、放散痛、夜间痛)。

②慢性牙髓炎症状(冷热刺激敏感或激发痛,不典型的自发钝痛或胀痛)。

③均有长时间的牙周炎病史,可诉有口臭、牙松动、咬合无力或咬合疼痛等不适症状。

(2)检查

①患者有深达根尖区的牙周袋或较为严重的根分叉病变。牙龈水肿、充血,牙周袋溢脓,牙有不同程度的松动。

②无引发牙髓炎的深龋或其他牙体硬组织疾病。

③对多根患牙的牙冠不同部位进行温度测试,其反应可不同。

④对叩诊的反应为轻度疼痛(+)至中度疼痛(++),叩诊呈浊音。

⑤X线片患牙有广泛的牙周组织破坏或根分叉病变。

(3)诊断

①患牙有长期牙周炎病史。

②近期出现牙髓炎症状。

③患牙未查出引发牙髓病变的牙体硬组织疾病。

④患牙有严重的牙周炎表现。

### (三)牙髓坏死

牙髓坏死常由各种类型的牙髓炎发展而来,也可因外伤打击、正畸治疗所施加的过度创伤力、修复治疗对牙体组织进行预备时的过度手术切割产热以及使用某些修复材料(硅酸盐黏固剂、复合树脂)所致的化学刺激和微渗漏引起牙髓组织发生严重营养不良及退行性变性时,血液供应不足,最终发展为牙髓坏死。如不及时治疗,病变可向根尖周组织发展,导致根尖周炎。坏死的牙髓组织更有利于细菌的定植,因此,其比健康的牙髓组织更容易感染。

1.临床症状

(1)患牙一般没有自觉症状,也可见有以牙冠变色为主诉前来就诊。

(2)可有自发痛史、外伤史、正畸治疗史或充填、修复史。

2.检查

(1)牙冠可存在深龋洞或其他牙体硬组织疾病,或是有充填体、深牙周袋等。也可见完整牙冠者。

(2)牙冠变色,呈暗红色或灰黄色,失去光泽。

(3)牙髓活力测验无反应。

(4)叩诊同正常对照牙或不适感。

(5)牙龈无根尖来源的瘘管。

(6)X线片显示患牙根尖周影像无明显异常。

3.诊断

(1)无自觉症状。

(2)牙冠变色、牙髓活力测验结果和X线片的表现。

(3)牙冠完整情况和病史可作为参考。

4.鉴别

慢性根尖周炎:通过拍摄X线片,若发现有根尖周骨质影像密度减低或根周膜影像模糊、增宽,即可做出鉴别诊断。

### (四)牙髓钙化

牙髓钙化:当牙髓的血液循环发生障碍,会造成牙髓组织营养不良,出现细胞变性,钙盐沉积,形成微小或大块的钙化物质。有两种形式,髓石游离于牙髓组织或附着髓腔壁;弥漫性钙化,整个髓腔闭锁,见于外伤或氢氧化钙盖髓治疗或活髓切断术后。

1.临床症状

(1)一般不引起临床症状。

(2)个别情况出现与体位有关的自发痛,也可沿三叉神经分布区放射,一般与温度刺激无关。

2.检查

(1)患牙对牙髓温度测验的反应可异常,表现为迟钝或敏感。

(2)X线片显示髓腔内有阻射的钙化物(髓石)或呈弥漫性阻射影像而致使原髓腔处的透射区消失。

3.诊断

(1)X线片检查结果作为重要的诊断依据。

(2)需排除由其他原因引起的自发性放散痛的疾病,并经过牙髓治疗后疼痛症状得以消除,方能确诊。

(3)询问病史有外伤或氢氧化钙治疗史者可作为参考。

4.鉴别

三叉神经痛:有扳机点;X线片检查结果可作为鉴别参考;经诊断性治疗(牙髓治疗)后,视疼痛是否消失得以鉴别。

### (五)牙内吸收

牙内吸收是指正常的牙髓组织肉芽性变,分化出的破牙本质细胞从髓腔内部吸收牙体硬组织,致髓腔壁变薄,严重者可造成病理性牙折。多发生于乳牙。见于受过外伤的牙,再植牙及做过活髓切断术或盖髓术的牙。

1.临床症状

(1)一般无自觉症状,多于X线片检查时发现。

(2)少数病例可出现自发性阵发痛、放散痛和温度刺激痛和牙髓炎症状。

2.检查

(1)发生在髓室时,肉芽组织的颜色可透过已被吸收成很薄的牙体硬组织层而使牙冠呈现为粉红色。发生在根管内时,牙冠颜色没有改变。

(2)患牙对牙髓测验的反应可正常,也可表现为迟钝。

(3)叩诊检查同正常对照牙或出现不适感。

(4)X线片显示髓腔内有局限性不规则的膨大透射影区域,严重者可见内吸收处的髓腔壁被穿通,甚至出现牙根折断线。

3.诊断

(1)X线片的表现为主要依据。

(2)病史和临床表现作为参考。

# 二、根尖周病

根尖周病是指发生于根尖周围组织的炎症性疾病,又称根尖周炎,多为牙髓病的继发病,主要由根管内的感染通过根尖孔作用于根尖周组织引发的。

## (一)急性根尖周炎

急性根尖周炎(AAP)临床上以患牙及其周围组织肿痛为主要表现。可分为急性浆液性根尖周炎和急性化脓性根尖周炎。根据脓液相对集聚区域的不同,临床上急性化脓性根尖周炎可分为 3 个阶段:根尖周脓肿、骨膜下脓肿以及黏膜下脓肿。

1.诊断要点

急性根尖周炎各发展阶段的诊断要点见表 14-1。

表 14-1　急性根尖周炎各发展阶段的诊断要点

| 症状和体征 | 浆液期 | 根尖周脓肿期 | 骨膜下脓肿期 | 黏膜下脓肿期 |
|---|---|---|---|---|
| 疼痛 | 咬合痛 | 持续跳痛 | 极剧烈胀跳痛 | 咬合痛缓解 |
| 叩痛 | (＋)~(＋＋) | (＋＋)~(＋＋＋) | 最剧烈(＋＋＋) | (＋＋)~(＋) |
| 松动度 | Ⅰ° | Ⅱ°~Ⅲ° | Ⅲ° | Ⅰ° |
| 根尖区牙龈 | 无变化/潮红 | 小范围红肿 | 红肿明显,广泛 | 肿胀明显,局限 |
| 扣诊 | 不适 | 疼痛 | 剧烈疼痛＋深波动感 | 轻痛＋浅波动感 |
| 全身症状 | 无 | 无/轻 | 可有发热、乏力,血象升高 | 消退 |

2.鉴别诊断

急性根尖周脓肿与急性牙周脓肿的鉴别要点见表 14-2。

表 14-2　急性根尖周脓肿与急性牙周脓肿的鉴别要点

| 鉴别点 | 急性根尖周脓肿 | 急性牙周脓肿 |
|---|---|---|
| 感染来源 | 感染根管 | 牙周袋 |
| 病史 | 较长期牙体缺损史 | 长期牙周炎病史 |
|  | 牙痛史 |  |
|  | 牙髓治疗史 |  |

| 鉴别点 | 急性根尖周脓肿 | 急性牙周脓肿 |
|---|---|---|
| 牙体情况 | 深龋洞<br>近髓的非龋性疾病<br>修复体 | 一般无深及牙髓的牙体疾病 |
| 牙髓活力 | 多无 | 多有 |
| 牙周袋 | 无 | 深,迂回曲折 |
| 脓肿部位 | 靠近根尖部<br>中心位于龈颊沟附近 | 较近唇(颊)侧或舌(腭)侧牙龈缘 |
| 脓肿范围 | 较弥散 | 局限于牙周袋壁 |
| 疼痛程度 | 重 | 相对较轻 |
| 牙松动度 | 相对轻,病愈后牙恢复稳固 | 明显,消肿后仍很松动 |
| 叩痛 | 很重 | 相对较轻 |
| X线片表现 | 无明显异常表现,若患牙为慢性根尖周炎急性发作,根尖周槽骨显现透射影像 | 牙槽骨嵴破坏,可有骨下袋 |
| 病程 | 相对较长,脓液自根尖周向外排出的时间需5～6天 | 相对较短,一般3～4天可自溃 |

## (二)慢性根尖周炎

慢性根尖周炎(CAP)表现为炎症性肉芽组织的形成和牙槽骨的破坏。慢性根尖周炎一般没有明显的疼痛症状,病变类型可有根尖周肉芽肿、慢性根尖周脓肿、根尖周囊肿和根尖周致密性骨炎。

1.诊断要点

(1)症状:一般无明显的自觉症状,有的患牙可在咀嚼时有不适感。也有因牙龈出现脓包而就诊者。在临床上多可追问出患牙有牙髓病史、反复肿痛史或牙髓治疗史。

(2)检查

①患牙可查到深龋洞、充填体或其他牙体硬组织疾病。

②牙冠变色,失去光泽。洞内探诊无反应,牙髓活力测验无反应。

③叩痛(一)或叩痛(±)。患牙一般无明显松动。

④有窦型慢性根尖周炎的窦道口多数位于患牙根尖部的唇、颊侧牙龈表面,也有开口于患牙舌、腭侧牙龈者,偶尔还可见开口位于远离患根处。此时应仔细检查找出正确的患牙,必要时可自窦道口插入诊断丝拍摄X线示踪片以确定窦道的来源,避免将窦道口附近的健康牙误诊为患牙。

⑤X线检查显示患牙根尖区骨质变化的影像。不同的X线影像有时可提示慢性根尖周炎的类型:a.根尖部圆形透射影,直径小于1cm,边界清晰,周围骨质正常或稍显致密,多考虑为根尖周肉芽肿;b.根尖区透射影边界不清楚,形状也不规则,周围骨质较疏松呈云雾状,多为慢性根尖周脓肿;c.较小的根尖周囊肿在根尖片上与根尖周肉芽肿难以区别,大的根尖周囊肿可见有较大的圆形透影区,边界清楚,并有一圈由致密骨组成的阻射白线围绕;d.根尖周致密

性骨炎表现为根尖部骨质呈局限性的致密阻射影像,无透射区,多见于下颌后牙。

2.鉴别诊断

依据 X 线检查结果对慢性根尖周炎进行诊断时,必须结合临床表现与非牙髓源性的根尖区病损相鉴别。例如,非牙源性的颌骨内囊肿和其他肿物在 X 线片上的表现与各型慢性根尖周炎的影像,尤其是较大的根尖周囊肿的影像极为相似。这些疾病与慢性根尖周炎的主要区别是病变所涉及患牙的牙髓活力多为正常,仔细观察 X 线片可分辨出根尖部牙周膜间隙与根尖周其他部位的牙周膜间隙是连续、规则的透射影像,患牙牙根可因压迫移位。必要时还可辅以口腔科锥体束 CT 进行诊断。

# 三、牙髓病和根尖周病的治疗

## (一)牙髓诊断性试验

牙髓诊断性试验是诊断牙髓病和根尖周病的一个非常重要的手段,包括牙髓温度测验(冷测、热测)和牙髓电测验(电测)。

(1)冷测:自制小冰棒或成品化学挥发剂罐(如四氟乙烷、氯乙烷、乙醚等)。小冰棒的制作方法:取直径约为 0.5cm、长约 5cm 的聚乙烯小管,将其一端加热并封闭管口使之成为盲端,由另一端注入清水。将小管直立放于冰箱的冰室内冷冻,结冻后备用。

(2)热测:牙胶棒,酒精灯,火柴或打火机。

(3)电测:电活力测验仪,导电胶或润湿的小滤纸片。

1.操作方法

(1)告知受试者牙髓活力检查的目的和可能有的反应,如凉、热、钻入感、麻刺感、疼痛等,并教授有反应时的示意方式。

(2)用干纱卷放置于测试牙的唇(颊)和(或)舌侧,隔离唾液。

(3)先测健康对照牙,再测可疑牙。对照牙选择的顺序:同颌对侧同名牙为最好,如果该牙丧失或有病变,可选对颌对侧同名牙或对侧同名牙的邻牙中与待测牙萌出时间接近、体积相当的牙齿。

(4)测试牙面应选择没有牙体病损,也没有充填体的釉质完整的牙面,一般选牙齿唇、颊面的中 1/3,亦可在舌面测试,因为这些牙面不受磨耗等因素的影响。

(5)冷测:从冰箱中取出小冰棒放于手中稍加捂化,慢慢挤出冰棒头贴放在测试牙面上,观察牙齿反应。也可用小棉球蘸化学挥发剂放在牙面上测试。

(6)热测:将牙胶棒一端置于酒精灯火焰上加热,使之变软(约 65℃～70℃左右),但不要冒烟燃烧,立即贴放在湿润的测试牙面,观察牙齿反应。

(7)电测:在被测牙面上放少许导电剂或湿润的小纸片,将电测仪工作端放于牙面导电处,请患者一手扶持工作端的金属杆部或将挂钩挂于口角以构成电流回路。随着电流逐渐增大,对测试牙造成刺激,患者示意测试牙有感觉即应将工作端撤离牙面,记录表盘显示的读数。每牙测 2～3 次,取平均数值做结果。

2.测验结果的描述

(1)牙髓温度测验的结果:经与对照牙比较,可分为正常、敏感、迟钝和无反应四级反应,应客观、规范地记录在病历中。不能用(＋)、(－)，或疼痛、不痛等表示。

①正常：出现短暂的轻度感觉反应(如凉、热，刺激传入，轻度痛感等)，该反应随刺激源的撤除而立即消失，患牙的反应程度和时间与对照牙相同。

②敏感：反应速度快，疼痛程度强，持续时间长；比敏感反应稍轻者可表现为"一过性敏感"，指测试牙对温度刺激(尤其是冷刺激)反应迅速，有明确的疼痛感觉，持续时间极短暂，一般为可复性牙髓炎的反应；比敏感反应程度更重者表现为"激发痛"，指测试时诱发剧烈疼痛，且持续时间较长，一般为急性牙髓炎；有的急性化脓性牙髓炎，热刺激引起剧痛，冷刺激反而使疼痛缓解，又称热痛冷缓解。

③迟钝：测试后片刻才有反应或施加强烈刺激时才有微弱的感觉；有时在测试片刻后感觉一阵较为剧烈的疼痛，称为迟缓反应性痛。多发生在慢性牙髓炎或部分牙髓已坏死的病例。

④无反应：反复测试，加大刺激强度均无反应者。一般为失去牙髓活力的死髓牙或经过牙髓治疗的无髓牙。

(2)牙髓电测验的结果：用于反映测试牙的牙髓有无活力，不能指示不同的病理状态。在相同的电流输出档位下，测试牙与对照牙的电测值之差大于 10 时，表示测试牙的牙髓活力与正常有差异。如电测值到达最大时测试牙仍无反应，表示牙髓已无活力。因此，临床上对电测反应的描述仅为正常和无反应，没有敏感和迟钝。

3.注意事项

(1)牙齿对温度和电的反应受年龄、病变等的影响，个体差异也大，没有可供参考的指标，故必须以患者自身的正常牙做对照，从对比中判断对温度或电刺激的反应。

(2)测试对照牙与测试可疑牙时，二者被测试的条件应尽量一致，例如在相应的牙面，相同的部位，用相同的测试法，用相同的刺激强度等，以便于对比。

(3)禁用两个可疑的牙齿互相对比，也不要在无对照的情况下仅根据患牙对测试的反应判断患牙状态。

(4)冰棒冷测时，如有多个可疑牙，应从牙列后部向前逐个测验，以免冰水流入后牙，影响反应的客观性和准确性。不能用三用枪的气或水作冷测。

(5)牙胶热测时，牙面应保持湿润，以防止牙胶粘于牙面，注意不要烫伤口腔软组织。

(6)电测反应有假阳性和假阴性的问题，如刚萌出的年轻恒牙和新近外伤患牙对电测的反应常呈假阴性表现，牙髓坏死液化、患牙有大面积银汞充填体或全冠时可能出现假阳性或假阴性结果。装有心脏起搏器的患者严禁做电活力测验。

## (二)橡皮障隔离术

橡皮障隔离术用于将术区患牙隔离、隔湿、防止操作小器械落入口腔。橡皮障由橡皮布、打孔器、橡皮障夹、橡皮障夹钳和橡皮障支架 5 个部分组成。还有一些辅助用具，如牙线、润滑剂、弹性绳、隔离纸巾、暂封材料、吸引器、剪刀、咬垫等。

1.操作方法

(1)打孔：将橡皮布居中放置于张开的口腔表面，上缘能遮盖上唇并露出患者鼻孔，下缘和左、右边缘盖住口腔。上中切牙距橡皮布上缘约 2.5cm、下中切牙距橡皮布下缘约 5cm，且中切牙位于橡皮布纵向中线两侧。按照牙弓弧度向两侧延伸，确定各牙位的打孔位置。孔的大小依牙齿的大小而定,孔间距离 2～3mm。进行牙髓治疗时可只打一孔,将治疗牙位隔离露出即可;进行牙体修复时可打多孔,包括患牙和邻牙。

(2)安装

①翼法:为临床操作最简便的一种方法,最为常用。

a.将橡皮障夹的双翼穿过橡皮布的孔洞,橡皮障夹的弓通常放在隔离牙的远中位置,以免影响操作。

b.用橡皮障夹钳撑开套着橡皮布的橡皮障夹,将其安放到准备隔离的牙齿颈部,橡皮障夹的喙应位于牙齿的外形高点下方,与牙齿有 4 点接触。

c.撤除橡皮障夹钳,将两翼上方的橡皮布翻下,使橡皮布的孔缘紧贴所隔离牙齿的颈部。

d.隔离牙邻面用牙线帮助橡皮布通过接触点。

e.在口外用橡皮障支架撑开橡皮布。

②橡皮布优先法:前牙需暴露多个牙齿时用此法较方便。

a.双手撑开橡皮布,将孔套入隔离牙齿并推向牙颈部,若需同时隔离两个以上的牙齿,应从远中向近中一一套入。

b.选择合适的橡皮障夹,用夹钳将其固定到隔离牙的颈部,也可不用橡皮障夹,只用弹性绳或橡皮楔子固定橡皮布。

c.用橡皮障支架将橡皮布游离部分在口外撑开。

③拆除:治疗完毕,可先用橡皮障夹钳取下橡皮障夹,或去掉两牙之间的弹性绳或橡皮楔子,再将橡皮障支架和橡皮布一并取下即可。也可在除去橡皮障夹或弹性绳后,先用剪刀剪断牙间的橡皮布,再摘取橡皮布和支架。

2.注意事项

(1)复面洞患牙可先做假壁,再上橡皮障。

(2)放置橡皮障后不应妨碍患者呼吸。

(3)安放橡皮障夹时避免损伤牙龈、牙颈部牙骨质、金属全冠和瓷冠的边缘等。

(4)治疗操作过程中,如橡皮障孔缘有渗漏,可用氧化锌类暂封材料、流动树脂等进行封闭。

(5)谨防橡皮障夹滑脱,进而导致误吞、误吸等严重不良后果。可将长约 40～50cm 的牙线缠绕在橡皮障夹的弓部并将牙线牵至口外以作预防。

(6)极少数的个体对橡皮布过敏,可在面部皮肤侧衬垫棉纸或更换非橡胶类的隔离用品。

## (三)间接盖髓术

1.适应证

(1)深龋或其他牙体缺损所致的可复性牙髓炎。

(2)窝洞预备后,洞底近髓或患牙极敏感。

(3)外伤冠折未露髓的患牙。

2.操作方法

(1)窝洞预备,不强求底平,冲洗干净。

(2)隔离患牙,棉球擦干窝洞。

(3)仅有牙髓充血的患牙,用氧化锌丁香油糊剂安抚治疗;对深龋或牙体缺损极近髓的患牙,在近髓处置少许氢氧化钙糊剂,再以氧化锌丁香油糊剂或玻璃离子水门汀暂封。

(4)封药2周后复诊无症状,如选用银汞充填修复,则去除表层暂封物,以玻璃离子水门汀垫底,换永久充填;如采用复合树脂直接粘接修复,则需将原封物去净,以提供最大有效的牙本质粘接面积,用自酸蚀粘接剂进行直接粘接修复。若患牙症状减轻但未全消失,可再观察2周。如症状加重,出现自发痛,则应做进一步的牙髓治疗。

3.注意事项

(1)在近髓处应使用慢钻或手持器械去腐,勿向髓腔加压。

(2)如深龋或牙髓充血与慢性牙髓炎的诊断一时不能鉴别清楚,也可用氧化锌丁香油糊剂暂封,根据症状变化进一步明确诊断(诊断性治疗)。

(3)嘱患者如在2周内出现自发痛,应及时就诊,根据情况可做进一步的牙髓治疗。

### (四)直接盖髓术

1.适应证

(1)窝洞预备时意外穿髓的患牙,露髓孔直径在0.5mm以内者。

(2)年轻恒牙外伤露髓者。

2.操作方法

(1)清洁患牙,用接近体温的生理盐水缓慢地冲洗窝洞。

(2)隔离患牙,用75%乙醇棉球拭擦窝洞,消毒棉球擦干,禁止用气枪吹干。

(3)于露髓孔处放置少许新鲜调制的氢氧化钙糊剂,再以氧化锌丁香油糊剂或玻璃离子水门汀暂封窝洞。

(4)2周后复诊,如无不适症状,牙髓活力测验正常,则去除部分暂封剂,玻璃离子水门汀垫底后做永久充填。如有不适或疼痛,可根据情况继续观察2周或做进一步的牙髓治疗。

3.注意事项

(1)术中注意严格无菌操作。切勿向牙髓加压,避免对牙髓的各种刺激。

(2)定期复查3个月、6个月、12个月、2年。询问自觉症状,叩诊及检查牙髓活力。如发生牙髓炎或牙髓坏死,应及时做牙髓治疗。

(3)老年患者,应考虑到牙髓有退行性变化和机体恢复能力差,即使有意外穿髓,也不宜做直接盖髓术,应行根管治疗。

### (五)活髓切断术

1.适应证

(1)乳牙深龋去腐质露髓或有过疼痛史者。

(2)牙根尚未发育完成,因外伤冠折、意外穿髓或龋源性露髓的年轻恒牙。

术前常规拍摄X线片排除根分叉病变、根尖病变、根折或牙内吸收。

2.操作方法

(1)局部麻醉。

(2)用锐利挖匙或大球钻除净龋洞内腐质,并以3%过氧化氢液清洗窝洞。

(3)用橡皮障或消毒纱卷隔离术区及患牙,2%碘酊棉球消毒牙面,75%乙醇棉球窝洞消毒,棉球擦干窝洞。

(4)消毒的锐利裂钻或小球钻除去髓室顶,暴露髓室。

(5)用消毒的锐利挖匙或圆钻齐根管口处将冠髓切断、去净,生理盐水冲洗,棉球压迫止血。

(6)将调好的氢氧化钙糊剂敷于牙髓断面上与髓室底部,厚度约为1mm,轻轻加压使糊剂与根髓断面密切接触。

(7)用氧化锌丁香油糊剂或玻璃离子水门汀暂封。

(8)术后2周复诊,无症状及阳性体征,则除去部分氧化锌丁香油糊剂,水门汀垫底银汞合金充填或复合树脂修复。

(9)定期复查术后3个月、6个月、1年、2年复查。拍X线片,观察牙根继续发育或乳牙根替换性吸收情况。

## (六)开髓、拔髓术及牙髓失活法

1.适应证

(1)急性牙髓炎和急性根尖周炎的应急处理。

(2)根管治疗的第一步骤。

2.操作方法

(1)局部麻醉。

(2)隔离患牙,最好使用橡皮障。

(3)髓腔进入:根据患牙的牙体和髓腔解剖形态,并结合牙冠破坏情况确定开髓部位和洞形,前牙通常在舌/腭面,后牙通常在𬌗面。钻磨至有落空感穿通髓腔。

(4)髓腔初预备:用锐利的裂钻或球钻提拉,将各髓角连通,揭除全部髓室顶,去除髓腔内牙颈部的牙本质凸起(牙本质领),形成顺畅的根管入路便利形,定位根管口,必要时可用根管口扩大器或扩孔钻修整根管口。

(5)拔髓:于髓腔内滴入次氯酸钠溶液(或氯亚明),选取与根管粗细相适应的拔髓针插入根管至2/3的深度,轻轻旋转拔髓针后抽出,拔除完整活髓或坏死牙髓残片。根管较细较弯曲、拔髓针难以插入时,可选用小号根管锉在冲洗剂(如次氯酸钠溶液)伴随下,伸入根管内轻轻锉动,绞碎牙髓,然后冲洗,反复数次,去净牙髓。

(6)牙髓炎患牙的处理:可于拔髓后一疗次完成根管治疗。如无条件,前牙可于拔髓冲洗后,进行根管封药,二次复诊后完成根管治疗,不要开放髓腔,避免将非感染根管变成感染根管;后牙可于开髓后,隔离唾液,止血并擦干窝洞,将适量失活剂(米粒大小)准确地放置于穿髓孔处,使其紧贴在裸露的牙髓组织上,或揭顶后,将少量失活剂置于各根管口处(不要放在髓室底上),然后用氧化锌丁香油糊剂严密封闭窝洞。使用多聚甲醛失活,间隔2周复诊;使用金属砷失活,间隔1~2周复诊;使用三氧化二砷失活,间隔48小时复诊。患者第二次就诊时,需检查患牙叩痛和牙龈情况,确实取出失活剂,之后再行拔髓。

(7)急性根尖周炎患牙的应急处理:拔髓冲洗后,可用小号锉(如10#K锉)轻轻穿刺根尖孔进行引流,无条件进行根管清理、成形、封药和切开者,可开放髓腔。

3.注意事项

(1)开髓过程中,注意钻针进入的方向、深度和患牙易被穿通的部位。揭髓室顶时严防磨损髓室底,并要注意充分暴露根管口,使髓室壁与根管口自然移行,避免形成台阶。

(2)封失活剂时,穿髓孔的直径应>1mm。涉及邻面或颊(舌)面的窝洞封失活剂时,龈壁腐质必须去净,牙龈出血时,先止血再封失活剂,万勿将失活剂封入牙龈进而引起牙周组织烧伤等严重不良后果。告知患者必须按预约日期准时复诊,取出失活剂,以免发生化学性根尖周炎。

(3)对心血管疾病患者施行开髓术应视病情于术前遵内科医嘱服药控制病情,或于心电监护下进行。

## (七)根管治疗术

1.适应证

(1)不可复性牙髓炎、牙髓坏死和各型根尖周病。

(2)外伤牙:牙根已发育完成,牙冠折断牙髓暴露者;或牙冠折断虽未露髓,但修复设计需进行全冠或桩冠修复者;或根折患牙断根尚可保留用于修复者。

(3)某些非龋牙体硬组织疾病

①重度的釉质发育不全、氟牙症、四环素牙等牙发育异常患牙需行全冠或桩核冠修复者。

②重度磨损患牙出现严重的牙本质敏感症状又无法用脱敏治疗缓解者。

③隐裂牙需行全冠修复者。

④牙根纵裂患牙需行截根手术的非裂根管。

(4)牙周-牙髓联合病变患牙。

(5)因义齿修复需要,如错位、扭转或过长而无其他牙体牙髓病损的牙齿,或牙冠大面积缺损、残根而需行全冠、桩核冠修复的患牙。

(6)因颌面外科需要,如某些颌骨手术所涉及的牙齿。

(7)移植牙、再植牙。

2.操作方法

(1)拍摄术前X线根尖片:应包括根尖外约2mm的范围,最好采用平行投照法。仔细研读根尖片,了解髓腔、根管系统的解剖和牙根周围牙槽骨的情况。

(2)局部麻醉。

(3)隔离患牙:最好使用橡皮障。

(4)进入及拔髓:髓腔进入,初预备形成入路便利形,定位根管口,拔髓。

(5)确定根管工作长度和初始工作宽度:在患牙术前X线片上量取由切端或牙尖至根尖的长度,将此值减1mm作为估计工作长度。用小号细锉(如10#K锉)作为通畅锉,预弯尖端后在根管冲洗液(如次氯酸钠溶液)的伴随下以捻转推进手法疏通根管。预敞根管口和根管上段后,在通畅锉的基础上选择初尖锉以代表根尖狭窄部的根管初始宽度,初尖锉指能够抵达工作长度、锉尖有紧缩感且不能超出根尖孔的那支锉。同时,再用根尖定位仪确定根尖狭窄部,以此作为操作止点。将初尖锉上的橡皮止动片固定在牙冠切端(前牙)或洞缘(后牙),取出锉针量取其尖端至止动片的距离定为根管工作长度。若用根尖定位仪不能成功获得工作长度,可按照估计工作长度将初尖锉插入根管拍摄诊断丝 X 线片,再调整确定工作长度。

(6)根管机械预备:根管机械预备的目标是对根管进行清理和成形。得到清理的根管管壁应光滑流畅;塑形后的根管管径应扩大且有锥度,在根尖狭窄部的牙本质方形成底托样结构的根尖挡;与此同时,需保持根管原有的解剖位置和自然走行,避免出现根管改道偏移、过度切割和侧壁穿孔等并发症。为了达到上述预备标准,临床操作必须遵循:①术前充分研读 X 线片,了解根管解剖。②无痛、无菌、无害操作,避免医源性感染引入根管或推出根尖孔。③髓腔初预备到位,根管入路顺畅,无阻挡预备根管。④了解器械的性能,掌握器械的使用。⑤全部操作局限在根管空间内,准确掌握工作长度,明确工作宽度。

①冠向下法:用大号器械由根管冠部逐渐向根尖部预备,为化学冲洗液和进入根尖的小号器械提供空间,更有利于根管内感染物的清除。大锥度机用旋转镍钛器械预备根管的方式是冠下法预备的最佳体现。机用旋转镍钛锉的锥度设计有两大类,一类为恒定锥度,即锉针从尖端到螺纹末端每增加 1mm 其直径扩大的尺寸均为恒定,各锉针被分别制作成 0.02～0.12 锥度,如 Hero642、Mtwo、K3、TF 等;另一类为变锥度,每根锉从尖端到螺纹末端的锥度各不相同,根据预备根管冠段或根尖部分的不同需要分别设计为锥度由小到大或由大渐小,其代表产品为 Protaper。冠下法预备根管时,由大锥度锉针先行,敞开根管冠段,在顺序减小锥度的过程中使锉针逐步深入根管,直至到达根尖狭窄部,使根管根尖部成形(形成根尖挡)。镍钛锉预备后应再用手用 K 锉量取根尖部终末工作宽度(能到达全工作长度且尖端有紧缩感的主尖锉号数)。如恒定锥度镍钛锉系列:先用 30#-0.06 锥度锉针进入根管,操作长度为 WL-5mm,预备根管冠 1/2 部分;再用 30#-0.04 锥度锉针预备根管中下部,操作长度为 WL-2mm,最后用 30#-0.02 锥度锉针预备根管根尖部,操作长度为全 WL;再用 304 手用 K 锉进入根管视其是否符合主锉标准,调整锉号,以此作为终末工作宽度。又如变锥度镍钛锉系列:先用三支螺纹末端大锥度的成形锉(Protaper SX、S1、S2)预备根管达工作长度,敞开根管冠段,形成根管的大锥度形态;再用 2～3 支尖端锥度较大的完成锉(Protaper F1、F2、F3)进行根管根尖部的修形和清创,形成根尖挡;最后用手用 K 锉量取终末工作宽度。术者使用镍钛锉时须严格按照各系列生产厂家的使用说明进行操作。旋转机用镍钛器械操作:a.必须先用手用器械通畅根管,至少要预备到 15 号锉。b.限定马达的扭矩,保持恒定的低速旋转(300～600rpm)。c.切勿向根尖用力施压,保持外拉手力。d.遇阻力停转勿松脚闸,反转取出锉针,勿硬性拔出。e.勿在同一根管深度停留时间过长或反复操作。f.以手用器械探查、回锉根管,建立根尖挡,量取终末工作宽度(根尖部预备的主锉号数)。g.锉针使用前、后必须仔细检查,一旦发现可疑损伤,应立即丢弃、更换;用后应清洁、高温高压消毒,勿超限次使用。

②步退法:将初尖锉以捻转法插入根管,遇有阻力时往返小于 90°旋转推进器械,然后将器械紧贴一侧根管壁向外拉。沿管壁四周不断变换位置,重复上述动作,直至到达标记的工作长度。当该型号器械进出根管宽松无阻力时,按顺序换取大一号的器械,以上述动作要领继续操作。每次均要求到达工作长度,直至较初尖锉的型号大 3 个型号为止。由大于初尖锉第 4 个型号的器械开始,器械进入根管的深度较前一型号者递减 1mm(年轻恒牙减 0.5mm)。如此再连续扩大 3～4 个型号,使根管形成锥状。

(7)根管冲洗:必须特别强调的是,在对根管实施机械预备操作时,应做到冲洗先行,频繁大量,充足浸泡,贯穿始终。目标是进一步清理根管。最有效的根管冲洗剂为 2.5%～5.25% 次氯酸钠溶液、17% EDTA 和 2%氯己定(洗必泰)。

根管预备中的冲洗程序如下。

①完成髓腔进入初预备后,次氯酸钠须先于根管器械进入髓腔和根管系统,冲洗、浸泡作用要贯穿整个根管预备全过程。

②在机械扩锉根管时,可用锉针蘸取 EDTA 凝胶进入根管伴随操作,以提供机械预备的润滑作用,每更换一支预备器械,根管均需用 2～5mL 次氯酸钠溶液冲洗。

③根尖部的根管预备至少到 35#,以使冲洗针头能尽量接近根尖。

④机械预备全部完成后,须用大剂量次氯酸钠对每个根管进行充分冲洗,随后再用 5mL EDTA 溶液冲洗 1 分钟以清除玷污层。

⑤超声荡洗 1～3 分钟。

⑥终末冲洗采用次氯酸钠,每根管冲洗液量至少 2mL,彻底中和 EDTA 的酸性效应并使次氯酸钠渗入开放的牙本质小管中,终末冲洗也可选用 2%氯己定(尤其是再治疗病例),使用前需先用水或 95%乙醇冲洗以去除次氯酸钠的影响。

⑦根管充填前可选择应用 95%乙醇进行冲洗,每根管用量 3mL,干燥根管,降低表面张力。

(8)根管消毒:在对活髓牙进行根管治疗时,一般不需要做根管封药,提倡根管预备和根管充填一次完成。对感染根管,尤其是伴有严重的肿痛症状或有活动性渗出的根管,有必要在根管中封入有效的抑菌药物,减轻临床症状后再行根管充填。目前根管封药更提倡使用杀菌力强的糊剂充填入已完成清理和成形的根管,如氢氧化钙糊剂,封药时间一般为 7～14 天。如果患牙的临床表现以根尖周膜炎症性水肿为主,可选用抗生素和皮质类固醇为主要成分的糊剂进行根管封药,时间 3 天。

(9)根管充填:根管充填的目标是以生物相溶性良好的材料严密堵塞根管,消除无效腔,封闭根尖孔,为防止根尖周病变的发生和促使根尖周病变的愈合创造一个有利的生物学环境。根管充填的时机:①患牙无自觉症状;②检查患牙无叩痛、肿胀等阳性体征;③根管内干净、光滑,无渗出,无异味。

①冷牙胶侧方加压根管充填技术:a.消毒纸尖擦干根管;b.选择比主锉小一号数的消毒侧压器;c.按照根管预备的终末工作宽度选择一根与主锉相同号数的 ISO 标准锥度牙胶尖作为主尖,标记工作长度,在根管内试主牙胶尖,插入主尖到达工作长度后有回抽阻力为合格;d.选择数根与侧压器号数相同或小一号数的牙胶尖作为辅尖,75%酒精消毒备用;e.用纸尖、主牙胶尖或根管螺旋充填器蘸根管封闭剂进入根管达工作长度,均匀涂布于管壁;f.将主牙胶尖蘸少许封闭剂插入根管至工作长度;g.沿主牙胶尖一侧插入侧压器同时将主牙胶尖朝根管壁侧向施压,保持 15 秒后左右捻转,同时离开主牙胶尖沿其对侧根管壁取出侧压器;h.在侧压器形成的间隙内插入一根蘸有少许糊剂的辅尖,再行侧压并插入辅尖,直至侧压器只能进入根管口 2～3mm 不能继续插入辅尖为止;i.用加热的器械(如烤热的充填器或携热器头)齐根管口或其下方 1mm 处切断牙胶尖,再向根方垂直压实根管内的牙胶尖。

②热牙胶垂直加压根管充填技术:a.消毒纸尖擦干根管;b.选择与主锉相同号数和锥度的

携热器工作头,在短于工作长度 4~5mm 处标记;选择垂直加压器粗细各一支,细支可抵达根管内距根尖 4~5mm 处并作标记,粗支可进入根管口;选择回填注射针头,于短于工作长度 4~5mm 处并作标记;c.按照根管预备的终末工作宽度选择一根与主锉相同号数的大锥度牙胶尖作为主尖(通常选 0.06 锥度),标记工作长度,在根管内试主牙胶尖,插入主尖到达工作长度后有回抽阻力,75%酒精消毒备用;d.用纸尖、根管锉或主牙胶尖蘸根管封闭剂进入根管达工作长度,将封闭剂均匀涂布于管壁;e.将主牙胶尖蘸封闭剂插入根管至工作长度;f.快速插入已加热至 180℃~200℃的携热头至标记处,进入时间应短于 4 秒,停止加热并在原位加压10 秒,之后加热 1 秒迅速回撤工作尖,带出烫断的上部牙胶尖;g.用带标记的细垂直加压器插入根管,压实牙胶断面;h.插入回填注射针头,紧抵住牙胶断面,注射加热流动的牙胶,直至回退至根管口;i.用粗垂直加压器压实根管口的牙胶。

完成上述操作后,用 75%酒精棉球擦净髓腔各壁,以暂封剂封闭窝洞。拍摄根尖 X 线片,检查根管充填的情况。根充合格后,应及时完成牙冠的永久性修复。

根管充填的标准判断:

(1)恰填:X 线片见根充物致密充盈于根管内,距根尖端 0.5~2mm,根尖部根管无任何 X 线透射影像。此为所有根管充填均应达到的合格标准。

(2)超填:X 线片显示充填物不仅将根管填满,而且超出根尖孔进入根尖牙周膜间隙或根尖周病损区。临床上对于仅有少量糊剂的超填是可以接受的。

(3)欠填:X 线片显示根管内充填物与根尖端的距离大于 2mm,根尖部无根充材料的根管区域遗留有 X 线透射影。还有一种情况是根充材料既超充又不密实,根管内(尤其是根尖处)充填不致密,有气泡或缝隙,同时又有根充物超填进入根尖周组织,称为超充差填。此种情况应取出充填物,重新做根管的预备和充填。

3.注意事项

(1)根管口定位困难、根管内有异物、根管细窄钙化等情况可在根管显微镜放大及加强照明的辅助下进行操作。

(2)防止操作意外,如器械根管内断离,器械滑脱导致误吞误吸。

(3)避免操作缺陷,如遗漏根管,髓腔或根管壁穿孔、台阶,破坏根尖狭窄部,器械、药物、材料超出根尖孔等。

(4)及时修复冠部缺损,防止微渗漏和牙齿劈裂。

## (八)根尖手术

1.适应证

(1)根管治疗失败,不能进行根管再治疗或再治疗仍失败的患牙。

(2)根尖周囊肿较大的患牙。

(3)根管不通并伴有根尖病变的患牙。

(4)根管内有断离器械且超出根尖孔的患牙。

(5)根管充填材料超填并长期伴有疼痛的患牙。

(6)牙根穿孔的修补。

2.术前准备

(1)了解患者全身健康情况;检查血常规,出、凝血时间;测量体温和血压;排除手术禁忌的全身疾病,女性患者须避开月经期。

(2)对患牙进行完善的根管治疗并拍摄术后 X 线片。检查咬合情况,必要时调𬌗。

(3)进行口腔卫生宣教,清除菌斑、牙石,治疗牙龈炎或牙周炎。

(4)向患者告知,令患者知情并征得同意。

(5)术前给予抗生素。

(6)氯己定含漱。

3.操作方法

(1)局部麻醉。

(2)局部消毒,铺放孔巾。

(3)切口和瓣膜设计

①龈沟内瓣:由一条水平的龈沟内切口和一侧或双侧的垂直切口组成。在患牙近中和(或)远中 二颗邻牙牙根的骨隆突之间的凹槽中做一条或两条垂直切口,切口从距龈颊沟1~2mm 处起,切至目标牙的近中或远中唇/颊侧轴角处。再从一条垂直切口的龈缘止点沿龈沟内侧作水平连续切口至患牙另一侧二三颗牙的轴角或另侧的垂直切口的龈缘止点,形成三角形瓣或矩形瓣的水平边。沟内切口必须紧贴骨和游离龈组织,包括牙龈乳头。这是根尖手术的最佳切口瓣。

②扇形瓣:在手术区域的附着龈上做扇贝状水平切口及其两侧的垂直切口。垂直切口仍做在两牙根骨隆起之间的凹陷处,从距龈颊沟 1~2mm 处起,在附着龈上切至距龈缘和龈沟底 3~5mm 处。水平切口依照龈缘的形态切成扇贝形,连接两垂直切口。此切口瓣术后易留瘢痕。

切口下方应有骨组织支持,切时深达骨面,同时应注意避开龈乳头和唇、颊系带。

(4)翻瓣:完整剥离、翻起黏骨膜瓣,暴露患牙根尖区牙槽骨板。手术过程中应将组织瓣从术区牵开,在不损伤组织瓣及其周围组织的情况下,最大限度地为手术提供入路和视野。同时要注意保护翻起的黏骨膜瓣,不要过度牵拉或压迫。

(5)去骨:如患牙根尖区牙槽骨板已有破坏穿孔,可用消毒涡轮机细金刚砂钻针沿穿孔边缘去除少量骨质暴露根尖视野;如无穿孔,应按照量取的牙齿长度,在根尖区骨板上先钻一小孔,再逐渐扩大去骨直至能清楚地显露出根尖病变区。

(6)搔刮:用锐利挖匙沿破坏区骨壁刮除病变组织,注意将牙根舌侧面的炎症组织彻底刮净。刮出的组织应置于福尔马林内,以便术后病理检查。

(7)根尖切除:在根管显微镜下,用金刚砂钻针或骨凿垂直于根长轴去除约 2~3mm 根尖,牙根的截除量与根尖视野相关,截除根尖后,需能够清楚地识别和探查根尖部根管的开口、根管的根尖拉开部分、侧壁穿孔和两根管间峡部,牙根截面还应能提供足以制备Ⅰ类洞的根管壁厚度。切除根尖后对病变区再做彻底搔刮。

(8)根尖倒预备:在根管显微镜下,用手术专用的超声工作尖从截除的根面倒行预备根管,制备一个长 1~3mm 与牙长轴平行的Ⅰ类洞,并使其位于牙根中央,保证根管壁的厚度和足够洞深。

(9)根管倒充填:在根管显微镜下,于根尖预备的Ⅰ类洞中倒行填入三氧化矿物盐聚合物(MTA)。行倒充填前,可于病变区骨腔内放置生理盐水纱条或骨蜡,一方面可防止倒充填材料的碎渣掉入骨腔,另一方面有利于止血。倒充填完成后,一定注意将骨腔内置物去除干净。

(10)检查冲洗:修整黏骨膜瓣内面,仔细检查骨腔内病变组织及充填材料残渣是否清除干净,用生理盐水彻底冲洗骨腔。

(11)搔刮骨面:用刮匙轻刮骨面,使新鲜血液充盈骨腔。

(12)缝合:将黏骨膜瓣复位,对齐切口,注意防止内卷。水平切口可采用间断缝合、褥式缝合以及悬吊缝合;垂直切口可采用间断缝合或十字交叉缝合。

(13)对术区相应的颜面部加压包扎3～4天。也可用牙周保护剂覆盖手术切口创面至拆线。局部冷敷24小时。

4.术后处理

(1)切除的病变组织需做病理学检查。

(2)全身给予抗生素和止痛药,局部给以漱口水,保持口腔清洁。

(3)术后3天内术区颜面可有肿胀,或伴轻度体温升高,38℃以下可不作处理。

(4)术后5～7天拆线。

(5)如术区感染,除全身用药外,局部应提前拆线,探查有无坏死物及异物,可作轻微搔刮,冲洗后填放碘仿纱条。如有溢脓,则应开放引流。

(6)术后3个月、6个月、1年、2年复查,拍摄X线片,观察手术效果。

# 第十五章　牙周疾病

## 第一节　牙龈病

牙龈病是指局限于牙龈组织的病变,以牙龈组织的炎症为主要特征或为全身疾病在牙龈的表现。以菌斑引起的牙龈病最为常见,全身因素可诱发或加重某些牙龈病。

### 一、慢性龈炎

#### (一)概述

慢性龈炎是指位于游离龈和龈乳头的慢性炎症,是菌斑性牙龈病中最常见的疾病,又称边缘性龈炎或单纯性龈炎。

#### (二)临床表现

1.自觉症状

常因刷牙或咬硬物时牙龈出血就诊,甚至有时出现自发性牙龈出血,或有口臭,牙龈局部痒、胀、不适等。

2.临床检查

(1)牙龈色、形、质的改变:如牙龈呈暗红色,龈缘变厚,龈乳头圆钝肥大,质地松软脆弱。

(2)由于牙龈组织的水肿或增生,龈沟的探诊深度可达 3mm 以上,但无附着丧失。

(3)龈沟探诊出血。

(4)龈沟液量增多,有些患者还可出现牙周溢脓。

#### (三)诊断要点

1.诊断

根据临床表现,龈缘附近牙面有菌斑、牙石堆积或存在其他菌斑滞留因素等,即可诊断。

2.鉴别诊断

(1)与早期牙周炎鉴别:有无附着丧失和牙槽骨吸收是鉴别慢性龈缘炎和牙周炎的要点。

(2)与血液病引起的牙龈出血鉴别:以牙龈出血为主诉的患者需注意与血液系统疾病鉴别,血液检查有助于诊断。

(3)与坏死性溃疡性龈炎鉴别:坏死性溃疡性龈炎疼痛症状明显,有特征性的龈乳头和龈缘的坏死。慢性龈炎无自发痛。

#### (四)治疗原则及方案

1.口腔卫生指导,菌斑控制。

2.通过洁治术清除菌斑及牙石,消除造成菌斑滞留和刺激牙龈的局部因素,如纠正食物嵌塞或去除不良修复体等。

3.炎症较重时可配合局部用药,如 1‰～3‰过氧化氢液、碘制剂、漱口液等。

4.炎症消退后,牙龈纤维增生不能恢复正常牙龈形态者,可采用牙龈成形术或牙龈切除术。

5.定期复查复治,维持疗效。

## 二、青春期龈炎

### (一)概述
发生于青春期少年的慢性非特异性牙龈炎。菌斑是青春期龈炎的主要病因,青春期性激素水平变化使牙龈的炎症加重。

### (二)临床表现
与慢性龈炎的牙龈炎症表现类似,且容易出现牙龈肥大。

### (三)诊断要点
患者处于青春期,牙龈炎症反应明显。

### (三)治疗原则及方案
同慢性龈炎。由于激素的作用以及患者的年龄特点,往往难以实现理想的菌斑控制,牙龈炎症不易消退,临床医生应充分注意。

## 三、妊娠期龈炎

### (一)概述
女性在妊娠期间,由于激素水平升高,原有的牙龈慢性炎症加重,分娩后病损可自行减轻或消退。

妊娠期还可能形成牙龈瘤样改变(实质为炎症性肉芽组织而非肿瘤),称为妊娠期龈瘤或孕瘤。

### (二)临床表现
1.患者一般在妊娠前即有不同程度的慢性龈炎,妊娠后炎症加重,分娩后可减轻至妊娠前水平。

2.龈缘和龈乳头呈鲜红或暗红色,松软而光亮,或呈现显著的炎性肿胀、肥大,有龈袋形成,易出血。龈缘附近牙面有菌斑、牙石堆积。

3.妊娠期龈瘤常发生于单个牙间乳头,通常始发于妊娠第 3 个月,迅速增大,一般直径不超过 2cm,色泽鲜红光亮或暗紫,极易出血,有蒂或无蒂。妊娠期龈瘤较大时常妨碍进食或因被咬破而感染。

### (三)诊断要点
1.妊娠期妇女牙龈呈鲜红色,高度水肿、肥大,极易出血,可据此临床表现诊断为妊娠期龈炎,或由龈瘤样病变即可诊断为妊娠期龈瘤。

2.长期口服避孕药的妇女可有类似妊娠期龈炎的症状,诊断时应详细询问病史。

### (四)治疗原则及方案

同慢性龈炎,辅助药物治疗时应注意药物的安全性评价。

1.口腔卫生指导,菌斑控制。

2.对妊娠期龈炎患者,去除局部刺激因素,如菌斑、牙石、不良修复体等。动作应轻柔,减少疼痛和出血,炎症较重者,可用1%过氧化氢溶液和生理盐水冲洗,袋内尽量不放药,选用安全的含漱剂。

3.对妊娠期龈瘤患者,尽量用保守疗法。对一些体积太大而妨碍进食或出血严重的妊娠期龈瘤,可酌情考虑做简单的手术切除。手术时机应尽量选择在妊娠期第4～6个月内,以免引起流产或早产。

4.治疗后强化口腔卫生指导,以维持疗效。

## 四、白血病的牙龈病损

白血病的牙龈病损是受全身因素影响的牙龈病,是白血病这种血液系统恶性疾病症状在口腔中的表现。

### (一)诊断标准

1.临床表现

(1)儿童及年轻患者起病急,多有乏力、发热、贫血及出血现象。

(2)牙龈明显肿大,波及牙龈乳头、边缘龈和附着龈,覆盖部分牙面。外形呈不规则结节状,颜色暗红发绀或苍白。

(3)牙龈自发性出血,不易止住。

(4)牙龈可出现坏死,有疼痛、口臭。

(5)可有局部淋巴结肿大。

2.辅助检查

血常规和血涂片检查可明确诊断。

### (二)治疗原则

1.与普内科、血液科医师密切配合治疗。

2.严禁手术和活检。

3.口腔局部以保守治疗为主,压迫止血,局部、全身应用止血药。在全身状况允许时,方可行简单的洁治术,应避免组织创伤,用含漱液辅助菌斑控制。

4.口腔卫生指导。

## 五、药物性牙龈增生

药物性牙龈增生是受口服药物影响的牙龈病。它是指长期服用某种药物而引起牙龈组织的纤维增生和体积增大。伴有菌斑、牙石所导致的牙龈炎症,明显影响牙龈组织的增生程度。

## （一）诊断标准

**1.临床表现**

（1）患者有癫痫、心脏病或高血压病史，或接受过器官移植。有长期服用苯妥英钠、硝苯吡啶、环孢菌素 A 等药物史。

（2）牙龈增生始于牙间乳头，上下前牙区较重，呈小球状或结节状。增生牙龈表面呈桑葚样或分叶状，颜色呈淡粉红色，质地韧而有弹性。

（3）一般无疼痛和出血。

（4）牙龈增生严重时，可覆盖部分或全部牙冠进而妨碍进食和咬合。牙齿缺失的部位不发生牙龈增生。

（5）药物性牙龈增生需与血液病造成的牙龈肿大、牙龈纤维瘤病相鉴别。

（6）在合并炎症时，同时具有牙龈炎的症状和表现。

**2.辅助检查**

拍摄 X 线片，检查牙槽骨情况。血常规检查，除外血液性疾病。

## （二）治疗原则

1.与相关专科医生配合治疗，停用或更换引起牙龈增生的药物。

2.龈上洁治，必要时刮治，同时给予口腔卫生指导，控制菌斑，减轻增生程度，避免复发。

3.配合局部药物治疗。

4.经牙周基础治疗后，牙龈增生仍不能消退者，在全身状况允许，病情稳定时可行牙龈切除及成形术。

# 六、牙龈瘤

牙龈瘤是指发生在牙龈乳头部位的瘤样增生物，它是牙龈组织长期慢性炎症的一种反应性增生。来源于牙周膜及牙龈的结缔组织，虽然外形似肿瘤，但其不具有肿瘤的生物学特征和结构，所以并非真性肿瘤。

## （一）诊断标准

**1.临床表现**

（1）一般有局部刺激因素，如菌斑、牙石、食物嵌塞、不良修复体等。

（2）激素水平的改变，使得妊娠妇女容易发生牙龈瘤。

（3）临床表现多为唇颊侧单个龈乳头处的瘤状增生物。呈圆形或椭圆形，有时呈分叶状，大小不一，有的有蒂，如息肉状，有的无蒂，基底宽广。

（4）通常根据病理学特征的不同，将牙龈瘤分为血管型、肉芽肿型和纤维型。

①血管型：颜色红，质地软，内含丰富的血管。一旦损伤极易出血。

②肉芽肿型：颜色鲜红或暗红，质软，内含大量肉芽组织、较多炎症细胞和血管，易出血。

③纤维型：质地较坚韧，色粉红。内含大量胶原纤维，不易出血。

（5）牙龈瘤生长较慢，较大的肿块损伤后可伴发溃疡或继发感染。如果牙龈瘤表面呈菜花状，有组织坏死，易出血时，应与牙龈癌相鉴别。

（6）长期存在的大肿块可以造成牙槽骨壁的破坏，X线片可见骨质吸收，牙周膜间隙增宽。

（7）牙龈瘤可能造成牙齿松动，移位。

2.辅助检查

X线检查，病理检查可确诊牙龈瘤及类型。

## （二）治疗原则

1.去除刺激因素，手术切除。手术切除要彻底，在肿块基底部周围的正常组织上做切口，在切除肿块同时要连同骨膜，部分基底部牙槽骨及相应部位的牙周膜组织一起切除，防止复发。

2.手术创面放置牙周保护剂。若牙龈瘤周围牙齿已松动，应同时拔除，并去除所累及的牙周膜及邻近的骨组织。

3.复发后一般仍按上述方法切除，若多次复发，则应在切除肿物的同时拔除病变波及的牙齿。

# 七、急性坏死性溃疡性龈炎

急性坏死性溃疡性龈炎是一种牙龈的急性炎症，它以牙龈坏死为主要特征。当急性期未能及时治疗，患者抵抗力低下时，坏死可能波及与其相对应的唇颊侧软组织，造成坏死性龈口炎。若急性期治疗不彻底或反复发作，可转变为慢性坏死性龈炎。而当感染累及牙龈组织、牙周膜和牙槽骨，导致附着丧失时，则称为坏死性溃疡牙周炎。

## （一）诊断标准

1.临床表现

（1）急性坏死溃疡性龈炎

①起病急，可能与吸烟、心身因素、机体免疫功能低下、营养极度不良等有关。

②以牙间乳头或边缘龈的牙龈组织坏死为特征。坏死面上有灰白色的假膜，易擦去；龈乳头呈刀切状或火山口状，龈缘呈虫蚀状。

③牙龈疼痛明显。

④牙龈极易出血或有牙龈自发出血。

⑤患者口内有腐败性恶臭。

⑥病变坏死区涂片可见大量梭形杆菌和螺旋体。

⑦重症者可有低热、颌下淋巴结肿大等。

⑧本病应与疱疹性龈口炎和急性白血病相鉴别。

（2）慢性坏死性龈炎

①牙龈乳头破坏严重以致消失，牙龈缘外形呈反波浪状。

②龈乳头处的颊舌侧牙龈呈分离状，一般无坏死。龈下可见菌斑、软垢和牙石。

（3）坏死性溃疡性牙周炎

①广泛的牙龈坏死与牙槽骨的丧失一致。

②疾病进展快，常导致牙槽骨坏死。

③多见于免疫缺陷患者(如艾滋病)。

2.辅助检查

病变坏死区涂片检查;血常规检查;X线检查。

### (二)治疗原则

1.清除坏死物。清除坏死的牙龈组织,去除大块龈上牙石。

2.局部应用氧化剂。可用1%~3%过氧化氢溶液局部擦洗、冲洗或含漱。

3.酌情全身用药。重症者口服甲硝唑或替硝唑等抗生素。也可以给予维生素C、蛋白质等支持疗法。

4.强化口腔卫生指导。指导患者保持口腔清洁卫生,更换牙刷,停止吸烟。

5.急性炎症控制后,要对患者的全口牙周状况进行综合评价和系统治疗。

6.对于全身免疫缺陷患者,应同时与内科医生配合治疗。

## 八、急性龈乳头炎

急性龈乳头炎是个别牙间乳头的急性非特异性炎症,是急性牙龈病损中较为常见的一种。

### (一)诊断标准

1.临床表现

(1)局部存在机械性或化学性刺激因素,如食物嵌塞、牙签使用不当、充填物悬突、义齿卡环尖端的刺激等。

(2)患处牙龈乳头充血、肿胀,探触疼痛易出血,自发胀痛、冷热刺激敏感,有叩痛。

2.辅助检查

X线检查,排除邻面龋坏及充填物悬突。

### (二)治疗原则

1.去除刺激因素:检查寻找局部刺激因素并消除。如去除牙石、菌斑、食物残渣,调整修复体等。

2.局部治疗:使用过氧化氢溶液行局部冲洗,辅以复方碘液应用。

3.急性炎症控制后,彻底消除致病因素。

## 九、急性多发性龈脓肿

急性多发性龈脓肿是指多处牙龈乳头发生急性炎症,形成脓肿。它是临床症状较重的一种急性感染,较少见,主要发生在男性青壮年。

### (一)诊断标准

1.临床表现

(1)患病前有慢性牙龈炎。

(2)起病急,发病时有疲倦、发热和感冒等全身不适症状。

(3)早期牙龈乳头鲜红、肿胀,唾液黏稠,服用抗生素无明显效果。

(4)疾病发展则发生多个龈乳头的局限性红肿、光亮、疼痛。每个红肿的乳头内有小脓肿形成,数日后自行破溃,可见脓性渗出物。

(5)患牙和邻牙叩诊均有轻度疼痛。口腔黏膜普遍充血、口臭但无溃疡。

(6)局部淋巴结肿大,体温增高,白细胞增多。脓肿此起彼伏,病程迁延 1～2 周,甚至更久。

(7)治疗后牙龈可恢复正常,无组织破坏。

2.辅助检查

血常规检查;多次反复发作者要检查血糖。

### (二)治疗原则

1.中西医结合治疗,清热、泻火为主。支持全身疗法。

2.局部牙龈脓肿引流,消除急性症状。除去大块龈上牙石,冲洗,含漱等。

3.急性炎症控制后,彻底治疗,防止复发。

# 第二节　牙周炎

## 一、慢性牙周炎

慢性牙周炎是最常见的一种牙周炎(约占牙周炎患者的 95％),常见于成年人。微生物是慢性牙周炎的始动因子,而牙石、不良修复体、食物嵌塞、牙齿排列不齐、解剖形态异常等局部促进因素利于菌斑滞留,加速牙周炎的进展。糖尿病对牙周炎有负面影响,吸烟、精神压力和遗传因素等对牙周炎的严重程度有影响。

### (一)诊断标准

1.临床表现

(1)刷牙或进食时牙龈出血,或口内有异味,晚期出现牙齿松动、咀嚼无力或肿胀、疼痛。

(2)病变可累及全口多数牙或一组牙,病程较长,活动期和静止期交替出现。发病有一定的牙位特异性,磨牙和下前牙区以及邻接面为好发部位。

(3)主要临床表现

①牙龈炎症:牙龈充血、肿胀,探诊后出血。

②牙周袋形成:探诊深度＞3mm,探及附着丧失。

③牙槽骨吸收。

④晚期出现牙齿松动和移位,甚至脱落。

⑤若牙龈退缩,牙根暴露时,牙齿对冷热刺激敏感。

⑥累及根分叉处,可发生根分叉病变。

(4)晚期牙周炎,可引发逆行性牙髓炎,出现冷热痛,自发痛和夜间痛等急性牙髓炎症状。

(5)机体抵抗力降低时,深牙周袋内脓液引流不畅可发生牙周脓肿。

(6)根据疾病的范围和严重程度,慢性牙周炎分为局限型和弥漫型。全口牙中有附着丧失和骨吸收位点数占总位点少于或等于30％为局限型,若大于30％的部位受累则为弥漫型。

(7)慢性牙周炎的严重程度

①轻度:牙龈炎症和探诊出血,牙周袋深度≤4mm,附着丧失1~2mm,X线片显示牙槽骨吸收不超过根长的1/3。

②中度:牙龈炎症和探诊出血,也可有溢脓。牙周袋深度≤6mm,附着丧失3~5mm,X线片显示牙槽骨水平型或角型吸收超过根长的1/3,但不超过根长的1/2。牙齿可能有轻度松动,轻度的根分叉病变。

③重度:明显牙龈炎症或发生牙周脓肿。牙周袋>6mm,附着丧失≥5mm,X线片示牙槽骨吸收超过根长的1/2,多根牙有根分叉病变,牙多有松动。

2.辅助检查

X线片检查,牙槽骨呈不同程度的水平骨吸收或垂直骨吸收。

## (二)治疗原则

1.慢性牙周炎的治疗目标

(1)清除菌斑、牙石和消除牙龈炎症。

(2)牙周袋变浅和改善附着水平。

(3)促进牙周组织再生。

(4)保持疗效的长期稳定。

2.努力去除、改变或控制慢性牙周炎的危险因素如戒烟、控制糖尿病等。尽早拔除不能保留的患牙。

3.指导患者控制菌斑,强化口腔卫生宣教。

4.清除局部致病因素(如菌斑和牙石),龈上洁治、龈下刮治和根面平整是去除菌斑和牙石最为有效的方法。

5.全身和局部的药物治疗

(1)轻、中度慢性牙周炎患者,洁治和刮治的临床疗效好,一般不需使用抗菌药物。

(2)重度慢性牙周炎患者,单纯机械治疗效果不佳,或深牙周袋部位,机械治疗难以使炎症得到控制,可采用全身药物或牙周袋内放置抗生素和控制菌斑药物。

(3)药物如甲硝唑、四环素及其同族药物如二甲胺四环素和多西环素、氯己定等。但药物治疗只能作为机械治疗的辅助手段。

6.去除或控制慢性牙周炎的局部致病因素(去除悬突、修改不合适义齿,治疗拾创伤等)。

7.手术治疗,基础治疗后2~3个月,若仍有5mm以上的牙周袋,探诊仍有出血,应考虑牙周手术。牙周手术目的如下:

(1)直视下彻底刮除根面或根分叉处的牙石及肉芽组织。

(2)术中修整牙龈和牙槽骨的外形、植骨或截除病变严重的患根,以控制病情进展和(或)纠正解剖学上缺陷。

(3)通过牙周组织引导性再生手术,形成新附着。

8.建立平衡的拾关系。

(1)调拾:消除拾干扰,解决继发咬合创伤。

(2)松动牙粘接固定、牙周夹板等消除创伤而减少牙齿动度,改善咀嚼功能。

(3)需修复缺失牙的患者,可利用固定式或可摘式修复体上的附加装置固定松动牙。

(4)正畸治疗矫正错𬌗或病理移位的牙齿,建立美观和合理的𬌗关系。

9.拔除无保留价值的重度牙周炎患牙。

(1)利于消除微生物聚集部位。

(2)利于邻牙的彻底治疗。

(3)避免牙槽骨的继续吸收,保留牙槽嵴的高度和宽度,有助于良好的修复。

(4)避免牙周脓肿的反复发作。

(5)避免因患牙松动或疼痛而使患者偏侧咀嚼。

10.牙周维护期,长期疗效有赖于患者坚持有效的菌斑控制,以及定期的复查、监测和必要的重复治疗。

# 二、侵袭性牙周炎

临床可见一类牙周炎发生于全身健康的年轻人,其临床表现和实验室显示明显有别于慢性牙周炎,且病变进展快,有家族聚集性,称为侵袭性牙周炎(AgP),以伴放线聚集杆菌为主要致病菌的微生物感染及机体防御力缺陷可能是引起侵袭性牙周炎的两方面主要因素,根据患牙的分布可将侵袭性牙周炎分为局限型(LAgP)和广泛型(GAgP)两大类。

## (一)诊断要点

1 临床特点

(1)牙周组织破坏进展快:AgP 的主要特点即快速的附着丧失及骨吸收,有患者 20 岁左右已有牙齿脱落或需拔牙。

(2)性别与年龄:女性较多,青春期前后发病,广泛型患者年龄稍大于局限型,也有发生于 30 岁以上者。

(3)口腔卫生情况:局限型牙周组织破坏程度常与刺激物量不成比例,牙龈炎症轻微却有深牙周袋;广泛型菌斑和牙石量因人而异,牙龈有明显炎症,颜色鲜红,探之易出血或溢脓,晚期可发生牙周脓肿。

(4)好发牙位:局限型常累及第一恒磨牙和切牙,左右对称,X 线片示前牙区牙槽骨水平吸收,后牙区牙槽骨垂直吸收,形成典型的"弧形吸收";广泛型可累及切牙和第一磨牙以外的恒牙至少 3 颗,常累及大多数牙。

(5)家族聚集性:家族中多人患病,但并非每位患者都有家族病史。

(6)全身情况:一般全身健康,但部分患者有单核细胞或中性粒细胞功能缺陷。

2.其他

早期诊断及治疗有利于控制病情,有条件时可做微生物检查,诊断时应先排除明显的局部和全身因素,如是否有𬌗创伤、不正规正畸治疗、不良修复体、牙髓根尖周病、糖尿病、HIV 感染等全身性疾病。

## (二)治疗要点

1.尽早治疗,消除感染

本病常导致患者早年失牙,故需早期治疗,基础治疗如洁治、刮治和根面平整等必不可少,有时还需翻瓣术等彻底清创。

2.应用抗菌药物

全身服用药物如四环素、多西环素(强力霉素)作为辅助疗法,近年也主张龈下刮治后口服甲硝唑和阿莫西林(羟氨苄青霉素);有针对性地选用药物,在根面平整后,于深牙周袋内放置缓释抗菌药物如甲硝唑、米诺环素(二甲胺四环素)、氯己定等,可减少龈下菌斑定植,防止复发。

3.调整机体防御功能

积极治疗全身疾病,努力发现有无宿主防御缺陷或其他全身因素;对吸烟患者劝其戒烟。

4.正畸治疗

控制炎症后,可用正畸方法排齐有保留价值的移位患牙。

5.定期维护,防止复发

侵袭性牙周炎更需强调维护治疗阶段,定期地复查、复治以防止病情的复发。

# 第三节　牙周炎伴发疾病

## 一、牙周-牙髓联合病变

牙周-牙髓联合病变是指患牙同时存在牙周病变和牙髓病变。在解剖学上,牙周组织和牙髓组织是互通的,因此两者的感染可互相影响,最终导致联合病变的发生。

### (一)诊断要点

临床类型主要可分为三类:牙髓病变对牙周的影响;牙周病变对牙髓的影响;牙周病与牙髓病并存。

1.牙髓病变对牙周的影响

(1)根尖周的急性感染导致牙槽脓肿的形成,脓液可从阻力较小的牙周组织途径排脓。该型牙周破坏的实质是牙髓炎症的排脓通道,其主要途径有二:①脓液由牙周膜间隙向龈沟排出,迅速形成单一、窄而深达根尖的牙周袋;②脓液由根尖周组织穿透牙槽骨达骨膜下,并向龈沟排出,形成宽而深的牙周袋,不能探及根尖,多见于唇颊侧骨板较薄处。

本病在临床上易与牙周脓肿混淆,其具体的临床特点是:患牙无明显的牙槽嵴吸收,余牙一般也无严重的牙周炎,患牙多为死髓牙,X线片常表现为"烧瓶形"病变。

(2)牙髓治疗中根管壁侧穿或髓室底穿通、根管或髓腔内封有烈性药,均可伤及牙周组织,造成牙周病变。该型的临床特点是:患牙无活力常出现钝痛或咬合痛,并伴有局限的深牙周袋,X线片早期可见仅围绕一侧牙根的牙周膜增宽影像或窄的"日晕状"根尖暗影。根管治疗后,有些牙可发生牙根纵裂:临床表现为患牙钝痛、咬物痛、局限的深牙周袋、反复发生牙周脓肿。X片常表现为围绕患根一侧的牙周膜增宽影,晚期发生患根周围骨吸收。

2.牙周病变对牙髓的影响

(1)长期的牙周病变:牙周袋内的毒素可对牙髓形成慢性、少量的刺激,可导致轻度炎症及修复性牙本质的形成,甚至引起牙髓慢性炎症,最终导致牙髓坏死。

(2)逆行性牙髓炎:深牙周袋内的细菌、毒素进入牙髓,引起牙髓病变,急性发作时常表现为急性牙髓炎症状。检查时患牙常有Ⅱ度以上的松动度,激发痛,以及深达根尖的牙周袋或严重的牙龈退缩。

(3)牙周治疗对牙髓的影响:牙周刮治和根面平整时,常刮除表面牙骨质,使牙本质暴露,造成根面敏感及牙髓反应性改变。牙周袋内或根面的用药均可刺激牙髓。一般情况下,临床常无明显症状。

3.牙周病与牙髓病并存

发生在一颗牙齿上的各自独立的牙髓和牙周病变。病变发展严重时,两者相互融合影响,称为"真正的联合病变"。

### (二)鉴别诊断

急性根尖周炎:患牙常有咬合痛、叩痛,根尖部扪诊不适。根尖部脓液通过突破根尖附近骨膜到黏膜下形成瘘管或窦道排脓,不涉及牙周组织。

### (三)治疗要点

应尽量找出原发病因,积极地处理牙周、牙髓两方面的病变,彻底消除感染源。

1.牙髓引起的牙周病变应尽早进行牙髓治疗。病程短者根管治疗后牙周病变即可愈合;病程长者根管治疗开始后,同时或尽快进行牙周治疗。

2.患牙存在深牙周袋,但牙髓尚好者,应先行牙周治疗,治疗效果不佳者,应进一步明确牙髓活力,以确定是否行牙髓治疗。对于牙髓活力迟钝的患牙,应同时行牙髓治疗,以利于牙周病变的愈合。

3.逆行性牙髓炎患牙能否保留主要取决于该牙的牙周病变的程度和牙周治疗的预后。若预后佳,可先行根管治疗,同时开始牙周治疗;若牙周病变已十分严重,或患牙过于松动,则可考虑直接拔除患牙。

## 二、根分叉病变

根分叉病变是指牙周炎的病变和破坏波及多根牙的根分叉区,在该处出现牙周袋,附着丧失和牙槽骨吸收。可发生于任何类型的牙周炎。下颌第一磨牙患病率最高,上颌前磨牙最低。

### (一)诊断要点

正常情况下,根分叉区充满着牙槽骨间隔,无法从龈沟内探到分叉区,当牙周袋吸收波及此区,便可从临床上探查到牙根分叉。根据探诊和X线片来判断病变的程度,常用Glickman分类来指导治疗和判断预后。

此外,根分叉病变区还可呈现不同的临床表现。

1.根分叉区易于积存菌斑,所以该处的牙周袋常有明显的炎症或溢脓,但有时表面看似正常,但袋内壁却有炎症,探诊后出血常提示深部存在炎症。

2.早期牙齿尚不松动,晚期可出现牙齿松动。当治疗不彻底或其他原因使袋内渗出物引流不畅时,易发生急性牙周脓肿。

3.当病变使牙根暴露或发生根面龋,或牙髓受累时,患牙出现对温度敏感甚至自发痛等症状。

### (二)治疗要点

与单根牙病变处理基本一致。

1.治疗目标

(1)去除根分叉病变区内牙根面的牙石及菌斑,控制局部炎症。

(2)采用手术方法形成利于自我菌斑控制和维持疗效的局部解剖外形。

(3)争取一定程度的牙周组织新附着。

2.治疗方案选择

临床上根据 Glickman 分度法制订。

(1)Ⅰ度:牙周袋一般不深,且为骨上袋,若根分叉相应处牙槽骨外形尚佳,则仅做龈下刮治。若牙周袋较深,应于基础治疗后,行翻瓣手术。并消除其他局部刺激因素,如不良修复体、龋洞、殆创伤等。

(2)Ⅱ度:依据骨破坏程度、牙周袋深度以及是否存在牙龈退缩等条件,选用如下治疗方法。

①促使骨质新生以修复病损:对骨质破坏不太多,根柱较长,牙龈能充分覆盖根分叉开口处的下颌磨牙Ⅱ度病变,可以实施引导性牙周组织再生手术。此法也可适用于上颌磨牙的颊侧病变,其目的是获得根分叉处的牙周组织再生。

②暴露分叉区:对于根分叉区骨破坏较多,牙龈有退缩,术后难以完全覆盖分叉区者,可做根向复位瓣手术和骨成形术。一般不宜只做牙周袋切除术,因为会使该区的附着龈变窄,而且切除后牙龈因保持生物学宽度而仍易重新长高,使牙周袋复发而再度覆盖根分叉区。

(3)Ⅲ度和Ⅳ度病变:治疗目的是使根分叉区充分暴露,以利菌斑控制。颊侧牙周袋若有足够宽的附着龈,可行袋壁切除术;若附着龈较窄,则应行翻瓣术。

(4)其他情况:多根牙不同根,其病变情况不同,则可选择截根术、分根术或牙半切除术等,使根分叉病变患牙得以保存并长期行使功能。

## 三、牙周脓肿

牙周脓肿是牙周炎发展到晚期形成深牙周袋后出现的伴发症状。它是局限于深部牙周结缔组织或牙周袋壁中的化脓性炎症。常为急性脓肿,也可表现为慢性牙周脓肿。可发生于任何一型牙周炎患者。

### (一)诊断要点

1.急性牙周脓肿

可单发也可多发,多发时伴全身不适。

(1)牙龈局限性肿胀。

(2)可有波动性疼痛。

(3)牙齿松动度增加。

(4)牙齿浮起感,叩痛。

(5)深牙周袋,袋内溢脓。

2.慢性牙周脓肿

急性期后未及时治疗或反复急性发作。

(1)牙龈窦道或袋口膨胀。

(2)咬合不适或钝痛。

(3)叩痛不明显。

### (二)鉴别诊断

本病应与牙槽脓肿、牙龈脓肿相鉴别,详见表15-1。

表 15-1　牙周脓肿与牙槽脓肿、牙龈脓肿对比

| 症状 | 牙周脓肿 | 牙槽脓肿 | 牙龈脓肿 |
| --- | --- | --- | --- |
| 感染来源 | 牙周袋 | 牙髓病或根尖周感染 | 异物刺入牙龈 |
| 牙周袋 | 有 | 一般无 | 一般无 |
| 牙体情况 | 一般无龋 | 有龋或非龋疾病或修复体 | 一般无龋 |
| 牙髓活力 | 有 | 无 | 有 |
| 脓肿部位 | 牙周袋壁 | 范围弥散,龈颊沟附近 | 龈缘、龈乳头 |
| 疼痛程度 | 相对较轻 | 较重 | 相对较轻 |
| 牙松动度 | 松动明显 | 治愈后可恢复松动 | 无明显松动 |
| 叩痛 | 相对较轻 | 很重 | 较轻 |
| X线表现 | 牙槽骨嵴有破坏,可及骨下袋 | 根尖周有骨质破坏,也可无 | 一般无 |
| 病程 | 较短,3～4天可自溃 | 相对较长,脓液从黏膜排出约5～6天 | 去除异物后即可 |

### (三)治疗要点

1.急性牙周脓肿

(1)脓肿初期脓液尚未形成:清除大块牙石,牙周冲洗,全身应用抗生素控制感染,局部抗菌药治疗。

(2)脓液形成:脓肿切开引流、冲洗,局部置抗菌药。

2.慢性牙周脓肿

基础治疗后行牙周翻瓣手术。

## 四、牙龈退缩

### (一)概述

牙龈位于釉牙骨质界的根方,或者同时有牙间乳头的退缩,致使牙根暴露和"黑三角"形成,该处牙槽骨也发生相应吸收,存在相应程度的附着丧失。

### (二)临床表现

牙龈退缩可发生在单颗牙或多颗牙,也可以发生在全口牙;牙龈可以有炎症、肿胀,也可呈

外观健康无炎症表现。患者可因牙龈退缩后出现美观问题、根面敏感、食物嵌塞,甚至根面龋而就诊。

### (三)诊断要点

消除患牙炎症后,观察患牙龈缘与釉牙骨质界、膜龈联合、邻面接触点的关系,以及牙槽骨吸收情况,评价牙龈退缩的程度,可指导后续治疗方案。

### (四)治疗原则及方案

1.首先应分析患牙发生牙龈退缩的原因,尽量纠正病因因素。

2.少量、均匀的牙龈退缩,无症状且无美观要求时,一般不需处理。

3.应指导患者及时清除邻面牙龈退缩后嵌塞的食物,积极预防和治疗根面龋,对根面敏感者可进行对症处理。

4.一些患牙通过膜龈手术可获得一定程度的根面覆盖,术前应仔细评估,选择膜龈手术的方案。手术应在牙周炎症控制后进行。

5.部分牙龈乳头退缩病例可通过正畸方式关闭邻面间隙。

## 五、牙根面敏感

### (一)概述

缺乏牙骨质覆盖的牙根直接暴露于牙周袋或口腔内时,温度、机械或化学刺激可直接通过牙本质小管传入牙髓,从而产生敏感症状。

### (二)临床表现

牙根面敏感可伴随牙周病的进展,牙根周围牙槽骨的丧失,以及牙龈退缩而发生发展。当患牙实施牙周清创治疗后,由于牙龈炎症消退,也可发生根面暴露而导致牙根面敏感。牙根面敏感多表现为持续时间较短的激发性疼痛,随着髓腔相应部位修复性牙本质的形成,敏感症状多能消失。

### (三)诊断要点

应分析牙根面敏感的原因,是否存在龋坏或非龋性牙体疾病,并评估牙髓的状态。

### (四)治疗原则及方案

患牙存在龋坏或非龋性牙体疾病者,应给予相应治疗。牙周治疗后的一过性根面敏感一般不需特殊处理。敏感症状较轻者,可推荐患者使用抗敏感牙膏,症状严重时,可使用抗敏感制剂对症处理。

# 第四节　全身疾病与牙周病

## 一、糖尿病与牙周病

糖尿病(DM)是与多种遗传因素有关的内分泌异常。糖尿病与牙周病在人群的患病率均比较高,两者均为多基因疾病,都有一定程度的免疫调节异常。研究表明牙周炎与糖尿病存在"双向"促进关系。一方面,糖尿病尤其是2型糖尿病作为危险因素之一,与牙周炎的发生以及病情的严重程度有着密切关系。有学者提出,牙周炎应当列为糖尿病的第6大并发症。另一方面,牙周炎导致的炎症和胰岛素抵抗之间也存在着密切关系。牙周炎和糖尿病相互影响和制约。近年来,糖尿病患病人数不断剧增,而糖尿病合并慢性牙周炎患者的比例也大幅度上升,临床医师应提高警惕。

## （一）发病机制

1.血管基膜改变

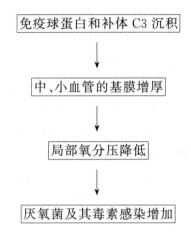

2.炎性细胞因子的作用

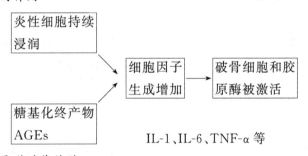

IL-1、IL-6、TNF-α 等

3.白细胞趋化和吞噬功能缺陷

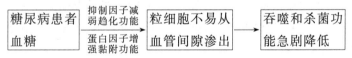

4.胶原代谢紊乱

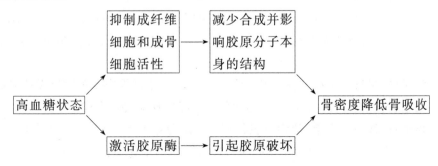

### （二）临床表现

1.糖尿病的主要症状

"三多一少"，即多尿、多饮、多食和体重减轻，可有皮肤瘙痒。2 型糖尿病临床上常有肥胖症、血脂异常、脂肪肝、高血压、冠心病等疾病常同时或先后发生，并伴有高胰岛素血症。

2.伴糖尿病牙周炎的表现

牙周组织的炎症较重，牙龈红肿严重而广泛，龈缘红肿呈肉芽状增生，易出血，反复发生急性脓肿，牙槽骨破坏迅速，常伴深的牙周袋和明显的牙齿松动，对常规牙周治疗反应欠佳。

### （三）诊断

1.糖尿病症状：高血糖所导致的多饮、多食、多尿、体重下降、皮肤瘙痒、视力模糊等急性代谢混乱表现。

2.随机血糖浓度≥11.1mmol/L(200mg/dL)。

3.空腹血糖≥7.0mmol/L(126mg/dL)(正常值<5.6mmol/L 或<100mg/dL)。

4.在糖耐量测试中，服用 75g 葡萄糖 2 小时后血糖浓度≥11.1mmol/L(200mg/dL)。

未经诊断或未经控制的糖尿病患者，常有下面的口腔表现。

1.口腔干燥，多伴有味觉障碍，可有颊黏膜痛及胀感。

2.腮腺可肥大，唾液分泌的量和成分也可改变，如唾液和龈沟液的含糖量也会随血糖升高而增高。

3.白色念珠菌病为糖尿病的常见并发症。

4.糖尿病患者，在局部刺激因素相似的情况下，牙周病发生率及严重程度均大于非糖尿病者。

5.血糖控制不佳和有严重全身合并症的糖尿病患者，其牙周炎患病率更高，病变程度更重。附着丧失更多、更快，也易发生牙龈炎症，如牙周溢脓，急性或慢性、单发或多发的牙周脓肿等。

### （四）治疗

1.治疗要点

治疗糖尿病患者的牙周炎时必须首先控制血糖，对于血糖明显升高，伴有酮症酸中毒的患者，请内科医师会诊，依据血糖水平调节用药剂量，血糖水平控制后，立即进行牙周治疗；对于糖代谢控制不佳或有严重并发症的糖尿病患者，一般只进行应急的牙周治疗，如急性牙周脓肿等，同时给抗生素以控制感染。

（1）术前准备：控制血糖，服用抗生素。监测术前 3 天的空腹血糖，给予患者饮食建议，使血糖控制在 7mmol/L 以下。洁治前 3 天预防性服用抗生素，对血糖控制不好或伴有严重感染的患者，应在龈下刮治或牙周手术前请内科医师会诊，确定是否应采取其他措施防止菌血症而造成病灶感染。

（2）治疗时机：尽量安排在早餐及服药后 1.5 小时，治疗过程中要观察有无低血糖出现，如四肢发冷、面色苍白、出冷汗、头晕、心慌等症状。一经发现应终止操作，可饮糖水。

（3）严格消毒：漱口液含漱，消毒口腔黏膜。含漱药物包括 0.12%～0.2%氯己定液（洗必泰液）、复方氯己定含漱液（氯己定＋甲硝唑）、1%或 3%过氧化氢液。

（4）减少损伤：动作轻柔，分区段多次刮治。操作时动作要轻柔，牵拉口腔时不可用过大的力量，以防黏膜破损增加患者感染的机会。采用超声洁治机洁治时，术中应根据牙石的大小、硬度及附着情况不同，调节超声洁牙机的功率大小。如果炎症严重者，则应分区段多次刮治，尽量缩短治疗时间。

（5）加强牙周维护：维护期缩短至1～3个月，强调定期复查的意义，教会正确的刷牙方法，牙线和牙缝刷的使用。

2.伴糖尿病牙周炎的牙周治疗时机

（1）血糖控制理想的患者（空腹血糖4.4～6.6mmol/L，HbA1c＜6.5％），牙周治疗操作同全身健康者。

（2）血糖控制良好的患者（空腹血糖6.1～7.0mmol/L，HbA1c 6.5％～7.5％），牙周治疗操作同全身健康者，尽量采用非手术治疗。当日按处方服药并合理进食，减轻患者焦虑。

（3）血糖控制差甚至存在并发症或者使用大剂量胰岛素的患者（空腹血糖＞7.0mmol/L，HbA1c＞7.5％），可进行非手术治疗，预防性使用抗生素以减少治疗后感染和伤口不愈的发生。慎用含有肾上腺素的局麻药物，不建议牙周手术。若必须进行牙周手术治疗，尽可能控制HbA1c＜10％，若达不到应预防性应用抗生素；如果手术会影响1型糖尿病患者饮食，应与患者的内科医师协商是否需要调整胰岛素的使用剂量。

（4）血糖控制极差者，若患者空腹血糖＞11.4mmol/L，则牙科治疗后感染概率增大，建议仅做对症急诊处理，如脓肿切开引流、全身辅助抗生素应用、口腔卫生指导、局部用药（袋内放置、冲洗、漱口剂），待血糖控制后再开始进行牙周常规治疗。

### （五）注意要点

对糖尿病患者的牙周治疗宜采取多次、短时、基础治疗为主的基本治疗原则；在初期以应急处理为主，待血糖水平控制较为稳定或内科治疗保障条件下再开始复杂治疗。

1.详细了解患者的主诉症状及相关病史。

2.控制感染加强口腔及全身健康教育，必要时应用抗生素。

3.制订周密的治疗计划，安排好治疗时间：在可能的情况下将治疗安排在胰岛素活性高峰期或高峰期后，尽量在上午早饭后和服降糖药后，治疗时间尽量缩短，控制在2小时内。

4.尽量采用非手术治疗。

5.防止低血糖：治疗前了解患者的饮食习惯及进食情况，结合用药情况考虑风险。

6.加强牙周维护：维护期缩短至1～3个月，强调自身的菌斑控制及定期复查。

## 二、心血管疾病与牙周病

牙周感染可能是心血管疾病的危险因素之一。动脉粥样硬化斑中，可检出牙周致病菌包括牙龈卟啉单胞菌，提示它们可能通过引起动脉粥样硬化的发生、发展而影响心血管疾病的进程。

### （一）发病机制

1.细菌直接作用于宿主细胞

| 牙龈卟啉单胞菌 | → | 促使单核细胞聚集到血管内皮 | → | 导致动脉粥样硬化 |

2.炎性细胞因子

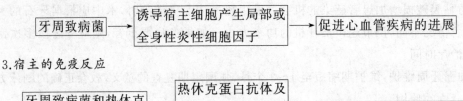

3.宿主的免疫反应

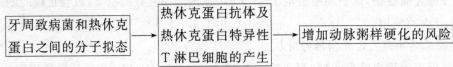

## (二)临床表现

与单纯牙周病患者相同,若服用降压药物可参照药物性牙龈肥大的临床表现。

## (三)诊断

请内科医师会诊以明确诊断。

## (四)治疗

1.术前准备

(1)了解病史:详细询问相关病史,是否发生过并发症,询问患者目前的服药情况。

(2)心理准备:医师应做好安慰和解释工作,必要时可酌情应用镇静药物。

(3)测量血压:高血压患者的牙周治疗计划应参考血压状况制订。

①高血压前期:收缩压 120～139mmHg 或舒张压 80～89mmHg,牙周治疗同健康人。

②一期高血压:收缩压 140～159mmHg 或舒张压 90～99mmHg,常规咨询内科,每次就诊时测量血压,告知患者其血压情况,牙周治疗同健康人,减轻精神压力。

③二期高血压:收缩压≥160mmHg 或舒张压≥100mmHg,常规咨询内科,每次就诊时测量血压,告知患者其血压情况;如果收缩压＜180mmHg 和舒张压＜110mmHg,可进行选择性的牙周治疗(常规检查、预防性洁治、牙周非手术治疗和牙体治疗);如果收缩压≥180mmHg 或舒张压≥110mmHg,建议立即进行内科治疗,只进行急症处理(减轻痛苦、减少出血和感染),减小精神压力。

2.术中操作

(1)麻醉药物:使用利多卡因作为局麻药物,缓慢推注,同时密切观察患者反应。

(2)无痛操作:手术动作轻柔,超声洁牙机的功率大小应适当。

(3)防止出血:治疗期间一定要密切注意出血情况,一旦发现出血不止就要马上停止并止血。

(4)心电监护:一些高危患者,可请心血管科医师协助,心电血压监护可及时了解术中异常情况。

3.术后处理

(1)术后复测血压、心率。

(2)术后需让患者休息 10～30 分钟。

(3)血压平稳,无心悸、胸闷等情况,方可离院。

(4)如发现异常应及时请相关科室协助治疗处理。

### (五)注意要点

1.心血管疾病患者进行牙周治疗时,应与内科医师取得联系。

2.佩戴心脏起搏器、除颤器者,应避免使用超声波洁牙机进行洁治。

3.高血压患者进行牙周治疗时,局麻药中肾上腺素的浓度不应大于 1∶100000。对未经过治疗的高血压患者一般不进行牙周治疗,除非急症处理。研究表明血压在晨起时开始增高,上午 10 点左右达高峰,下午的血压则较低,所以较复杂的牙周治疗以下午为宜。在治疗过程中应避免患者在口腔治疗椅上的体位突然变化,减少体位性高血压的出现。

4.对于不稳定性心绞痛一般不进行牙周治疗,急症处理应与内科医师商讨。对于稳定性心绞痛可选择性的进行牙周治疗。

5.心脏搭桥术后进行牙周治疗应谨慎。6 个月内若需牙周治疗应与内科医师会诊。

6.对风湿性心脏病、先天性心脏病和有人工心脏瓣膜者应预防性使用抗生素以防感染性心内膜炎。牙周治疗当天应服用抗生素,牙周手术抗生素的应用应延长至拆线后。

7.脑血管意外(卒中)的患者牙周治疗时的注意事项。

(1)卒中后 6 个月内不建议行牙周治疗,急症应与内科医师商讨后再做处理。

(2)卒中 6 个月后可进行牙周治疗,但每次治疗时间要短,局麻药中肾上腺素的浓度不应大于 1∶100000。

(3)对焦虑患者可使用少量镇静剂。

(4)卒中患者常服用抗凝药,术前应与内科医师商讨能否停药。若能停药,建议停抗凝药 2～3 天,如身体条件允许,停药 1 周后进行治疗效果最佳;若不能停药应与内科医师商讨能否进行牙周治疗。术前检查凝血功能,术中注意出血,积极控制感染,防止脑卒中的复发。

## 三、血液性疾病与牙周病

### (一)白血病

白血病亦称为血癌,是造血系统的恶性肿瘤,大量增殖的白细胞及其幼稚细胞(即白血病细胞)充斥骨髓腔并取代了正常的骨髓组织,使正常造血功能受到抑制。一些病例以牙龈肿胀和牙龈出血为首发症状,因此早期诊断往往由口腔科医师做出,因此需要口腔科医师可正确鉴别,早期诊断,避免误诊和漏诊。

1.病因

白血病患者末梢血中的幼稚血细胞,在牙龈组织内大量浸润积聚,致使牙龈肿大,这是白血病牙龈病损的原因,并非牙龈结缔组织本身的增生。

2.口腔表现

(1)牙龈增生、肿大:病变波及边缘龈、牙间乳头和附着龈,牙龈肿胀常为全口性,增生严重。增生牙龈的高度可能与咬合面取齐,外形不规则,呈结节状。颜色暗红发绀或苍白,组织松软脆弱或中等硬度,表面光亮。

(2)牙龈及口腔黏膜出血:牙龈出血常为自发性,且不易止住,检查口腔时可见增生的龈缘上有凝血块。牙龈和口腔黏膜上可见出血点或瘀斑。这种不能找到其他原因的出血,可能是白血病的早期症状。龈袋内出血、溢脓可造成口臭。

(3)牙龈坏死:由于牙龈中大量幼稚血细胞浸润积聚,造成末梢血管栓塞,局部组织对感染的抵抗力降低,可使牙龈组织坏死、溃疡和假膜形成,常不易愈合,此种坏死性溃疡的附近无明显炎症反应,有口臭。

(4)牙痛、牙松动:由于大量幼稚血细胞在牙髓腔内浸润,可引起类似牙髓炎的剧烈牙痛。牙龈组织内幼稚血细胞浸润和继发感染,日久可使牙松动。

(5)可有局部和全身淋巴结肿大:最常见于颈淋巴结,呈双侧性、多发性肿大。肿大淋巴结质地软或中等硬度,不粘连,无痛。

3.诊断

(1)根据临床表现、血细胞分析及血涂片检查,发现血细胞数目及形态异常,可做出初步诊断。

(2)骨髓检查可明确诊断。

4.鉴别诊断

(1)以牙龈增生为主要表现的慢性龈炎:一般无自发性出血,龈缘附近有明显的菌斑、牙石等刺激因素,局部刺激物与牙龈的肿胀程度成正比。

(2)青春期龈炎、妊娠期龈炎:患者处于性激素分泌的特殊时期,虽然牙龈肿大超过局部菌斑、牙石等刺激的程度,但出血可止住,极少发生牙龈的坏死、溃疡,亦无贫血、乏力、发热等全身的症状。

(3)药物性牙龈肥大:患者有癫痫或高血压史、心脏病或接受过器官移植,并有苯妥英钠、环孢素、硝苯地平等服药史。牙龈的肥大为实质性增生,质地较坚实、有弹性,颜色多为淡粉色,不易出血。但多数患者合并有不同程度的牙龈炎症,肥大的牙龈也会表现为质软色红、易出血,但可止住,极少发生牙龈的坏死、溃疡。

5.治疗

(1)及时转诊至内科确诊,并与血液科医师密切配合治疗。对白血病患者进行口腔治疗时需十分谨慎,有报道在口腔治疗后病情加重,甚至拔牙后出血不止而致死者。

(2)口腔治疗最好在缓解期进行,并最大限度地维持患者的口腔卫生,减轻疼痛和创伤,尽量减少对口腔坏死组织的刺激。牙龈出血以保守治疗为主,压迫止血,局部可用止血药,如用含有肾上腺素的小棉球压迫止血,必要时可放牙周塞治剂观察数天,切实止血后再拆除塞治剂。拔牙、口腔组织活检和深部牙周刮治均属禁忌证。

(3)如根尖急性炎症所致牙痛,应尽量避免切开引流,可行开髓穿通根尖孔以利引流。

(4)在白血病的缓解期,必要时可行简单的洁治术,亦应在内科医师共同会诊下谨慎进行。

(5)任何口腔外科治疗措施均应持保守态度,在接受口腔治疗后,应密切观察感染和出血等并发症的发生。

(6)漱口液和抗生素的应用虽然对疾病治疗意义不大,但对于预防和减少坏死性、溃疡性口腔病变有十分重要的意义。对患者进行口腔卫生指导,加强口腔护理,防止菌斑堆积,减轻炎症。

6.注意要点

(1)对白血病患者进行口腔治疗时,以保守治疗为主,切忌进行手术或活组织检查,禁用具有刺激性或腐蚀性的药物,尽量避免在操作时引起出血和继发感染。

(2)白血病患者常在早期出现口腔表现,或在疾病的发展过程中出现顽固性口腔损害,对常规治疗效果不佳,口腔医师应特别警惕。

### (二)粒细胞缺乏症

粒细胞缺乏症又称恶性中性粒细胞减少症,是继发性粒细胞减少症。在儿童中少见,主要见于25岁以上成年人,由循环粒细胞突然减少引起。

1.病因

粒细胞缺乏症可继发于药物反应、化学药物中毒、电离辐射、感染或免疫性疾病,亦可原因不明,但最常见的病因是药物反应。

2.临床表现

(1)发病前多数患者有某种药物接触史。

(2)起病急骤、高热、寒战、头痛、极度衰弱、全身不适。

(3)由于粒细胞极度缺乏,机体抵抗力明显下降,感染成为主要合并症。

(4)口腔病损是粒细胞缺乏症的重要诊断症状,病损不局限于乳头尖或附着龈,软腭、咽峡发生坏死性溃疡,常伴发剧烈疼痛。

(5)皮肤、鼻腔、阴道、子宫、直肠、肛门均可出现炎症,局部感染常引起相应部位淋巴结肿大。

(6)肺部的严重感染可引起咳嗽、呼吸困难、发绀。

(7)发生败血症时可伴肝损害,出现肝大、黄疸。

(8)严重者可伴中毒性脑病或中枢神经系统感染,出现头痛、恶心、呕吐、意识障碍,甚至昏迷。

(9)药物过敏者可发生剥脱性皮炎。

3.诊断

(1)血常规:白细胞明显减少,常低于 $2\times10^9/L$,中性粒细胞绝对值在 $0.5\times10^9/L$ 以下。红细胞和血小板计数在正常范围内。

(2)骨髓象:缺乏粒细胞和浆细胞。再生障碍型粒细胞缺乏症,其粒系各阶段细胞均明显减少,有时仅见少数早幼粒和原始粒细胞。免疫型粒细胞缺乏症的粒系细胞比例可能不减少,但有成熟障碍。恢复期细胞增生高度活跃,并有一过性原始粒细胞和早幼粒细胞增多,但数日内比例恢复正常,可与急性白血病相鉴别。

(3)其他:红细胞沉降率(俗称血沉)增快,严重感染者可伴肝功异常,主要是总胆红素定量升高。

4.治疗

(1)停用引起或可能引起粒细胞缺乏症的药物,药物引起的虽然表现为急症,但预后较好,停药后大部分可恢复。

（2）患者应隔离在单人病房，条件允许时住进无菌层流病室，做好消毒隔离，包括口腔、肛门、外阴等易感部位的局部清洗。

（3）口腔卫生指导指导患者维护好口腔卫生，由于口腔溃疡和牙龈的肿痛，可以暂时用0.12％～0.2％氯己定漱口水代替机械性菌斑控制。

（4）在粒细胞恢复期进行专业的菌斑清除比较理想，在粒细胞减少期应用米诺环素作为辅助治疗能取得较好的效果。

（5）一般不建议手术治疗。

（6）全身支持治疗加强营养，补充液体，保证足够热量。有肝损害时可用大剂量维生素C等护肝治疗。

5.注意要点

（1）结合临床症状及用药史可明确诊断，及时请内科医师会诊。

（2）粒细胞缺乏症极易合并严重感染，病情危重，死亡率高，需积极抢救。

### （三）白细胞功能异常

1.概述

（1）白细胞黏附缺陷病：是一种少见的遗传性疾病，患者常出现在近亲结婚的家族中。临床常表现为发生于皮肤、黏膜的反复性细菌性感染，无脓肿形成，组织愈合差，病变的严重程度取决于白细胞黏附分子的表达水平，表达越低病变往往越严重，但除表面黏附分子与该病有关外，细胞活化通路有无缺陷也与该病有关。分为两型：

①Ⅰ型常染色体疾病（位于21q22.3）：特征为缺乏白细胞整合素、白细胞功能相关抗原-1和p150/95的$\beta_2$亚单位（CD18），此种缺陷非常明显，患者的白细胞整合素水平不足正常值的6％。纯合子表现为弥漫型青春前期牙周炎，可影响乳牙列和恒牙列，而杂合子在青春前期的牙周状况是正常的。

②Ⅱ型为选择素-配体缺陷，如白细胞缺乏或gp150-Lewis。此型患者易患复发性细菌感染、中性粒细胞增多症和重度早发性牙周炎。

（2）白细胞趋化和吞噬功能的异常

①Down综合征的牙周组织破坏可能与中性多形核白细胞的趋化功能低下有关，也有报道该病白细胞的吞噬功能和细胞内杀菌作用也降低。

②掌跖角化-牙周破坏综合征患者的牙周组织破坏可能与中性粒细胞的趋化功能抑制相关。

③非洲裔的侵袭性牙周炎患者中常有这些功能异常中的一种或数种。

2.治疗

白细胞功能异常患者对菌斑微生物的防御能力下降，所以牙周炎症程度一般较重，治疗效果差，局部的菌斑控制和牙周机械治疗是非常重要，同时与内科医师会诊，应调理增强患者的免疫功能。

3.注意要点

明确诊断，及时与内科医师会诊，增强患者的免疫力，预防术后感染。

## 四、遗传性疾病与牙周病

### (一)遗传性牙龈纤维瘤病

遗传性牙龈纤维瘤病又名家族性或特发性牙龈纤维瘤病,为牙龈组织的弥漫性纤维结缔组织增生,是一种较为罕见的以全口牙龈广泛性、渐进性增生为特征的良性病变。

1.病因

(1)病因和发病机制不明确,患者多有家族史,也可散发。

(2)遗传方式以常染色体显性遗传为主,少数为隐性遗传。

(3)男女患病率没有明显差别。

2.临床表现

(1)本病可在幼儿时发病,最早可发生在乳牙萌出后,一般在恒牙萌出后,牙龈即普遍的逐渐增生。

(2)可累及全口的龈缘、龈乳头和附着龈,可直达膜龈联合,以上颌磨牙腭侧最为严重。

(3)增生的牙龈颜色正常,质地坚韧,表面呈球状或结节状,点彩明显,不易出血,无痛。

(4)唇舌侧牙龈均可发生,常覆盖牙面 2/3 以上,妨碍咀嚼,牙齿常发生移位。小儿有时可有萌牙困难。

3.诊断

根据典型的临床表现或有家族史,无家族史者不能排除此病。

4.鉴别诊断

(1)药物性牙龈增生:有服药史而无家族史;主要累及牙间乳头和龈缘,仅少数重症者波及附着龈,而牙龈纤维瘤病则可波及附着龈。药物性增生程度相对较轻,增生牙龈一般覆盖牙冠 1/3 左右,而牙龈纤维瘤病则常覆盖牙冠的 2/3 以上;药物性牙龈增生者伴发慢性龈炎较多,组织学观察与纤维型牙龈肥大者相似,而牙龈纤维瘤则仅偶见炎症细胞。

(2)以增生为主要表现的慢性龈炎:一般伴有炎症,主要侵犯前牙的牙间乳头和龈缘。增生程度较轻,覆盖牙冠一般不超过 1/3。一般有明显的局部刺激因素,无长期服药史及家族史。

5.治疗

(1)牙龈增生程度较轻时,可通过洁治、刮治术和保持良好的口腔卫生进行有效的控制。

(2)牙龈纤维瘤病的治疗以牙龈成形术为主,需要进行牙龈切除术及牙龈成形术。有人主张用翻瓣术的内斜切口结合牙龈切除术,可保留附着龈,并缩短愈合过程。

(3)术后易复发,复发率与口腔卫生的好坏有关,保持良好的口腔卫生可避免复发或延缓复发。本病为良性增生,复发后仍可再次手术。

(4)部分患者在青春期后可缓解,故手术最好在青春期后进行。有报道在拔牙后,牙龈增生能逐渐消退,但由于患者年龄小,累及牙数多,故一般不主张拔牙。

### (二)掌跖角化-牙周破坏综合征

掌跖角化-牙周破坏综合征又名 Papillon-Lerevre(PLS)综合征,由该两位学者于 1924 年首次报道本病。已证实是一种罕见的常染色体隐性遗传性疾病,本病较罕见,发病率约为百万分之一至四。

1.病因

迄今为止,PLS详细的病因和机制尚不完全清楚。但是经过近10年的研究发现一些重要的因素影响着PLS的发生、发展。其中,遗传因素、免疫因素以及与其重度牙周破坏表现相关的口腔微生物被认为是最主要的病因。组织蛋白酶C(CTCS)基因突变是PLS的致病基础。

2.临床表现

(1)PLS患者大多在出生11个月至4岁发病,大部分皮肤病损与口腔病损同时发生,但也可见皮肤病损早于口腔病损者。

(2)有少部分PLS患者的皮肤病损和(或)口腔病损出现在成年后。

(3)以掌跖过度角化为典型特征,手掌、足底、膝部及肘部局限性的皮肤红斑、脱屑、皲裂,鱼际等受压力较大的部位相对严重,大多左右对称,冬季可加重,约有1/4患者易有身体其他处感染。

(4)患儿智力及身体发育正常。

(5)牙周病损在乳牙萌出不久即可发生,有深牙周袋,炎症严重,溢脓、口臭,牙槽骨迅速吸收,约在5～6岁时乳牙即相继脱落,创口愈合正常。待恒牙萌出后又按萌出的顺序相继发生牙周破坏,常在10岁时即自行脱落或拔除。有的患者第三磨牙也会在萌出后数年内脱落,也有报道第三磨牙不受侵犯。

3.诊断

(1)目前PLS诊断主要依靠典型的临床表现。

(2)CTCS基因突变检测以及CTCS活性测试,将为PLS诊断提供更准确的依据。

4.治疗

PLS患者牙周破坏严重,对常规的牙周治疗效果不佳,患牙的病情继续加重,往往导致全口拔牙。多数国内外学者主张局部和全身联合治疗,以控制牙周炎症反应,减缓乳牙脱落,确保恒牙正常萌出和维护其牙周健康为治疗目标。

(1)对患者及其家属进行口腔卫生指导,严格控制菌斑,维持良好的口腔卫生,定期进行口腔维护,配合全身使用广谱抗生素及调节机体机能的药物(如补肾固齿丸)。

(2)有报告称对幼儿可将其全部已患病的乳牙拔除,当恒切牙和第一恒磨萌出时,口服10～14天抗生素,以彻底消除菌斑,防止恒牙发生牙周破坏。

(3)若患儿就诊时已有恒牙萌出或受累,则将严重的恒牙拔除(也有人主张将已萌出的恒牙全部拔除),重复多疗程的口服抗生素,同时进行彻底的局部牙周治疗,每2周复查和洁治一次,保持良好的口腔卫生。这些情况下有些患儿新萌出的恒牙可免于罹病。

(4)定期对牙周情况进行评估,必要时行牙周手术治疗。乳牙缺失后,应及时制作间隙保持器或活动义齿修复,以保持颌间间隙和恢复患儿的咀嚼功能,防止颌骨发育不足。恒牙缺失,待炎症控制后,应及时恢复失牙间隙,可采用活动义齿修复,也可采用种植体修复。待恒牙全部萌出(除第三磨牙),且其牙周情况良好的时候,可考虑正畸治疗矫治PLS患者的咬合畸形。

（三）Down 综合征

Down 综合征又名先天愚型或染色体 21-三体综合征,为一种由染色体异常所引起的先天性疾病,本病可有家族性。

1.临床表现

（1）特殊面容:主要表现为面部扁平,眶距增宽,鼻梁低宽,颈部短粗。常有上颌发育不足、牙齿迟萌、牙间隙较大、系带附着位置过高等。

（2）牙周表现:几乎所有患者均有严重的牙周炎,且其牙周破坏程度远超过菌斑、牙石等局部刺激物的量。全口牙齿均有深牙周袋及炎症,以下颌前牙较重,有时可有牙龈退缩。病情迅速加重,有时可伴坏死性龈炎。乳牙和恒牙均可受累。

（3）可有智力低下、语音发育障碍、行为障碍、运动发育迟缓、生长发育障碍。

（4）约有 1/2 的病例并发先天性心脏病,易患传染性疾病和白血病,约 15％患儿于 1 岁前夭折。

2.诊断

（1）对外周血细胞染色体核型分析。

（2）可行羊水细胞染色体检查。

（3）产前筛查血清标志物。

（4）可常规做 X 线片、超声、心电图、脑电图等检查。

3.治疗

无特效药物。彻底的常规牙周治疗和认真控制菌斑,可减缓牙周破坏。以进行长期耐心的教育和训练为主,采用综合措施,包括医疗和社会服务。

4.注意要点

（1）遗传性牙龈纤维瘤病以牙龈增生为主,覆盖牙面 2/3 以上,一般无家族史,无用药史及明显的炎症。

（2）对青少年重症牙周炎者要注意全身表现及可能的遗传因素。

# 五、艾滋病

约有 30％的艾滋病（AIDS）患者首先在口腔出现症状,其中不少症状位于牙周组织。

## （一）病因

HIV 感染者由于全身免疫功能的降低,容易发生口腔内的机会性感染,包括真菌、病毒、细菌感染等。对本病患者的牙周炎使用抗生素和龈下刮治有效。

## （二）临床表现

与艾滋病有关的牙周组织病损有以下几种。

1.牙龈线形红斑（LGE）

在牙龈缘处有明显鲜红的、宽 2～3mm 的红边,在附着龈上可呈瘀斑状,极易出血。对常规治疗反应不佳,一般无牙槽骨吸收。

2.坏死性溃疡性牙龈炎

临床表现与非 HIV 感染者十分相似,但发病迅速、病势较凶、病情严重。

### 3.坏死性溃疡性牙周炎

它是由于患者抵抗力极度低下,由坏死性溃疡性牙龈炎或慢性牙周炎迅速发展而成的。在 HIV 感染者中,坏死性溃疡性牙周炎的发生率达 4％～10％,此病早期病变为牙龈乳头坏死、溃疡、疼痛和出血,有严重骨吸收和牙周附着丧失,甚至死骨形成。严重者还可发展为坏死性溃疡性口炎,此种患者的短期死亡率较高。

### 4.其他

艾滋病在口腔中的表现还有毛状白斑、白色念珠菌感染、复发性口腔溃疡等,晚期可发生 Kaposi 肉瘤,其中约有一半发生在牙龈上,需做病理检查证实。

## (三)治疗

### 1.局部治疗

清除牙石和菌斑,可用 0.12％～0.20％氯己定含漱剂含漱。

### 2.全身治疗

首选甲硝唑,它不容易引起继发的真菌感染。

坏死性溃疡性牙龈炎和坏死性溃疡性牙周炎按常规进行牙周治疗后,疼痛常可在 24～36 小时内消失,但牙龈线形红斑对常规牙周治疗反应较差,难以消失,常需全身使用抗生素。

# 参考文献

[1]白玉星,张娟,刘扬.眼科疾病临床诊疗技术[M].北京:中国医药科技出版社,2017.

[2]孙河.眼科疾病辨治思路与方法[M].北京:科学出版社,2018.

[3]王桂初.精编眼科疾病诊疗学[M].吉林:吉林科学技术出版社,2019.

[4]刘政.临床眼科疾病诊疗学[M].北京:世界图书出版社,2013.

[5]邵毅,赵学英,刘毅.眼科疾病的治疗与研究[M].北京:中国科学技术出版社,2016.

[6]孙虹,张罗.耳鼻咽喉头颈外科学[M].北京:人民卫生出版社,2018.

[7]刘广安,张洁,马俊岗.耳鼻喉科疾病临床诊疗技术[M].北京:中国医药科技出版社,2017.

[8]阮岩.中医耳鼻喉科学[M].2版.北京:人民卫生出版社,2016.

[9]孔维佳,周梁.耳鼻咽喉头颈外科学[M].3版.北京:人民卫生出版社,2015.

[10]刘蓬.中医耳鼻咽喉科学[M].北京:中国中医药出版社,2016.

[11]田道法,李云英.中西医结合耳鼻咽喉科学[M].北京:中国中医药出版社,2016.

[12]张志愿.口腔科学[M].9版.北京:人民卫生出版社,2018.

[13]傅民魁,林久祥.口腔正畸学[M].2版.北京:北京大学医学出版社,2014.

[14]陈扬熙.口腔正畸学—基础、技术与临床[M].北京:人民卫生出版社,2012.

[15]王美青.口腔解剖生理学[M].北京:人民卫生出版社,2012.

[16]赵铱民.口腔修复学[M].北京:人民卫生出版社,2012.

[17]田杰.口腔正畸现代无托槽隐形矫治技术[M].北京:人民卫生出版社,2014.

[18]陈谦明.口腔黏膜病学[M].北京:人民卫生出版社,2012.

[19]赵云凤.口腔修复技术学[M].北京:世界图书出版社,2013.

[20]韩科,彭东.口腔修复工艺学[M]北京:北京大学医学出版社,2013.

[21]朱智敏.口腔修复临床实用新技术[M].北京:人民卫生出版社,2014.

[22]姚江武,麻健丰.口腔修复学[M].北京:人民卫生出版社,2015.